看護のアジェンダ

井部俊子
聖路加国際大学名誉教授

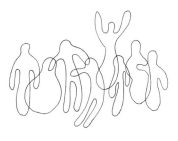

医学書院

著者紹介

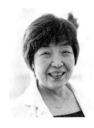

井部俊子（いべとしこ）

1969年聖路加看護大学卒業。同年聖路加国際病院に入職。以後，日本赤十字看護大学講師，聖路加国際病院看護部長・副院長を経て，2003年聖路加看護大学教授（看護管理学），2004年から聖路加看護大学学長（2014年に聖路加国際大学と改称）。2016年4月より聖路加国際大学特任教授。2017年4月より聖路加国際大学名誉教授。博士（看護学）。著書に『看護という仕事』（日本看護協会出版会），『マネジメントの探究』（ライフサポート社），訳書に『ベナー看護論　新訳版』（医学書院）など。

看護のアジェンダ

発　行　2016年9月15日　第1版第1刷ⓒ
　　　　2018年7月15日　第1版第3刷
著　者　井部俊子
発行者　株式会社　医学書院
　　　　代表取締役　金原　俊
　　　　〒113-8719　東京都文京区本郷1-28-23
　　　　電話　03-3817-5600（社内案内）
印刷・製本　アイワード

本書の複製権・翻訳権・上映権・譲渡権・貸与権・公衆送信権（送信可能化権を含む）は株式会社医学書院が保有します．

ISBN978-4-260-02816-5

本書を無断で複製する行為（複写，スキャン，デジタルデータ化など）は，「私的使用のための複製」など著作権法上の限られた例外を除き禁じられています．大学，病院，診療所，企業などにおいて，業務上使用する目的（診療，研究活動を含む）で上記の行為を行うことは，その使用範囲が内部的であっても，私的使用には該当せず，違法です．また私的使用に該当する場合であっても，代行業者等の第三者に依頼して上記の行為を行うことは違法となります．

JCOPY　〈出版者著作権管理機構　委託出版物〉
本書の無断複製は著作権法上での例外を除き禁じられています．複製される場合は，そのつど事前に，出版者著作権管理機構（電話　03-3513-6969，FAX　03-3513-6979，info@jcopy.or.jp）の許諾を得てください．

序

　本書『看護のアジェンダ』は，「週刊医学界新聞」看護号（医学書院発行）に連載したものを，基本的に連載の順番に並べ，単行本としています。看護のアジェンダの第1回は，2005年1月24日に書いていますから，かれこれ11年間連載していることになります。この間，1回も休まず連載を続けてきたのは我ながらあっぱれというべきでしょう。

　連載の主旨は「看護・医療界の"いま"を見つめ直し，読み解き，未来に向けたアジェンダ（検討課題）を提示」することでした。第1回の看護のアジェンダは，厚生労働省『「痴呆」に替わる用語に関する検討会』の委員として参加した時の経験を書いたものです。現代では「痴呆」という"病者の王国"は滅亡し，「認知症」という用語が普及しました。専門用語と専門家集団との関連も論考していて，当時の自分の意気込みが生き生きとよみがえります。

　「週刊医学界新聞」3000号（2012年10月29日付）の読者アンケートでは，看護のアジェンダについての感想がダントツに多かったと編集者が伝えてくれました。「再就職して1年たちます。10年ぶりの臨床に戸惑い，悩み，自己嫌悪の毎日ですが，"看護のアジェンダ"は楽しみに読ませていただいています。いろいろな角度で身近な話題をからめての文章，わかりやすくて大好きです」「（看護のアジェンダが）面白い内容の時はコピーして，看護職員に配布して読んでもらっています。今後も楽しみにしていますのでがんばって下さい」「看護のアジェンダは，何というか痛快な読み応え感があり，管理者をめざしている者として，考え方を見習うことが多いステキなコーナーです。とても参考になっています」や，「面白さに病み付き」になった人まで，たくさんのファンレターに励まされました。

　もっとも，この頃書いた『「村上ラヂオ」の涼風』で村上春樹を引用して，「相手が何を思うかなんてとくに考えずに，自分の書きたいことを，自分が面白いと感じることを，好きなように楽しくすらすら書いていれば，それでいいじゃないか」という記述に共感しています。

　看護のアジェンダの原稿は，毎月20日を過ぎる頃から執筆にとりか

かります。といってもテーマを決め，書き出しの一文が舞いおりてくるまでに数日を要します。テーマを早い時期に決めて，文献を調べたり，取材をすることもありました。看護を中心として考える日常は刺激的であり，書くことに困ることはありません。原稿はおよそ1週間で完成することになります。大学の教員は夜勤がないので，看護のアジェンダを執筆することは私の規則正しい生活リズムに組み込まれています。

　長い連載期間，最初の読者として，原稿を洗練して下さった「週刊医学界新聞」編集室の中嶋慶之さんとのコンビは快適でした。そして，それらの原稿すべてに目を通し本に仕上げて下さった七尾清さんに，心からの感謝を申し上げます。

2016年盛夏
井部　俊子

看護のアジェンダ
［目次］

1. 「痴呆」から「認知症」へ *2*
現代には「痴呆」という病者の王国がある。しかも，「痴」は「愚か」「狂う」という
意味があり，「呆」は「ぼんやり」とか「魂の抜けた」という意味をもつ。

2. 辞める新人看護師たち *4*
看護部長が深刻な顔をして「4月に20人採用した新人看護師のうち，
数か月で2人辞めたのです。こんなことはいまだかつてなかったことです」と言う。

3. 看護界の負の遺伝子 *6*
鍋料理を囲むうちにわかってきた。つまり，臨地実習で教員の言葉による
心的外傷体験をうけている学生が少なからずいるというのである。

4. The Notebook *8*
だが彼は，定期的に彼女のもとに通い，物語を読みきかせる。彼女は時おり
記憶が戻ってきて思い出す。彼はたとえ数分であったとしても彼女をつれ戻す。

5. 健康は平和の道具 *10*
「今夜，憲法の14条と24条の草案を作ったという81歳の女性の講演を聞きました。
人間の気品を感じました」「なんという女性ですか？」

6. 組織のミッション *12*
昨今，病院機能評価の受審に伴って，病院の職員は，それまでほとんど関心のなかった
自院の理念を，例えば理念カードなどにして携行し，時に暗記しておくよう求められる。

7. ホーソン工場の実験 *14*
「ここではこうなっているのです」と強権発動する。こうした対応に，最初は理不尽
だからと抵抗していても，だんだんと物言わぬ人になってしまうと彼女たちは語る。

8. 管理責任をとるということ *16*
すべてがここから始まった。患者に接続されているはずの人工呼吸器が
テスト肺に接続されていたため警告音がならず，1時間以上経過していたのであった。

9. われわれがアサーティブになれない理由 *18*
どこの会議でも看護職はおとなしすぎるというのだ。
押すべきところで発言しない，そもそも発言しないので通る案件も通らないという。

10. ぬくもり *20*
「自殺に失敗したわけですね。どんな気分ですか」。看護師はさらりと言ってのける。
まるで朝がきたから「おはよう」というように。

11. 「2対1看護」の真相 *22*
中核は「看護職員配置」である。入院基本料の"最高水準"である入院基本料1は，
看護職員配置が「2対1以上」であり，看護師の割合が70％以上となっている。

12. 薬剤師のいない病院の夜 *25*
薬剤師の夜間・休日体制の実態調査の結果，二次以上の救急患者を扱う病院でも
夜間に薬剤師がいない病院が多いことが明らかになった」という。

13. 看護の実力 *27*
ナースは現場で"本当のこと"を知っている。本当のこととは，その人にとっての病気の
検査や治療のことであり，医師の実力であり，ひとびとの気持ちである。

14.「先生」のひしめく病院社会 …… *29*
看護職はなぜか他職種の職員を称する時に「先生」とつけるのが好きである。
理学療法士や作業療法士，言語聴覚士を「先生」という。

15. 病院幹部の院内巡回 …… *31*
「いやー，困りました。院内巡回はやめてほしいという電話が
看護部のスタッフからあったのです」という。

16. 結束のかたち …… *33*
「6520名の賛同人と共に，この陳情書を提出いたします」と書かれた陳情書は，
「周産期医療の崩壊をくい止める会」が作成したものである。

17. 必読文献 …… *36*
看護管理学を専攻した大学院生たちに，10冊の「必読文献」を提示した。
これらは教材というよりも「教養」として知っておいてもらいたいと考えたからである。

18. 入浴を介助するナースへ …… *38*
介助をされての入浴は情緒的にも身体的にも快適さとはほど遠く，介助するほうも
されるほうもやっかいなことが多いと「認知症高齢者の入浴介助」は述べている。

19.「かんじゃさま」再考 …… *40*
今から10年前，当時，看護部長・副院長として勤務していた聖路加国際病院の，
患者の敬称が「さん」から「さま」に変わった瞬間である。

20. 学生たちの学習能力 …… *42*
私は，以前インターンシップを体験するためにやってきた看護学生たちの
能力の高さに驚き，次のような記述を残した。

21.「血圧はどうなの？」 …… *44*
ベテランの訪問看護師が助手席にいる私に，これから訪れる患者の状態を説明してくれた。
「彼はとても重症なの。先週は危篤だったの。今日は少しよくなったけれど」

22. 神は細部に宿る …… *46*
看護の基礎技術のひとつにベッドメイキングがある。
120万床あると言われるわが国の病院のベッドを看護師は作る。

23. マネジメントの名著論文に学ぶ …… *48*
2006年11月号の『ハーバード・ビジネス・レビュー（HBR）』（31巻11号）は，
創刊30周年記念号であり，「偉大な経営論」の特集であった。

24. 美しい死 …… *50*
「看取りに対する不安があり，入所者が亡くなったことについて罪悪感を抱く人もいます。
このような場合，どのように対応したらよいのでしょうか」という質問が出された。

25. 最期の場所の選択 …… *52*
治る見込みのない疾病に侵されたと診断された場合に最期まで療養したい場所として，
「一般」は22.7％が自宅，38.2％が病院，24.8％が老人ホームを選んでいる。

26.「疲れたから辞める」をなくそう …… *54*
病棟師長が毎月作成する勤務表は看護師たちにとって
もっとも関心の高いペーパーであり，これによって1か月の生活が規定される。

27. 古くて新しい「患者中心」 …… 57
アメリカ，カナダ，ヨーロッパにある 120 以上のプラタナスグループの病院が，
患者中心主義の医療を実現するための実験の場となっているという。

28. 文体の魅力 …… 60
このところ，出勤前の"冴えた"時間に居住まいを正して読んでいる本がある。
医療の安全を研究する二人の医師が書いた『新たな疾病「医療過誤」』である。

29. 奇妙なカップル …… 63
第 12 章「思い上がりとチームワーク」では医師-看護師関係が実に巧みに描写される。
その関係は権威的でけしからんというよりも，無邪気でこっけいでもある。

30. Fall（転倒・転落）防止プログラム …… 66
米国では，転倒・転落によって高齢者は毎時間に 1 人死亡しているという。
50〜75％が病室内で発生し，排泄のためトイレ（浴室）に行こうとして起こる。

31. 拝啓　朝ズバッ！みのもんた様 …… 69
介護サービス事業に関するみのさんの認識のありようについて意見を述べたいと思います。
相手は"みのさん"としていますが，"マスコミ"と置きかえてもよいと思います。

32. 麻原教授の憂うつ …… 72
地域看護学の麻原きよみ教授はこのところ憂うつそうであった。
保健師教育の改革の必要性を強く感じているが，なかなか周囲の理解を得られない。

33. 巨大な訪問看護サービス事業 …… 75
1 万 2330 人を雇用するニューヨーク訪問看護サービス（VNSNY）を訪れたのは，
およそ 1 週間の視察研修の最後であった。

34. 事件は現場で起きているんだ …… 78
今夏，私が看護管理者研修のテキストに用いた『踊る大捜査線』は好評であった。
病棟主任である A さんの語る「現場」をひとつの現実として記述しよう。

35. Nurses Must Be Clever to Care …… 80
2004 年の英国看護協会の大会で，「看護師は賢くなったのだから，ケアから身を
引くべきだ」という決議案が出され議論の結果，大会代表者の 95％が反対した…

36. 文明と看護 …… 82
一昔前は，看護の教育者たちが，今ごろの学生は雑巾をしぼることができないと
嘆いたが，現代では雑巾という言葉すら死語になりつつある。

37. 介護における看護リーダーたちへの期待 …… 84
12 月と 1 月に「これからの特別養護老人ホームにおける看護リーダー研修」が 3 日間，
2 会場で実施された。

38. かんほれん …… 87
2007 年 6 月 27 日に，看保連として，「医療技術評価提案書」を提出した。

39. 訪問看護の復権 …… 89
介護給付費分科会ではたびたび訪問看護ステーションの伸び悩みが問題にされ，
「これではこれからの在宅医療を支えて行くことができない」という発言もあった。

40. 「看護」の語り方 …… **92**
われわれ看護職は，看護の本丸はからだで知っているがゆえに，その部分を省略する傾向があることを自戒をこめて実感した。

41. 終末期の大冒険 …… **95**
大金持ちの剛腕実業家の経営する病院の病室は「二人部屋」が至上命令であった。
彼が末期がんで余命6か月と診断されて入院したのも，その二人部屋であった。

42. 大丈夫な日本をつくるために …… **98**
第169回の国会で小さな法律が成立した（2008年5月21日）。それは，「介護従事者等の人材確保のための介護従事者等の処遇改善に関する法律」である。

43. 再考『これからの看護』 …… **100**
『これからの看護』（エスター・L・ブラウン著，小林富美栄訳）が
日本に翻訳出版された1966(昭和41)年，私は看護大学の2年生であった。

44. 母の最後の日 …… **102**
2008年7月最後の月曜日の朝，バッグの中で私のケータイが鳴った。
学長室の机の上に積み重ねられていた書類に目を通し終えたころであった。

45. ある議員立法の禍根 …… **105**
1951年3月31日，保健婦助産婦看護婦法改正法案が，わずか10名の衆参両院超党派
国会議員により国会に上程され，同日に衆議院・参議院を通過した。

46. うれしい手紙 …… **108**
「…先月のファーストレベルではお世話になりました」という手紙が10月末に届いた。
この夏に本学で開講した看護管理者研修の受講生からであった。

47. 退院すると，良くなるね …… **111**
11月の初めに届いた一冊の新刊本の帯の「退院すると，良くなるね」が
私の目にとまった。

48. 医療専門職の防御服 …… **113**
ダニエル・F・チャンブリスは『ケアの向こう側』でナースの「不幸のルーチン化」
について書いている。

49. 素敵な無駄遣い …… **115**
いかに素敵な無駄遣いをしたか。そのことだけが，色々な問題を解決出来るのです。
学生時代の放課後は，その無駄遣いのためのちょうど良い時間帯なのです。

50. 骨太の指摘 …… **117**
本学の4年生に課した「看護政策論」のレポートを，学士編入生Tは「外からみた
看護界」と題した。「最後のレポートなので，正直にしたためた」という。

51. 事始（ことはじ）め …… **120**
私は3月に入ると，式辞の構成を考え始める。頭の中で文章を組み立てたり
分解したりして入学式の前日か当日の朝，式辞の原稿は完成する。

52. 承認 …… **122**
承認には優れた能力や業績をたたえるとか，個性を尊重するといった〈表の承認〉と，
規律や序列を守ることを重視し，奥ゆかしさや陰徳を尊ぶ〈裏の承認〉がある。

53. 実習への序章 …… *124*
「ナイトフレンド」は，本学の学生たちが聖路加国際病院の小児病棟で
平日の夜に行っているボランティア活動であり，かれこれ 10 年以上続いている。

54. 南アフリカ・ICN 4 年毎大会紀行 …… *127*
第 24 回 ICN 4 年毎大会が南アフリカ共和国のダーバンで開催された。
合計 19 時間 5 分飛行機に乗っていたことになる。

55. 爪切り事件第一審判決 …… *130*
第 13 回日本看護管理学会「特別セミナー」では，『『爪のケアに関する刑事事件』の
一審判決を読み解く」ことを弁護士の荒井俊行氏に依頼した。

56. 「やさしい」看護とは何か …… *133*
「ここの看護師はやさしい」という「評価」を，「釈然としない思い」でうけとめていた
ことをきっかけとして，患者が認知する「やさしさ」を追究した研究がある。

57. 看護の未来予想 …… *135*
今年の「看護サミット」は 2009 年 10 月 14-15 日に札幌で開催された。
私は 2 日目のシンポジウム「看護の未来を拓く」にシンポジストとして参加した。

58. みんなで生きるために …… *138*
清水範子さんは，本学の修士課程で国際看護学を修了し，JOCS から派遣されて，
現在助産師としてアフリカのタンザニアで仕事をしている。

59. 看護の力 …… *140*
12 月のある日，「看護の力」の確認を目的に，朝一便で羽田から松山に飛んだ。
3 年ぶりに玉井さんに会うためであった。

60. 牛の鈴症候群 …… *143*
韓国映画『牛の鈴音』が，韓国で公開されて 37 日目に動員 100 万人を，
その 9 日後に 200 万人を突破した。

61. 日本の看護師国家試験合格への努力 …… *146*
聖路加看護大学紀要第 36 号が届いた。…本学の英語教員による，
インドネシア人看護師候補生の看護師国家試験合格への取り組み報告は興味深い。

62. 顧客は誰か …… *149*
野球部の「顧客は誰か」と問うたことに私はどきっとした。
病院にとっての顧客には従業員も含まれるのではないかと気付いたからである。

63. 動議 …… *152*
平成 22 年度日本看護協会通常総会 2 日目の冒頭に，「緊急動議」が出された。
動議とは，会議中に予定した議案以外の事項を議事に付するため発議するもの。

64. 恐竜絶滅後，なぜほ乳類は生き延びたか …… *155*
2010 年夏の NHK スペシャルは，恐竜絶滅とその後のほ乳類の戦いを
CG をふんだんに用いて放送していた。

65. 「看護業務基準」の価値 …… *158*
「この"看護業務基準"に出会ったときの感動と衝撃は名状しがたいものがあった」
「その職責と理念を明確に示したものをかつて見たことがなかったからである」

66. 存在の耐えられない軽さ *161*
しかし，私は不満である。この写真には確実に登場人物が
「3人」いるにもかかわらず，文中には「2人」しか描かれていないからである。

67. 「看護学雑誌」第1巻1号の意気込み *163*
1946年10月に発刊された「看護学雑誌」第1巻1号を，
聖路加看護大学図書館司書の松本直子さんは，まるで宝物を扱うように運んでくれた。

68. 妨げられた平穏死 *166*
依頼した訪問看護ステーションは24時間体制ではないため，「在宅での看取りを希望
するなら他の訪問看護ステーションのほうがよい」と所長に諭されたとTは言う。

69. 「Professional Writing」再び *169*
ヴァージニア・ヘンダーソンは，1977年11月，エジンバラ大学看護学部で
「Professional Writing」と題した講演をしている。

70. 親愛なるヤコブ牧師様 *172*
「癒し」を教えてくれた映画を2011年の初めに観た。癒し効果はその後も
私の中で続いている。それはフィンランド映画『ヤコブへの手紙』である。

71. 看護師の夜勤への警告—「日勤-深夜」「準夜-日勤」「16時間夜勤」 *175*
24時間365日，切れ目なく看護を提供するため，病院や有床診療所では昼夜を問わず必
ず看護師が「出勤」している。

72. 災害後に生じる罪悪感について *178*
自らを励ましていたとき，阪神・淡路大震災を体験し，
その後災害看護学を構築した兵庫県立大学の山本あい子教授から「文献」が届いた。

73. 語り継ぐことを。 *181*
災害の体験は起こった瞬間から風化が始まり，気が付いたときには
大切な人を失った人とその周辺の人にだけ，悲しい思い出がいつまでも付きまとう。

74. 看護という現象 *184*
2011年「看護の日・看護週間」中央行事の一環として，5月14日に
「忘れられない看護エピソード」表彰式が日本看護協会JNAホールで開催された。

75. 新・日本看護協会 *187*
公益社団法人に改組されて最初となる今年の総会はおよそ3000人の参加者であった。
代議員は750人と規定され，理事会の権限が強化されることになった。

76. 回診の流儀 *190*
昨今，病室をまわって患者の診察をする流儀が認定看護師たちの間では
人気があるらしい。

77. 遠野で聞いた物語 *193*
私が遠野病院を訪問した目的は，震災後の4月1日に赴任した
総看護師長の鈴木榮子さんに会うためであった。

78. Team-Based Learningの試行 *196*
TBLは「チーム基盤型学習」と訳され，1970年代後半にLarry Michaelsonが
着想したものである。TBLには4つの原則がある。

79. 管理者が知っておきたい被災地支援者ケア …… 199
「管理者が知っておきたい支援者の心のケア」というテーマで，
平成 23 年第 2 回日本看護管理学会例会 (2011 年 10 月 14 日) を本学にて主宰した。

80. 医療安全と医療者のセルフケア …… 202
それから 2 日後，東京で第 6 回医療の質・安全学会が開催された。私は教育講演
「医療安全管理者の品格」の演者を務めた後，ランチョンセミナーの座長をした。

81. 健康日本 21 と保健師のミッション …… 204
健康日本 21 は，平成 17 年度に中間評価を行い，平成 22 年度から最終評価を行って，
その後の運動の推進に反映させることになっていた。

82. 代理決定支援における「新しい仕事」 …… 206
週刊医学界新聞第 2951 号の「老衰終末期における代理決定」は，
患者の意思決定支援における新たな方向性を示す注目すべき論考である。

83. 自分に貼られたレッテルをはがす …… 209
彼女は，すでに自分に貼られている「仕事ができないナース」というレッテルに
もがいているようであった。

84. パリのナースの勤務 …… 211
看護師の交代勤務を調査するため，昨年秋にパリの病院を訪れた。その際に
入手したパリの公立病院協会の就業規則の翻訳が届いた。

85. 看護界の異変 …… 214
先日お会いした病院長は，「いやー，看護師がいない。看護師の募集に苦労しています」
と嘆く。ほかの病院の看護部長によると，今年は異変が起きているという。

86. 大学のカタチ …… 216
「志願者が集まる入試と学部の実態」のセッションでは，
「まだまだ人気の高い看護系」学部について講師は時間を割いた。

87. メルケル首相の意思決定 …… 219
なぜ，どのようにして，原発擁護派だったメルケルは「転向」したのかというテーマは，
リーダーの意思決定プロセスを知るという点で，私にとっても興味深い。

88. 論考「迷惑な夫たち」 …… 222
それによると，「面会時間を気にせずに，入院する妻に寄り添う夫が多くて
迷惑している」というのである。

89. 「村上ラヂオ」の涼風 …… 224
「村上ラヂオ」は村上春樹が書いているエッセイ集です。
読書好きでちょっと疲れている方にお薦めです。

90. 「静かなリーダー」に学ぶ …… 227
私が取り上げたいのは，『踊る大捜査線に学ぶ組織論入門』である。この本は，
「踊る大捜査線」の名セリフを題材にして，組織論やリーダーシップ論を展開している。

91. みんなで作る勤務表 …… 230
セミナーの最後に議論となったのは，「看護師の勤務表は働くスタッフたちによって作る
方向にいくべきではないか」ということであった。

92. 清水さんの入院経験　　…… 233
　　清水さんは近くの救急病院に入院し、骨折部位の徒手整復と抗菌薬の点滴を受けた。
　　自宅の台所ですべって転倒し、左下肢の脛骨を複雑骨折したという。

93.「座長」談義　　…… 236
　　もしあなたが講演の演者ではなく座長を依頼され引き受けたとして、どのように振る
　　舞うと聴衆と講師の距離を縮め、期待感にあふれた開幕とすることができるのか。

94. 駒野リポート—病いの克服　　…… 239
　　朝日新聞夕刊、「22人の色紙」は、聖路加関係者に大きな励ましと若干の自負をもた
　　らした。論説委員の駒野剛氏の約1年にわたる入院生活における看護の評価である。

95. 医療安全とノンテクニカルスキル　　…… 242
　　2011年に世界保健機構（WHO）は、『患者安全カリキュラムガイド；多職種版』を
　　発行した。日本語の翻訳は東京医科大学で行われ2012年に出版された。

96. 行き過ぎた気遣い　　…… 245
　　私には気遣いをしたことでひどく怒られたというトラウマに近い経験がある。
　　その昔、米国の病院で院内研修を見学していたときのことである。

97. 学長の式辞　　…… 248
　　丹精を込めて述べた式辞がどの程度学生たちの印象に残っているのだろうと考えていた
　　ところ、朝日新聞夕刊に「学長の式辞　響いた」という記事が載った。

98. 人手不足を患者に伝えるべきか　　…… 251
　　彼女の病室に行くと、痛み止めを頼んでから45分経っていたので、彼女はいら立ってい
　　ました。前よりもいっそう眉間にしわを寄せて表情が固まっていました。

99.「認定看護師」はジェネラリストで　　…… 254
　　今回、私が再考したいと考えているのは「スペシャリスト」の項である。
　　まず、2007年の解説をみてみよう。〈概念的定義〉はこうである。

100. 社会保障制度改革国民会議の議論　　…… 257
　　日本看護協会の提出資料は次のような構成になっている。人々の尊厳を維持し社会のニーズ
　　に応える社会保障制度改革に向けて、看護職の確保定着、看護職の資質向上が不可欠である。

101.「起立，礼」に関する考察　　…… 260
　　教室に入ると同時に人々が立ち上がる光景に驚いた講師（である私）は、
　　前半の講義を「起立，礼」の考察に充てることにした。

102. 看護と哲学のコラボ　　…… 263
　　「看護師さんの語りはおもしろい。看護師は、私が身につけることのできない技能を
　　持ち、私が決してすることのないであろう経験を重ねている」（『摘便とお花見』より）

103. こんなことが起こっています　　…… 266
　　こんなことが起こっていると、やって来た人が語る。Aは、あるところで講義をした。
　　受講生である看護師たちは、最近、患者が死ななくなったと話す。

104. 日本看護サミット　　…… 269
　　第18回日本看護サミットが、2013年10月30-31日に名古屋国際会議場で開催された。
　　両日の参加者数は延べ5498人であり、うち看護学生も延べ1350人含まれていた。

105. 20 年の執着 *272*
こういう研究発表を聞けると学会に参加して少し得をした気分になる。それは、台湾「安寧緩和醫療條例（ホスピスケア法）」制定過程における看護職の貢献に関する研究」である。

106. サルの罠 *275*
最終ゴールは、仕事を委譲できるような状態にもっていくこと、つまり、マネジメントとは、他の人を動かして仕事を達成することであると説明している。

107. 洗濯物の記憶 *278*
聖路加チームは、入居世帯調査票をもとに、2 人 1 組となって、入居者の家族構成、健康状態、生活と仕事、交友関係などについて尋ね、入居者の語りに耳を傾けた。

108. 哲人と青年の対話―目的論と決定論 *280*
次年度の認定看護管理者ファーストレベルのプログラムを編成し終えたわれわれの目下の課題は、看護管理における問題解決技法をどのように教授したらよいかということである。

109. ノートをとる *283*
大学で「ノートをとる」ことは、高校までのノートのとり方よりも、社会で活動するなかで求められるノートのとり方に似ている。

110. 検閲とお姉さん *286*
公的な病院では、抄録申請書(院外発表申請)なるものがあり、学会発表等ではそれを提出して、副部長から看護部長へ稟議書が回るところもあるという。

111. にが笑いの反動 *289*
"事件"はそのとき起きた。「お前が早く結婚すればいいじゃないか」などのヤジが相次ぎ、「議場に笑い声が広がるなか、塩村氏は議席に戻ってハンカチで涙をぬぐった」

112. 管理者のコンピテンシーを磨く *292*
「仕事のタイプによって従事する人々のコンピテンシー要件はさまざまに異なるが、彼らを管理する管理者のコンピテンシーになるとかなり共通性がみられる」

113. しんちゃんの生涯 *295*
しんちゃんは山本信昌という名前でした。信昌の信の文字から家族は「しんちゃん」と呼んでいました。

114. 松山城と地域包括ケア *298*
第 18 回日本看護管理学会学術集会(大会長＝愛媛大・中村慶子)が 2014 年 8 月 29～30 日に愛媛県松山市で開かれた。学会のメインテーマは「地域包括ケア時代の看護マネジメント」

115. クリーブランド・クリニックの実践 *301*
クリーブランド・クリニックは長い間、高度な医療レベルを保ちつつ、コストを抑制している点で高い評価を得てきた。

116. 感心した話 *304*
生徒の南伸坊さんと先生の丁宗鐵さんが出会ったのは 7 年前、南さんは当時「肺がん」の疑いありとされて大きな病院で治療を受けていました。

117. 受講生からの贈りもの *307*
3 か月ぶりに会ったファーストレベルプログラムの修了生たちは、開講式のときとは違って、皆リラックスしていた。

118. キャリアははしご（ラダー）ではなくジャングルジム!?　……*309*
年度末は多かれ少なかれ自分のキャリアを考える節目のひとつとなる。
日本の「働く女性」は2406万人で，雇用者総数の43.3％を占める（2013年）。

119. セルフケアと自助・共助　……*312*
私は「セルフケア看護」を連想した。地域包括ケアの中で重要とされる自助・共助は
方法論として「セルフケア看護」理論が共通用語として適用できるというひらめきである。

120.「ユマニチュード」が聖路加に来た日　……*314*
私が大学に戻ると，講演会の会場入り口で受け付けをしていたナースが私を
見つけるなり，「大変なことになっています」と興奮して駆け寄ってきた。

121. 世界を学ぶ　……*317*
本学における今年の入学式後の保護者懇談会では「海外研修」が注目のひとつであった。
どのようなことをするのか，費用はどのくらいかかるのか，さまざまな懸念が示された。

122. ラストメッセージ―中西睦子先生の死を悼む　……*319*
中西先生の訃報を知ったのは2015年5月5日でした。ケータイの留守電メッセージに，
森山美知子さんが落ち着いた声で，前夜自宅で亡くなられたことを告げていました。

123. 政策の窓　……*322*
准看護師制度の政策過程について，アクターの影響力関係と政策段階を分析した
興味深い研究が出版された（野村陽子著『看護制度と政策』）。

124. 文体のレッスン　……*325*
私の原稿は毎回編集担当者に手直しされた。当初は少しぶぜんとしたが，
自分の文章がどのように解体されるのかに興味津々となった。

125. トピック・センテンス　……*328*
私が担当する「記述力をつける―仕事の文書作成の基本」というクラスがある。
毎回新たな気づきをもたらしてくれる，楽しみな一コマである。

126. 2015年9月2日の体験　……*331*
おわら風の盆は，北陸新幹線の富山駅で下車しJR高山線で25分のところにある
越中八尾で，毎年9月1日から3日までの3日間繰り広げられる祭りです。

127. 人が患者になるとき，患者が人になるとき　……*334*
今回は急性心筋梗塞を発症した吉山さんの物語（ナラティブ）を書こうと思います
（情報提供者は彼の妻です。妻はナースです）。

128. 現代のチーミング　……*337*
初冬の11月22-23日，第10回医療の質・安全学会学術集会（会長＝九州大学大学院・
鮎澤純子氏）が幕張メッセを会場として開催された。

129. 顧客の期待と失望　……*340*
2015年の年の瀬，その場にいた数人の仲間が口々に言い始めた。
「毎年，買っていたカレンダーが今年は買えなかった。品そろえが少なくなったのよ」

130. 看護教育のカリキュラム改革　……*343*
2016年の年明けは「タナー先生と看護教育を考える1週間」（通称：Tanner's week）で
始まった。

xv

131. **患者に寄り添わない会話**　……　***346***
　『大学教授がガンになってわかったこと』という本に登場するコウベエ先生と患者（著者）との診察室での会話が衝撃的でしたので紹介しようと思います。

132. **入院時のチェック**　……　***349***
　資料をみて，私は内心がくぜんとした。新人看護師の「私たちは業務はしているがケアをしていない」という嘆きが"なるほどこのことか"と思ったからである。

133. **実践のプラットフォーム**　……　***352***
　辰野さんは植物状態に陥った父親の状況に対して知識を持ち，対処となる行為が組み立てられるようになることを願って看護学校に入学する。

装丁／デザインワークショップジン，表紙イラスト／須山奈津希

看護のアジェンダ

⦿本書は「週刊医学界新聞」の連載「看護のアジェンダ」(2005年1月24日号~連載中)を編集しなおしたものです。初出を各回のタイトルの上部に掲載しています。
⦿収録に当たり，出てくる人物の肩書・役職，また事実関係についての記述などは，その文章の掲載時のママとしました。

「痴呆」から「認知症」へ

「痴呆」という病者の王国

「病気とは人生の夜の側面で，迷惑なものではあるけれども，市民たる者の義務のひとつである。この世に生まれた者は健康な人々の王国と病める人々の王国と，その両方の住民となる。人は誰しもよい方のパスポートだけを使いたいと願うが，早晩，少なくとも或る期間は，好ましからざる王国の住民として登録せざるを得なくなるものである」とスーザン・ソンタグ[1]は書き出している（『隠喩としての病い』富山太佳夫訳．みすず書房，1982年）。そして，病者の王国に住む人々の「肉体の病気そのものではなくて，言葉のあやとか隠喩（メタファ）として使われた病気の話」として，癌の隠喩の持つ働きを19世紀の結核のそれと比較して論じている。

現代には「痴呆」という病者の王国がある。しかも，「痴」は「愚か」「狂う」という意味があり，「呆」は「ぼんやり」とか「魂の抜けた」という意味を持つ。したがって王国の名称そのものが侮蔑的な意味を包含している。

厚生労働省『「痴呆」に替わる用語に関する検討会』（座長・髙久史麿，筆者も委員のひとり）は，2004年12月24日に次のような報告書をまとめた。

1) 「痴呆」という用語は，侮蔑的な表現であるうえに，「痴呆」の実態を正確に表しておらず，早期発見・早期診断等の取り組みの支障となっていることから，できるだけ速やかに変更すべきである。
2) 「痴呆」に替わる新たな用語としては，「認知症」が最も適当である。
3) 「認知症」に変更するにあたっては，単に用語を変更する旨の広報を行うだけでなく，これに併せて「認知症」に対する誤解や偏見の解消策に努める必要がある。加えて，そもそもこの分野における各般の施策を一層強力にかつ総合的に推進していく必要がある。

専門用語と専門家集団

「痴呆」は，一般用語や行政用語であるだけでなく，医学用語でもある。興味深いことに，今回の検討過程で行った国民からの意見募集（n＝6333）では，一般用語や行政用語としての「痴呆」に不快感や侮蔑感を「感じる」は 56.2％に対し，病院で診断名とし使用される「痴呆」に不快感や侮蔑感を「感じる」は 48.9％であった。さらに，日本老年精神医学会の会員を対象としたアンケート調査（n＝840）では，「痴呆」は差別や偏見を招くと「思う」は，わずか 24.4％であった。つまり，痴呆を専門とする集団では，「痴呆」という用語に偏見や差別感を持たないという意見が半数以上を占めていた。

病者の王国の表札をつける人々と，表札をつけられた人々の哀しみが 31.8％の差となって表れている。日本老年精神医学会では，しかしながら，「痴呆名称に関する検討委員会」を設置し，患者や家族が受ける印象を考慮して，「痴呆」という医学的病名を検討し，2006 年の総会で学会として結論を出す予定とされている[2]。

一般用語と行政用語の「痴呆」は「認知症」に改められたが，医学用語としての「痴呆」は専門家集団の決定を待つことになった。このことは 2 つの点で特記すべきことである。1 つは，専門用語は学会といった専門職集団によって扱われるという点である。2 つめは，専門用語はもはや専門職集団のコミュニティだけで価値中立的に扱われるのではなく，一般用語や行政用語として価値が付与されるということである。

「最も健康に病気になるには，隠喩がらみの病気観を一掃すること」であるが，「それにしても，病者の王国の住民となりながらそこの風景と化しているけばけばしい隠喩に毒されずにすますのは殆ど不可能に近い」とスーザン・ソンタグは続けている。

厚生労働省は今年 4 月から，「認知症を知る 1 年」をキャンペーンするという。

---

[1] 米国を代表する批評家・作家。文芸評論・創作のほか，人権活動家として政治にも積極的に関与した。『隠喩としての病い』は自らの乳がん体験に触発された著作。2004 年 12 月 28 日死去。
[2] 2006 年 6 月 16 日開催の第 20 回日本老年精神医学会総会において，「痴呆」から「認知症」への名称変更を正式に決定した。

辞める新人看護師たち

　先日もある病院の看護部長が深刻な顔をして「4月に20人採用した新人看護師のうち，数か月で2人辞めたのです。こんなことはいまだかつてなかったことです」と言う。今や看護管理者が集まるごとに交わされる会話は「就職して早々に辞める新人看護師たちの増加」である。

　看護師として勤務する職場は，早期退職者に限らず，多くの看護師にとってますます苛酷になってきている。苛酷とは，辞書によると，「厳しくむごい様子」をさす。

苛酷さ増す臨床現場

　どのように厳しくむごいのかを客観的に，しかも第三者の心にしみ入るように示すことが困難なのが，いつももどかしい。例えば，厚生労働省「新人看護職員の臨床実践能力の向上に関する検討会報告書」（座長＝井部俊子，2004年3月）では，臨床現場の現状を次のように記述している。「医療技術の進歩，患者の高齢化，重症化，平均在院日数の短縮化等により，療養生活支援の専門家としての看護職員の役割は，複雑多様化し，その業務密度も高まっている」。

　この数行だけで，臨床看護師は本当にそうだと納得できるのだが，そうでない人たちにとっては，単なる枕詞にすぎないであろう。「医療技術の進歩」で現場はどうなるのか，「患者の高齢化・重症化」でどのように大変になっているのか，「平均在院日数の短縮化」で何が変わってきたのか，しかもこれらの要因は別々に生じているのではなく，いっぺんに押し寄せているのである。

　前述の報告書の続きをみてみよう。「看護のあらゆる場面で，患者にわかりやすい丁寧な説明を行ったうえで納得してもらい，看護ケアを提供することが求められている。特に，高齢者に対しては，身体機能の低下を踏まえた緻密な観察と生活援助，時には精神機能の低下を受容しつつ，人権を尊重し，抑制の回避など適切な看護を提供しなければならない」と述べる。これで十分伝わったであろうか。

　次は在院日数の短縮化である。これによって，「患者・家族への療養生活指導や退院調整に多くの時間を費やすとともに，頻繁な入退院に伴う

看護業務も増加している」。現場でよく起こる諍いは,「検査や処置がない患者はベッドにいてもらうだけでよいのでナースには負担がかかっていない」と思う医師たちと,療養生活支援の専門家であるナースのきめ細かな配慮との見解の相違である。これでももめごとが起こり,疲れを増す。

　報告書が次に言及しているのは「医療安全の確保」である。「操作や用法を間違えれば患者の生命に多大な影響を与える医療機器や医薬品の種類は増加の一方である。そのため,看護職員は,医療機器の確実な操作・管理をしながら,多様な作用を有する多種類の医薬品について,医師の指示に基づき,患者名・量・時間等を確認し誤りなく与薬し,経過を緻密に観察することが求められている」のである。

　このようなことは当然ではないかと,一般の人は思うかもしれない。しかし看護師は受け持ち患者が昼間は7−8人から,夜勤では20人近くを自らの全責任で担当するのである。そして,「限られた時間の中で業務の優先度を考えつつ,多重の課題に対応しなければならない状況」にあり,しかも,「ひとつの業務を遂行する間にも他の業務による中断」があり,勤務中は気持ちをはりつめたまま,水を飲むのもひかえ,トイレもがまんして,腰かける間もなく歩き回り,「複雑な状況に即応できる能力」を発揮しているのである。

　まさに看護師たちの生来の使命感である「患者のためという呪縛」によって看護サービスは成り立っている。

アラームとしての新人看護師の早期退職

　看護師たちが直面している苛酷さを考える時,チャンブリスの文章[1]が思い出される。彼は,保健医療における倫理的問題は,根本的にシステムが生み出したものであり,政治的衝突であるとしたうえで,「それらに関して決定を下すのは最も思慮深いあるいは教養のある人ではなく,最も権力のある人である」と指摘している。そしてその「最も権力のある人」とは人間ではなく,組織や保健医療システム全体となってきているというのである。まるでホラー映画のようだ。

　新人看護師の早期退職は,理不尽な苛酷さのアラームかもしれない。

---

1) ダニエル・F・チャンブリス著,浅野祐子訳:ケアの向こう側 —— 看護職が直面する道徳的・倫理的矛盾,247頁,日本看護協会出版会,2002.

3 看護界の負の遺伝子

臨地実習での心的外傷体験

「学長は,学生がどのような思いで学校に来ているのか考えていますか」と,その学生は私に問うた。最初は真意をつかめずにいたが,鍋料理を囲むうちにわかってきた。つまり,臨地実習で教員の言葉による心的外傷体験を受けている学生が少なからずいるというのである。いわく,「そんなことでよくこれまで挫折せずにやってこれたわね」,「あなたとは(実習を)やりたくないわ」などと,その教員は平気で言うらしい。

以前にも似たような状況があったなとすぐに思い起こした。これを私は『マネジメントの魅力』(日本看護協会出版会,2000年)の「とっておきのルール」に書いた。「4. 新人の指導に親の顔は要らない」である。「ある先輩ナースがなかなか要領よく仕事ができない新人ナースに"まったく,親の顔がみたいわ"と言ったということで,そこまで言われることはないと新人が嘆き悲しんでいるという話を婦長(当時)が伝えてきた。このような無神経な言葉を発する先輩ナースの親の顔をみたいものである。私は相手の人格を無視するこうした言動は許せないとついコーフンしてしまう」と,看護部長の私は書いている。

実習に関連した内容は,『マネジメントの魅力2』(日本看護協会出版会,2004年)にも述べられている。「41. 看護学生たちの夏」の章である。この章では,看護学生のインターンシップサマープログラムのことをテーマにしており,5日間のプログラムの最終日に,彼女たちの発言を記述した箇所である。「発言の多くは,これまでの実習内容もしくは実習病院での体験と比較して述べられる」のだが,「自分の実習病院では身構えているが,実習がこんなに楽しいのかと思った」ことや,「煙たがられていた実習だったが,ここでは,みんな親切で上下関係がなく自由に仕事をしていた」と感じたことや,きわめつけは「他校の学生と触れ合うことで,病院の看護が学生の価値観に影響していることがわかった」という名言があり,私をうならせた。

繰り返される「否定的フィードバック」

　理論と実践を統合する実習という学習形態は，看護学生からみると，「煙たがられている場所」であり，そこでの体験が自らの価値観を形成していると考えている。しかしながら，実習指導はどうあるべきかは十分に検討されていない。学生が増えると，まず実習指導者の確保が問題になる。急ごしらえの実習指導者は，実習指導方法論を習得することもなく，自分の臨床経験だけを頼りに，学生と対峙する。そうなると，自分がその昔されたようにするという現象が起こる。しかも恐ろしいことに，若い頃にやられたことを批判し，自分はああはなりたくないと思っていたことを無意識にやってしまうのである。

　実習指導方法論はさまざまな研究すべき課題を含んでいる。教育側の実習指導者が，忙しい臨床側に迷惑にならないように配慮するあまり，学生の体験をコントロールし，まるで養殖場のような環境を作り上げてしまうため，学生は大海という現実を体験することなく，受け持ち患者とのやりとりだけで実習が終わってしまうことになる。このことが彼らのリアリティショックを助長する。学年が長ずるにしたがって，養殖場の囲いを取り，本当の海を体験することができるようにすべきではないかと思う。

　いつも否定的フィードバックを受けて育った新人看護師が，経験を積み，指導者になり，再び否定的フィードバックを実践し，そして教育の現場に入り，そのことをくり返す。そうした指導を受けた学生が次世代でも同様なサイクルを作る。こうして看護界の負の遺伝子が受け継がれる。まるで『永遠の仔』（天童荒太著．幻冬舎，1999年）のように。

The Notebook

窓が永遠に閉ざされる前に

　映画は，初老の男性が療養施設に暮らす初老の女性を訪れ，椅子に腰かけて物語を読みきかせるシーンから始まる。初老の男性の名はデューク（ジェームズ・ガーナー），たたずまいに風格のある女性の名は，アリー・カルフーン（ジーナ・ローランズ）。

　アリーがノートブックを書き，「毎日私に読んで聞かせて。そうすれば私が誰なのか，あなたが誰なのか，忘れずにすむから」とデュークに頼んでいたのだ。しかし彼女は忘れてしまっている。だが彼は，定期的に彼女のもとに通い，物語を読みきかせる。彼女は時おり記憶が戻ってきて思い出す。彼はたとえ数分であったとしても，彼女をつれ戻す。気分がすぐれない時は，彼女は見知らぬ男の侵入におびえ大声をあげる。すると白衣をきた看護師と助手が"不穏患者"を居室からつれ出していく。原題 The Notebook は，「きみに読む物語」という日本語タイトルのアメリカ映画（2004年）である。監督は，ニック・カサヴェテス（1954年生まれ）で，母は本作に主演している女優ジーナ・ローランズ。

　「きみに読む物語」のプログラムを開くと，冒頭に次のメッセージが書かれている。「ロナルド・レーガンの死に際し，アルツハイマー病について語られることがこのところ多かった。娘のパティ・デイヴィンスが語ったところによると，元大統領は死の直前，眼を開いて，ナンシー夫人の眼をじっと見つめたという。彼女が誰であるかわかったに違いない。そう信じるのはよいことだ。窓が永遠に閉ざされてしまう前に，もう一度だけ開かれると信じるのは，とてもよいことだ」（シカゴ・サン・タイムズ）。

最期の奇跡を演出する

　デュークが読みきかせるのは，古きよき時代の，アメリカ南部の小さな町の，きらめくような夏の恋物語──。

　1940年，ノース・カロライナ州シーブルック。渡り鳥の飛来する美

しい川と朝霧にかすむしだれ柳。歓びに溢れたこの陽光の土地に家族とともにひと夏を過ごすためにやってきた10代のアリー・ハミルトン（レイチェル・マクアダムス）。（映画のファーストシーンはこの川をボートが静かに進む幻想的な風景から，現実にアプローチしていくという手法をとっている。）カーニバルの夜，地元の青年ノア（ライアン・ゴズリング）に心地よい強引さを感じ，アリーも激しく彼に惹かれていく。材木工場で働くノアは，1772年に建てられた古い館を改築することが夢だと語る。ふたりはその夜，将来を誓い合う。

　夏は終わり，アリーは学校へ，ノアは戦争へと互いの世界は引き裂かれていく。ノアは毎日，アリーに手紙を書いた。365日毎日書いた。しかしアリーの母親の妨害でアリーに届くことはなかった。そして，アリーは富裕な弁護士との結婚式の直前，地元の新聞で，改築されたあの家の前に無愛想に立つ大人びたノアの姿を見た。激しく動揺したアリーはもう一度シーブルックを訪れる。

　「それで彼女はどちらを選んだの？」と無邪気に尋ねる初老の女性アリー。過去の物語は終わり，体調をくずしたデュークが同じ施設内に入院し，"男性部屋"から"女性部屋"に見舞いに訪れる。消灯時間をすぎていたので受付にいた看護師はとても残念そうに，入室の許可はできないと断り，彼も納得したようにみえた。すると，看護師はすっとその場を離れた。（暗に，どうぞ通ってくださいといっているように私には見えた。）

　翌朝，二人は彼女のベッドの上で手をとりあって亡くなっていた。死の直前，二人はたしかにお互いを確認して。

　私は少しだけ登場する看護師が見事だと思った。本稿のテーマは，その見事さを伝えることであった。

健康は平和の道具

その夜，親しい友人に次のような携帯メールを送った。「今夜，憲法の14条と24条の草案を作ったという81歳の女性の講演を聞きました。人間の気品を感じました」
「なんという女性ですか？」
「ベアテ・シロタ・ゴードン[1]です。当時GHQの民生局員だったそうです」
「知りませんでした。女性が参加していたことが素敵です」と彼は返信してくれた。そして，私は軽い興奮を覚えながら床についた。

憲法草案を作った唯一の女性

その夜，800名を収容する東京弁護士会館は満席であった。体調があまりよくないという司会者のアナウンスにもかかわらず，ベアテ・シロタ・ゴードンさんは笑みをうかべ，ゆっくりと壇上にあがった。シルバーホワイトの髪は束ねられ，口紅が映えていた。ほわっとした白いブラウスの上に，藍染のようなベストを羽織り，手には布製の巾着を下げていた。

6か国語が堪能というベアテさんは，講演原稿を手に壇上の中央に腰かけ，流暢な日本語で話し始めた。
「私は法律はシロトですが，名前はシロタです」と会場をわかせた。
ベアテさんは1929年，ピアニストの父レオ・シロタさんが山田耕作の招きで日本に赴任すると同時に家族で来日し，5歳から15歳まで日本で過ごした。15歳から，カリフォルニア州のミルズカレッジで学び，卒業後タイム社に勤めた。当時すでにミルズカレッジは学長が女性であった。女性も教育を受け社会に還元しなければならないと教わったが，タイム社では女性は記事を書けず，男性記者のためにリサーチをしていたという。

戦争中は日本に入国できなかったため，両親に会いたいと考えたベアテさんは，1945年12月GHQ民生局のスタッフとして来日した。JOAK放送で，レオ・シロタの名前をきいたベアテさんは，両親が住んでいた

軽井沢に向かい,「やせてしわがふえたパパと,食料難でぶくぶくしたママと再会することができたのです」と語った。

世界平和への看護の貢献

「当時,日本の女性は家庭の中では少し力を持っていました。夫の給料を受け取り,子どもの教育を決めていました。しかし,社会的権利を持っていませんでした」とベアテさんはよく通る声をはりあげた。

ケーディス大佐がふり分けた憲法草案作りチームの中で,人権条項は男性2人,女性1人(ベアテさん)が担当することとなった。ベアテさんは22歳であった(今の22歳と昔の22歳は大きく異なると彼女は強調した)。いろいろな図書館を訪ね,多くの権利を"リサーチ"したのち,ベアテさんは次のような草案を作った。(抜粋)

「すべての人間は法の下に平等である。人権,信条,性,門地,国籍による,政治的,経済的,教育的,社会的関係における差別はいかなるものも認めず,許容しない(略)」

「家庭は,人類社会の基礎であり,その伝統は善きにつけ悪しきにつけ国全体に浸透する。それ故,婚姻と家庭とは法の保護を受ける。婚姻と家庭とは,両性が法律的にも社会的にも平等であることは当然である。このような考えに基礎をおき,親の強制ではなく相互の合意に基づき,かつ男性の支配ではなく両性の協力に基づくべきことをここに定める(略)」

「妊婦と幼児を持つ母親は国から保護される。必要な場合は,既婚未婚を問わず,国から援助が受けられる。非嫡出子は法的に差別を受けず,法的に認められた嫡出子同様に身体的,知的,社会的に成長することに於いて権利を持つ」

ベアテさんは,世界の叡知が日本の憲法を作ったのであり,「押しつけられた」という解釈は正しくないこと,日本の女性の進歩は著しく,平和運動は女性の義務であるとしめくくった。

会場からは,われんばかりの拍手がしばらく鳴り止まなかった。

看護は,人々の健康を道具として世界の平和に貢献することができる,と私は確信した。

---

1) 2012年12月30日,死去

組織のミッション

組織文化と理念ほど大切な要素はない

　サービス組織のフロントラインで顧客に接する場面を重視し，「真実の瞬間」という概念を初めに作ったとされるリチャード・ノーマンは，次のように説明している（『サービス・マネジメント』近藤隆雄訳．279-285頁，NTT出版，1993年）。

　「企業におけるサービス活動の分析は，顧客が品質を認知する，顧客と企業との接触場面，つまり真実の瞬間から始めなければならないことを再び強調しておこう。人対人との相互作用を含むサービス企業の主要な目標は，顧客との接触において良好な社会的ダイナミクスを作り上げることでなければならない。それによって，提供されたサービスと顧客は相互に強化し合うシステムを形成することができる」

　この真実の瞬間は「ミクロの循環」とされ，良質な行動が良質の行動を生むという「良い循環」となる。その結果，強力な市場での位置づけ，良好な経済的成果，そしてうまく機能しているサービス・マネジメント・システムといった「良いマクロの循環」をもたらすと指摘している。

　さらに，内部的な風土と優れたサービス活動に必要な卓越性との調和を導く，もうひとつの「良い循環」を強調し，それを「内部的サービス循環」としている。つまり「サービス企業が成功の条件を備えるには，トップ経営陣からすべての段階を経て，真実の瞬間に至るまで，組織の全体が"単一の原理"によって貫かれているような状態にもっていかねばならないということである」とし，サービス・マネジメント・システムの5つの要素の中心に「組織文化と理念」を置いている。

　組織文化と理念は，顧客へのサービスとデリバリーを生み出す社会過程を統制し，維持し，発展させる諸原理を包含する。優れたサービス・デリバリー・システムと適切なサービスコンセプトが作り上げられれば，企業がよって立つ価値観やエトスが形づくられるのであり，組織の活性化には「組織文化と理念ほど大切な要素はない」（86頁）と述べている。

組織のミッションは機能しているか

　昨今，病院機能評価の受審に伴って，病院職員は，それまでほとんど関心のなかった自院の理念を，例えば理念カードなどにして携行し，時に暗記しておくよう求められる。このような強制は，理念が組織の価値や存在理由，方向性を再び職員に喚起することとなった。職員が自らの組織理念に覚醒することは，実際の組織運営や提供されるサービスが組織理念と矛盾がないかどうかを吟味することとなる。

　リチャード・ノーマンは，「ある係員が顧客との関係においてある基準とある種の行動パターンをとっているとき，管理者や監督者から異なった反対の種類の行動によって接せられ，扱われると，この係員は相反する矛盾した状況におかれることになって，自分の行動パターンを続けることができなくなる」とし，その結果，「彼がぶつかる強力な行動基準との不調和を減らすためにこの従業員は自分の行動を変えてしまう」と述べている。

　JR宝塚線（福知山線）で脱線事故を起こした運転士は，運転の「安全性」よりも「懲罰的で不合理な日勤教育」からの逃避を，同乗していたJR西日本の社員も，人命の救助より，遅れずに出勤するという行動を選択した。

　私は再び，良い「内部的サービス循環」とは，従業員に対して企業が良いサービスに則した行動を示し，従業員間で良いサービス規範の内面化が循環されることであることを認識するに至った。JR西日本の「経営理念」は，「人間性尊重の立場に立って，労使相互信頼のもと，基幹事業としての鉄道の活性化に努めるとともに，地域に愛され共に繁栄する総合サービス企業となることを目指し，わが国のリーディングカンパニーとして，社会・経済・文化の発展，向上に貢献します」とある。この理念が真に機能するように，管理者は組織全体を点検しておくべきだった。

　これを他山の石として，組織の管理者は，組織のミッションにもとづいて，組織が機能しているかどうかを点検し，良い「内部的サービス循環」を促進しなければならない。

ホーソン工場の実験

　臨床ナースがやって来て語る看護管理者像を聞くにつれ，やるせなさを覚える。

　例えば，ある看護部長はスタッフを電話で「すぐ来てちょうだい」と呼びつける。本人の意思の確認もなく，「(外部の)委員会の委員に推薦しておいたから，そのつもりで」と言う。また，ある病院のプリセプターは，新人(といってもいろいろなレベルがある)のレディネスなどおかまいなく教えまくり，「それは違うのではないですか」と新人が言おうものなら10倍もの弁明と，挙句の果ては，「ここではこうなっているのです」と"強権発動"する。こうした対応に，最初は理不尽だからと抵抗していても，だんだんと物言わぬ人になってしまうと彼女たちは語る。ナースたちの「美徳的沈黙」はこうした体験のくり返しの結果かもしれない。

ホーソン工場での驚くべき実験結果

　そこで，今や古典的な研究として引用される「ホーソン工場の実験」を，まるでこの有名な実験を知らないかのようにふるまう看護管理者とともに，反すうしたい。

　シカゴ郊外にあるホーソン工場では，照明を明るくすれば生産があがると考え，いろいろな照明度の下で作業するグループと通常の照明度の下で作業するグループで実験した。すると照明度が増すにつれて実験群の生産は予想通りあがったが，意外にも照明度の変化のなかったコントロール群の生産もあがったのである。

　そこで，ホーソン工場ではE・メイヨーらに依頼し，技術的・物理的条件や人間行動上の問題を調べることとなった。そして研究者は規則的休憩，軽食提供，労働時間の短縮などの労働条件改善を導入した。しかし生産量は何をやっても改善した。この結果に驚いた研究者たちは，女子従業員たちを実験開始時の状態に戻してみることにした。この急激な変更によって生産が急落すると予想されたが，彼女たちの生産量はそれまでの最高を記録するに至った。なぜか。

解明の糸口は人間的側面にあった。つまり彼女たちが実験関係者の注目を浴びることによって，自分たちは重要な存在なのだと意識したことにあった。彼女たちはばらばらな個人の集団ではなく，気持ちの通い合った団結する作業メンバーとなったのである。こうした人間関係が，一体感や達成感を引き出し，長い間満たされなかった欲求を満たすことで，以前にも増して懸命に能率よく仕事に従事したのであった。

生産性に影響する主要因は労働環境でなく人間関係

　ハーバードの研究チームはさらに各部から選ばれた2万人を超える従業員に面接した。この面接は，お決まりの質問では求める情報が得られないとわかり，被面接者たちは自分が重要だと感じたことを自由に話すこととなった。この面接は次のような価値があった。

　第一に，面接は意見を言う機会を与えたことになり，それ自体が治療効果を持っていた。多くの意見や提案が取り上げられ実施に移されると，従業員は個人としても集団としても，マネジメントにおいて自分たちが重要視されていると思い始めた。つまり会社の運営や会社の将来に参画することになったのである。

　第二に，このホーソン工場の実験は，人間関係を研究し理解する必要があることをマネジメントに教えた。つまり，組織の生産性に影響を及ぼす主要な要因は，賃金や労働条件ではなく職場の人間関係であるということであった。これらの発見は，仕事の計画，組織，統制に労働者を参画させ，彼らの積極的協力を確保するようマネジメントを促した。E. メイヨーが実験結果を論文に発表したのは1933年であった。今から72年前のことである。

註）米ホーソン工場の実験の記述は，『行動科学の展開　新版』(P. ハーシィ，K.H. ブランチャード，D.E. ジョンソン著，山本成二，山本あづさ訳，64-66頁，生産性出版，2000.)を参照した。

管理責任をとるということ

「9時55分に訪室した看護師が心肺停止状態の患者を発見し，すぐ心肺蘇生が行われたが同日10時50分に死亡した」

すべてがここから始まった。

患者に接続されているはずの人工呼吸器がテスト肺に接続されていたため警告音がならず，1時間以上経過していたのであった。家族の反対を説得して警察に届けた病院にはすぐさま7名の刑事が入り，資料の押収と職員の事情聴取が始まった。

「それは本当に非人道的な捜査でした」と，講師であるI副院長（看護師）は声を強めた。「医療事故の概要とその取り組み」と題した1時間の講演に聴衆は引き込まれ，すすり泣く人もあった。

職員の送検に「救済できるまで戦う」決意

10か月後，吸引のためテスト肺に回路を接続したままにしていたのは付き添い者であったことが捜査で確認された。結局，看護師3名，病棟師長，主任看護師，主治医，付き添い者の7名が送検された。

I副院長は，再発予防のための緊急指令を出すとともに，関係者の事情聴取に対応した。さらに，個人救済のため看護部で弁護士を依頼するためのカンパ運動を開始した。

I副院長は，過酷な事情聴取が3時間以上に及ぶことを避けるため，警察に行く際は必ず関係者から報告を受け，3時間を経過したら彼女が警察に電話をして，もう帰してほしいと伝えることを怠らなかった。取調べの内容はもちろんのこと，取調べ官の表情，言葉，語尾にいたるまでどのような状況であったかを問うた。また，この事態は，一貫して，管理責任だと主張し続けた。

弁護士の選定，とりわけ弁護士費用の調達には困難をきわめたが，同僚を「救済できるまで戦う」ことにした。弁護のために必要な資料を作成しなければならないことを，弁護士から指導された。証拠として押収されたカルテがないため，これもまた困難をきわめた。

遺族に泣いて土下座した院長の誠意

遺族からの嘆願書も必要であった。弁護士の依頼の際も同行し，カン

パにもポケットマネーを出して協力してくれた K 院長は，遺族の家にも同行してくれた。遺族全員が集まった席上では，病院に対して厳しい発言もあり，交渉は6時間に及んだ。
　I 副院長が，これでは嘆願書をもらうのは無理だと判断した時，傍らにいた院長が土下座して泣きながら頭を下げた。そして，この事故は明らかに管理責任であること，業務上過失致死や保助看法違反などで前途ある若い看護師たちをだめにすることは断じてできないことを訴えた。すると，それまで嘆願書の提出をためらっていた遺族全員が変わり，嘆願書を準備することができた。
　I 副院長にとってもっとも長く疲れた一日が終わり，病院に戻って自室の椅子に腰掛けると涙があふれたという。
　この医療事故は，1 年半後，「嫌疑はあるが起訴の必要はない」と判断され，送検された 7 名全員が不起訴処分となった。遺族が 7 名の処分を望んでいないこと，遺族と病院との間で示談が成立していること，病院が再発防止策を徹底していることがその理由であった。

＊

　I 副院長の話には，K 院長が頻回に登場し，院長が終始一貫してサポートしてくれたことが伝わってきた。
　私は今から約 5 年前の年末にお会いした K 先生を思い起こしていた。当時，病院長を引き受けるかどうか逡巡していた彼は，その時の心境を私に語り帰って行った。面談のお礼のメールには「私のここ数年の悩みと病院の将来を思う気持ちを愚痴ってしまいましたが，先生との会話で心を取り囲んでいた霧がさっと晴れたようで爽快な気持ちになりました。（中略）私も長として与えられる職務を受理し，明確な戦略を構築できれば，その熱き血が下部組織まで流れるという精神的なエネルギーをいただきました」としたためてあった。
　発生した医療事故に対して管理責任をとるとはどのようなことかを K 院長と I 副院長は身をもって示してくれた。そこには人間の潔さと誇りが感じられた。彼の決断をあと押ししたことが間違いではなかったと確信できたことも，密やかな私の誇りとなった。
　今や，彼の病院は看護師にとってマグネット病院になりつつあると聞いている。

9 われわれがアサーティブに なれない理由

　行政で仕事をしているベテラン看護職が，先日，私の顔をみるなり口にしたことは，「あのアサーティブ・トレーニングをやめて，他をかきわけてでも主張する訓練にしたらどうでしょう」ということだった。どこの会議でも看護職はおとなしすぎるというのだ。押すべきところで発言しない，そもそも発言しないので通る案件も通らないという。
　政治家たちのテレビ討論をみていると，他の人の発言にわり込むように発言しないと発言の機会がやってこないし，司会者の質問からそれて自分の主張をしたり，声を荒げたり，こぶしをあげたり，彼らの発言様式は多彩である。
　看護職で，このような発言様式を採用している人は少ない。こうしたタイプの発言者は品がよくないと看護界では嫌われる。

傾聴・共感とアサーティブ

　あるアメリカの心理学者によると，人間関係の持ち方には大きく分けて三つのタイプがあるという[1]。第一は，自分のことだけ考えて他者を踏みにじるやり方。第二は，自分よりも他者を常に優先し，自分のことを後回しにするやり方。第三は，自分のことをまず考えるが，他者をも配慮するやり方であり，アサーションは第三のやり方をさす。
　つまり，アサーティブな自己表現とは，自分も相手も大切にした自己表現であり，自分の人権である言論の自由のために自ら立ちあがろうとするが，同時に相手の言論の自由も尊重する態度である。したがってアサーティブな発言は，自分の気持ち，考え，信念などを正直に，率直に，その場にふさわしい方法で表現されるが，相手が同じように発言することも奨励しようとするのである。このような言動は自分にとってすがすがしく，相手にもさわやかな印象を与えるとされる。
　アサーティブな自己表現は，看護基礎教育でも教えられ，さらに認定看護管理者のカリキュラムにももり込まれているコミュニケーション技

法である。

　しかしながら，そもそも看護の第一義的な役割はケアを提供することであり，傾聴や共感が高く価値づけられて実践の中にとり込まれる。看護職は，したがって，まず相手の話を聴くという態度が習慣づけられる。さらに，「医師の指示を受ける」という関係性を他の領域にも引きずっていて，アサーティブな自己表現の後半の部分（相手の言論の自由の尊重）を優先することになる。

強調すべき「自分の権利の尊重」

　看護職がアサーティブな自己表現に消極的になるのは，上司や同僚との日常的な関係性からも形成される。

　新卒ナースは先輩やプリセプターから，おとなしく従順であることが生き延びるうえで大切であることを刷り込まれる。例えば，科学的でないことを"指導する"プリセプターに"反論"する新卒ナースは生意気だと感情的なレッテルをはられる。最初は理不尽なことに立ち向かおうと意気込んでいても，くり返される小言に新人はその意欲を少しずつ失い，遂には沈黙を選択することになる。

　高圧的な管理者もまたアサーティブな自己表現の機会を，師長たちから奪ってしまう。上司の理不尽な決定に対抗しようと意気込んでいても，のれんに腕押しで，権力だけを行使する上司に少しずつ見切りをつける。

　職場の協働者である医師との関係においても，看護職はアサーティブな自己表現を自ら抑制してしまう。

　看護職はこうしてアサーティブな自己表現の中の，「自らの言論の権利」をひかえめにしてしまうのである。

　看護職のアサーティブ・トレーニングでは相手の権利の尊重とともに，あるいはそれ以上に，自分の権利の尊重が強調される必要があるということを，冒頭の会話が示している。

---

1) 平木典子：アサーショントレーニング，日本・精神技術研究所．1993．

ぬくもり

救命救急センターの朝

　机の上に，切り取っておいた新聞記事がある。2005年7月8日朝日新聞「声」欄に載ったものである。筆者は無職，匿名，東京都，27歳と記されている。以下全文である。

＊

　「僕らが生かすんじゃない，患者さんが生きようとするんです。その頑張る顔を見るたびに，幸せで満たされるんです」。救命救急センターで，24歳の看護師からこぼれ出た言葉だ。
　自殺未遂して運ばれた私には，暗闇を溶かす「光」だった。事故や自殺の対応に慣れた人間味の薄い人たちだと思っていたのが，恥ずかしくてならない。
　「自殺に失敗したわけですね。どんな気分ですか」。看護師はさらりと言ってのけた。まるで朝が来たから「おはよう」というように，あっけらかんとしたものだったが，ぬくもりがあった。
　私は押し黙った，不愉快だったからではない。そもそも，私はなぜ自殺しようとしたのだろうか…。
　彼は私の答えを待たず，首に巻かれた包帯を取り換え，検温を終えるとカーテンを閉めて出ていった。
　私は，彼の問いかけからまだ逃げ続けているが，生きることには価値があると気づいた。生きていて幸せだ。自分でつくった首の傷は残るだろうが，人生を飾るさし絵と考えたい。
　彼は自らの職業について「この仕事しかない」と語っていた。私もそう思えるような目標を探している。

＊

　夜が明けて朝日がさし込み始めた病院の救命救急センターの状況が想像される。24歳の若い男性看護師が，27歳の患者の首の包帯交換をし

検温をする。その時に交わされた会話が秀逸である。看護師は"まるで朝が来たから「おはよう」というように，あっけらかんと"問いかける。「自殺に失敗したわけですね。どんな気分ですか」と。しかも，患者に"ぬくもり"を感じさせているのである。これで看護師の問いかけが，決して口先だけで片手間に行っているのではないことが伝わる。

　看護師は包帯交換をしたり検温したりしているが，心はきちんと患者と向き合っている。そうした誠実さが患者への関心の強さとなって両者の間に"暗闇を溶かす「光」"が伝幡される。さらに「光」は「ぬくもり」と変わる。こうして患者は"生きることには価値がある"と気づくのである。

人生の価値を伝える若いナース

　看護師は，「自殺に失敗したわけですね。どんな気分ですか」という語りかけを，人間のぬくもりとともに相手に伝えることができるようになるために修養するのである。包帯交換をすること，検温することといった看護技術についても理論と技能を熟練させていかねばならない。救命救急センターの夜は忙しく，肉体的な疲労を自らコントロールしたうえで，さわやかに「おはよう」と言う。そうやって，人生の価値を問う行為を日常的に行う。

　他方，患者の生きようとして頑張る顔を見るという機会を与えられて，看護師は"幸せで満たされる"という体験をし，こうしたくり返しによって，自らの職業にコミットしていくのである。看護師は，"事故や自殺の対応に慣れた人間味の薄い人たち"ではないことを，匿名さんはわかったといっている。

　このような偉大な仕事を気負うことなく行っている臨床ナースたちに，エールを送りたい。

「2対1看護」の真相

　米国の the Center for Nursing Advocacy のホームページの冒頭は下記のようなメッセージで始まる。このメッセージは，看護師不足を"緊急を要する公衆衛生の危機"と位置づけ，われわれの未来は看護にかかっているといっても過言ではないとしめくくっている。

> Registered Nurses are the critical front-line caregivers in health care today. For millions of people worldwide, nurses are the difference between life and death, self-sufficiency and dependency, hope and despair. Yet a lack of true appreciation for nursing has led to a shortage that is one of our most urgent public health crises. The nursing shortage has claimed countless lives and threatens to overwhelm the world's health systems. It is no exaggeration to say that our future depends on a better understanding of nursing.

看護人員の適正化に向けて

　看護師の人員配置を"適正化"すべきであるという動きは日本だけではない。これまで人員配置基準を持たなかった米国でも，カリフォルニア州が最低人員配置率を制定した。オーストラリアのビクトリア州では，2000年に最低配置率が制定されて以来，5,200名の新しい看護師を募集できたとクレア・フェイガンは報告[1]している。

　一方で人員配置改善の方法は，病棟のケア集中度，患者グループの特性，その病棟の看護師の役割と責任に照らし合わせて決定されるべきだとする意見も報告書の中で紹介されている。人員配置率の改善策を任意制とした場合でも，その率の開示を義務づけるべきだとすることは病院業界からも支持されているが，「市場主義型の解決策に大きな問題があると思える領域においては，公衆の健康問題を十分に解決できるとは思えない」ため，「看護が医学と同じような力と，公衆からの認識を得る日がきたら，看護師の人員配置を強制化する必要などなくなるかもしれないが，その日の到来まではまだ相当の時間がかかるだろう」と指摘

している。

看護職員配置2対1の日本，「常時」5対1のカリフォルニア

　人員配置基準の制定は，わが国が先行している。わが国の看護人員配置は，医療法と診療報酬によって規定されている。

　医療法では，「当該病院の有する病床の種別に応じ，厚生労働省令で定める員数の医師，歯科医師，看護師その他の従業者」を置くことになっており，医療法施行規則第19条の4に言及されている。省令で定める員数とは，簡略化して記すと，療養病床は6対1，精神病床と結核病床は4対1，感染症病床と一般病床は3対1と規定される。ちなみに外来患者は30対1である。

　診療報酬体系では，看護は入院患者に対する基本的なサービスとして位置づけられてきた。看護料は，1950年に「完全看護」として入院料に加算する点数が設定され，1958年に「基準看護」に改称された。基準看護では入院料として室料と看護料が含まれていたが，1972年にこれを区分し，初めて「看護料」という項目が設定された。1994年の健康保険法改正で，付添看護が廃止され「新看護体系」が創設された。2000年の改定で看護料は「入院基本料」に包含され，点数表から看護料という項目が消えた。看護のとり扱いはこうした変遷があり一般の人々にとって(のみならず医療人にとっても)複雑な体系となっているが，不思議なことに，「完全看護」という言葉だけが亡霊のように生き残っていて，看護を非難する際の切り札のように使われることがある。

　現行の入院基本料は複雑な要件から構成されているが，中核は「看護職員配置」である。入院基本料の"最高水準"である入院基本料1は，看護職員配置が「2対1以上」であり，看護師の割合が70％以上となっている。

　こうして，「2対1看護」が世に出ていくことになる。ちなみにカリフォルニア州の基準は現在「5対1」である。「2対1」と「5対1」では日本の基準が上回っているようにみえるが，これは大いなる誤解である。カリフォルニア州の「5対1」には「常時」がつくのである。わが国の配置基準を「常時」に置きかえるとどうなるか，様相はまったく異なる[2]。「常時」というのは，言わずもがなであるが，夜間も含まれる。

「安全で安心できる医療の再構築」(医療提供体制の改革のビジョン,2003年8月厚生労働省)の根幹に,看護人員の量的・質的問題が深くかかわっていることを強調したい。

---

1) クレア・フェイガン・他著,和泉成子監修,早野真佐子訳:人間を守るための看護戦略—看護不足その2.看護実践の科学,30(13),48-52,2005.
2) 2006年診療報酬改定において表記法が見直された。「看護職員配置2対1」は新区分の「10対1入院基本料」に該当する。また,同改定において「院内(病棟内)の看護配置の掲示」が算定要件に盛り込まれた。

薬剤師のいない病院の夜

　医療事故の当事者となり法廷で「被告人」として裁かれ，さらに事故から5年半たって行政処分のための通知が届きました，といって訪ねてきた看護師は沈んでいた。

薬剤師の夜間・休日体制不備が患者の安全を脅かす

　私は，この秋に開催した日本病院管理学会で発表されたひとつの研究報告[1]を思い起こした。発表者はパワーポイントを示しながら，淡々と，報告した（以下，抄録集の内容をもとに再構成した）。

　「薬剤師の夜間・休日体制の実態調査の結果，二次以上の救急を扱う病院でも夜間に薬剤師がいない病院が多いことが明らかとなった」という。「看護師の薬剤に関するヒヤリハットを，薬剤師が関わることのできる薬剤準備段階と，投与や投与後などの薬剤準備以外に分けて分析」すると，「薬剤準備段階のヒヤリハットの割合は，平日では26.1%であったのに対し，<u>平日に薬剤師が行っている業務を看護師が行う休日では50.0%を占めていた</u>」という（下線は筆者）。

　なぜか。その理由について薬剤師と看護師（合計10人）に面接調査を行ったところ，「薬剤師が夜間・休日にいないことと看護師が薬剤業務を負担すること」になるわけであり，「看護ケア時間が減少」したり，「緊急時に薬剤探しに看護師が1人取られてしまい，患者に目が行き届かないこと」や，「薬品間違い」が起こったり，「薬剤の判別間違いのリスクの増加」や，「患者に適切な時期に適切な薬が提供できない」といったことが問題点となった。

　一方，面接調査の結果，「薬剤師は，夜間・休日における薬剤師の必要性をあまり感じていない」けれども，「看護師は，薬剤師は夜間・休日でも必要であると考えていた」ということであった。こうして，「薬剤師の夜間・休日体制の不備により，看護時間の減少や患者の安全に影響を及ぼしている可能性があることが示唆された」としめくくっている。

日暮れとともに消失するチーム医療

　日本の病院は夕方になると多くの職員が帰る。居残るのは主として看護職と医師たちである。薬剤業務をしていた人や，医療機器を管理していた人や，血液や尿の検査をしていた人や，輸血を管理していた人や，レントゲン撮影をしていた人たちの大半は帰途につく。病院の受付や会計を担当していた人たちも電気を消して帰る。

　夜の病院は，日勤帯より人数が少なくなった夜勤の看護師と当直勤務の医師たちによって"守られる"のが一般的である。これを「日暮れとともに消失するチーム医療」と称した人がいた。

　夜間や休日に備えて，病院では多くの薬剤をストックし，器材を確保する。しかし，報告にあったように，夜間や休日は薬剤管理を担う薬剤師が"消失"してしまう。看護師はナースコールに応えるかたわら，病棟の保管庫から薬を取り出し，点滴を準備し，人工呼吸器を運び出す。急いでいたりして間違うこともある。病棟を離れて本来の薬局へ走らなければならないこともある。これも病棟の看護師がする。2人夜勤のところは，一時的に，病棟は1人看護師となる。患者の急変や重症患者がいると休息の時間はまったくとれず，それでも薬は取りに行かなければならない。夜間の物流体制の整っていない病院はたいていそうである。

　夜間の病棟を想像しつつ，発表者の発表内容の深刻性が私をどうしようもなくさせた。「いったいどうしたらいいのか」とその矛先を，医療安全管理の専門家である座長に向けて私は質問した。座長は突然に自分に向けられた質問にとまどい，キキカンリができていないと反省したが，「薬剤ある所に薬剤師あり」という目標があることを示してくれた。

　医療安全における危険情報を知った者は危険を回避するために行動しなければならない，と真剣に考えた。

---

1) 高橋千尋・他：病院における薬剤師の夜間・休日体制が患者の安全に及ぼす影響．日本病院管理学会雑誌，42，157，2005．

看護の実力

"しかるべき"ナースの紹介

　外部の方から医療・看護や介護について相談を受けることがある。筆者が看護部長・副院長として勤務していた病院に受診したいがどうしたらよいかという依頼もある。そんな時，私は"しかるべき"ナースを紹介することにしている。

　友人A(彼女もナースである)は，会議のため上京してきたが，あいているわずかの時間に泌尿器科を受診したいという。それならば泌尿器科外来にいるBナースを尋ねていくとよいと伝え，あらかじめ彼女に電話をしておいた。Bは，「あなたの病状にはC医師がよいが，今，彼は手術に入っている。いくつか検査を先にすませておいて，あなたの会議の都合のつく午後2時ごろに診察ができるように手配をしておくので来院するように」と説明した。友人Aは，ナースの対応がとても感じがよくほっとしたと言う。ナースが相手のニーズを聴き，自分の判断を伝え，医師の動きも調整していると。

　知人Dは父親を在宅で介護をしたいがどうしたらよいかと訪ねてきた。父親は入院中であり疼痛コントロールが必要であった。私は訪問看護科に連絡して担当の訪問看護師Eに退院調整を依頼し，疼痛コントロールの専門看護師Fにも協力を依頼した。知人Dは，EやFと何回か面談し，父親の在宅での生活を整えることができた。

　知人Gはキャリアウーマンであるが，少々マタニティブルーであった。2人目の妊娠であったが大学病院の産科をやめて転院したいと言ってきた。私は産科外来のナースHに連絡し，しかるべき医師を紹介してもらった。本学の研究センターで開催している「赤ちゃんがやってきた」クラスにも知人Gは長女をつれて参加した。外来通院の際，ナースHといろいろ話をすることができ，メンタルヘルスは回復した。そして12月半ば，無事に男児を出産した。

　知人Iは銀座でレストランを営んでいる。手の爪が変形しているのでお客の前に手を出すのがはばかれるという。私は皮膚科外来ナースJを

紹介した。知人 I はさっそく J を訪ねて適切なアドバイスをもらい，しかるべき医師の診察を受けることとなった。

彼ら相談者に共通なことは，ナースをきちんと名前で呼ぶことであった。

実力あるナースを育てる 2 つの経験則

『ナースマネジャー第 2 版』（JB. Pugh, M. Woodward-Smith 著，井部俊子訳，日本看護協会出版会，2001 年）第 12 章は，「必要なことは，あなた自身が何を知っているかではなく，あなたが知る必要のあることを誰が知っているかを，あなたが知っていることである」と述べている。

ナースは現場で"本当のこと"を知っている。本当のこととは，その人にとっての病気の検査や治療のことであり，医師の実力であり，ひとびとの気持ちであり，毎日の暮らしの中でどうやっていけばよいかであり，病院の中で誰を動かすと患者のためになるかである。いわば人間的知識とも言うべきものである。

ここで大切なのは，こうした実力を持ったナースを看護管理者はどのように育成するかである。私の経験則は 2 つある。

ひとつは，適切で十分な権限の委譲である。最前線で医療・看護サービスを提供しているナースは知識労働者であるとの認識を持ち，自らの判断を伝え実践することを奨励すべきである。ナレッジ・マネジメントは日常業務の中にある。

ふたつ目は，むやみに配置換えをしないということである。ある領域のエキスパートになるにはそれ相当の年月が必要である。実力のあるナースはその領域で，医師にも影響を及ぼし現場を変えている。本当のチーム医療を実践するために，患者をもチームメンバーとするナースリーダーシップがある。

新年度を迎え，看護師長やスタッフの配置構想を練っている看護管理者の成功を祈りたい。

「先生」のひしめく病院社会

　浅田次郎が,『「先生」とよばれて』というエッセイを書いている（Attending Eye, 1巻3号, 23頁）。それによると, 彼が「先生」と呼ばれるようになったのは40歳を過ぎてからであり, このことは「文壇という社会が小説家として認知した証拠」であり,「その間に挫折する多くの同輩たちの累々たる屍のはるかな先に」ある称号だという。

　さらにその称号としての「先生」が「おのれにふさわしいかというとまったく自信がなく, そう呼ばれるたびに胸を鷲掴みにされるような気がした」うえに,「先生」と呼ばれ続けた今でも,「無窮の文学をきわめてしまったかのような傲慢さ」を感じて恥ずかしいと書いている。この恥ずかしさは,「文壇ばかりではなく, 世間から特別扱いされ始めると, いよいよ募る」という。つまり「けっして特別ではない人間が, 特別に扱われることに罪悪を感ずる」とも書いている。

　彼はある時,「先生」として特別扱いされて「待合室にひしめくお年寄りや子どもらをさしおいて, 特権的に次々と検査」をしてもらうこととなり,「自分が恥ずかしくてならなかった」と書いている。すなわち,『「先生」の称号に甘んじて特権を供されることは, とても恥ずかしい』ことなのである。

本当のチーム医療とは

　目を病院に転じてみよう。病院には「先生」と呼ばれる人たちが数多く存在する。まず「医師」という職種がそうである。薬剤部ではヒラの薬剤師が自分たちのボスを呼ぶ時に「先生」という。看護職はなぜか他職種の職員を称する時に「先生」とつけるのが好きである。理学療法士や作業療法士, 言語聴覚士を「先生」という。社会福祉士を「先生」と呼んでいるところもあろう。

　外からの電話の応答や窓口での対応の際に, 身内の同僚を指すのに「○○先生は…」などというところもある。こっけいさすら感じるのは, 医師になりたての研修医がお互いを「先生」と呼ぶのを耳にする時である。

『「チーム医療」の理念と現実』（日本看護協会出版会，2003 年）を著した社会学者の細田満和子は，臨床現場でのフィールドワークの結果，チーム医療における 4 つの志向性を提示している。それらは「専門性志向」「患者志向」「職種構成志向」そして「協働志向」であり，これらの要素は「緊張関係」にあるとして，チーム医療の困難性を論述している。

　つまり，チーム医療とは，「病院で複数の医療従事者が業務を行っているという客観的な現象だけでなく，別様ななにものかをも指し示す言葉」であるとし，本当のチーム医療とは，「専門的な知識や技術を有する複数の医療従事者同士が，対等な立場にあるという認識を持った上で実現される協働的な行為」と定義している。

　さらに，「患者をメンバーに加えるという見方を導入すると，チーム医療の様相は異なってくる」とも指摘している。チーム医療は，患者にしてみれば「よけいなお節介」という面もあり，「患者のために何かする」という方向性と，「患者のために何もしないでいる」という在り方も見直されるべきと述べている。

習慣化した「先生」と失われる「対等性」

　看護職にとって，チーム医療における「対等性」の実現にはいくつかの課題がある。とくに看護の専門性へのゆらぎを解消しておかなければならない。さらにまた，看護職が習慣化して用いている他職種への称号「先生」も，この「対等性」へのアプローチの障害になっているのではないか。つまり，「先生」と呼ぶことで，チームメンバーとしての対等性を手放してしまっているのではないかということを前述のエッセイによって気づかされる。

　浅田は，「先生」によって特別扱いされるのを嫌い，「以来，体の変調を他人に訴えることはやめ」て，「ひとりでこっそりと病院に行き，待合室で読書をしながら診察の順番を待つ」ことにしたという。私はこのエッセイの最後の文章が潔くて好きだ。『「先生」なのだから，私はそうする』と。

　私も「先生」と呼ばれることは恥ずかしいと思う感性を維持していたい。「先生」と呼ばれるべき人はむしろ患者かもしれないのだから。

15 病院幹部の院内巡回

院内巡回におけるスタッフの視線

　病院には，病院幹部が院内を巡回するというしきたりがある。毎週1回のところもあれば月に数回程度のところもある。巡回チームは，たいてい，院長，看護部長，事務長といったところが定番である。
　私の経験では，現場で語られたことを記録するために事務職員が記録係として参加していた。この巡回をインスペクションと呼んでいた。原則30分のインスペクションには目的があった。広い病院の中で問題箇所を決め，現地に行って当該責任者等と意見交換して対策を検討することであった。例えば，病棟のシンクの下がさびついて修理を必要とするので確認してほしいといった要望に関して，あらかじめ病棟師長から情報を入手しておき，現場に出向くといった具合である。このインスペクションを直接的問題解決の機会として，私は重要視していた。現地に出向くには病院を数人の一行が歩かねばならない。
　先日，ある病院の事務長がやってきてぼやき始めた。「いやー，困りました。院内巡回はやめてほしいという電話が看護部のスタッフからあったのです」という。その理由を尋ねると，自分たちの代表である看護部長のスガタをみていられないと言うのである。スタッフに声をかけるでも，笑顔をみせるでもなく，ただ一行につき従っていく。あれではわれわれの志気があがらないし，不愉快になるという。
　スタッフの視線はなかなか手厳しい。当該看護部長の歩き方も一因しているのではないかと私は思った。視線をおとして肩をゆらすように歩く人だから。

看護部長を演技する場

　病院幹部の院内巡回は，単に決められた行事だから決められた時間に院内を慢然と歩くのではないことを，スタッフの電話が教えてくれる。
　まず，院長，看護部長，事務長の力関係や人間関係を象徴しているということである。看護部長の立ち位置，他のメンバーとのやりとり，所

作，すべてスタッフに見られている。自分たちの代表としてふさわしいかと。

　二つ目は，彼らが従業員にどのようなメッセージを伝えているかが測られる。例えば，研修医にあいさつが大事だとさとす院長が，院内巡回ではあいさつをしないのでは片手落ちとなる。エレベーターの中で私語は慎もうと言っているのに，そこで一行がおしゃべりしていてはいけない。

　病院幹部の院内巡回は，従業員に対して病院がよいサービスに即した行動を示す時であり，それらを定期的に見ている従業員は，よいサービス規範の内面化を行うことができる。これをリチャード・ノーマンは「内部サービスの循環」と称している（『サービス・マネジメント』近藤隆雄訳．NTT出版，1993年）。

　三つ目は，時に病院幹部が交代した時などは，誰が"幹部"なのかをアピールし，直接従業員から意見を聴くことによって，管理の方向性を定めることができる。

　院内巡回では，看護部長という役割を引き受けて，態度や表現，言葉を通じて自己呈示を意図的に行わなければならない。つまり，看護部長としての演技（performance）を行うのである。

＊

　ずっと以前に私は「交遊録」というエッセイを書いているが，その中で「いい女の条件」を雑誌「アンアン」から引用した（拙著，『看護という仕事』364-365頁，日本看護協会出版会，1994年）。声優の池田昌子さんによると，「いい女の演技って本当にむずかしい」が，テクニックでカバーするとしたら，(1)あまり喋らない，(2)きちんとした言葉遣いをする，(3)静かに話す，(4)あまり動かない，(5)だらしなくならないようにシャキッとした感じを出すことである，としている。しかし本物のいい女になるには，「知性を磨くしかない」という。

　先日，私が書いた「いい女の条件」を自分の生き方のモットーにしていますと声をかけてくれたナースは，たしかに素敵だった。

結束のかたち

福島県の産婦人科医逮捕に対する陳情

　その日，メールで発信された会合の案内を見て，議員会館へ出かけた。衆議院第一議員会館のうす暗い会議室には，マスコミ関係者ら30人くらいが集まり，「遅れてすみません。6時から記者会見を始めます」という担当者の声に黙って従った。

　記者会見では「陳情書」と題した10頁の資料が参加者に配布された。「厚生労働大臣　川崎二郎先生」あてに「6520名の賛同人と共に，この陳情書を提出いたします」と書かれた陳情書は，「周産期医療の崩壊をくい止める会」が作成したものである。配布資料の後半には「周産期・産科医療の実態について」という説明資料が添付されていた。

　以下，陳情書の抜粋である。

*

　平成18年2月18日，福島県立大野病院産婦人科に勤務しておりました加藤克彦医師が帝王切開中の大量出血により患者さまが死亡した件（死亡日　平成16年12月17日）に関して，業務上過失致死罪および異状死の届出義務違反（医師法違反）で，逮捕されました。（死亡日から実に1年2ヶ月が経過しています）

　逮捕，拘留，起訴という事態に対して，インターネット上などで，驚き，憤り，今後の診療への不安などが，産婦人科に限らず多くの診療科の医師より発せられております。

　この件は，1)前置胎盤に癒着胎盤が合併するという稀有なケースが，2)産婦人科医が1人しかいない，3)僻地の病院で起こり，4)患者さまは不幸な転帰を辿ったということであります。

　患者さまが亡くなられているという事実に対して，我々医療者はこの事実を真摯に受け止め，心からお悔みを申し上げます。また，加藤医師および大野病院の責任は民事上の問題と認識しております。

　癒着胎盤は全分娩の0.01-0.04％という稀有な疾患であり，さらに前

置胎盤のうち癒着胎盤が合併する頻度は4％程度といわれております。特に癒着胎盤は，現在の医療水準では事前の確定診断が難しいとされております。

　今回の場合，帝王切開中に癒着胎盤による出血が多量となり，子宮動脈血流遮断，子宮全摘などの止血措置を含む救命措置を施したにも関わらず，不幸な転帰を辿られています。執刀医が高度の技術と経験を有している場合ですら，これらの措置は極めて難しいといわざるをえません。今回の事件は，医師個人の問題ではなく，まさに現在の地方僻地医療が抱えている医師不足や輸血血液の確保難等を背景とした医療政策，医療マネジメントの問題であります。〈中略〉

　医療現場における事故を個人の責任に帰着させるのではなく，システムの問題としてとらえ，その発生を最小化していくべきとの考え方は，大多数の先進国では共通の認識となっています。〈後略〉

　以上の理由により，加藤克彦医師の逮捕・起訴に対し遺憾の意を表し同医師の無実実現に向けご理解とご協力を賜りますよう，またこのような事実の再発防止のために，以下の方策の実現をここに提案致します。
1. 分娩の安全性確保のための総合的対策
2. 周産期医療に携わる産科医・小児科医の過酷な勤務条件の改善
3. 医療事故審査のための新たな機関の設立

＊

　「周産期医療の崩壊をくい止める会」のホームページには，2月18日の共同通信報道以降の動きが載せられ，関連記事にリンクしている。世話人代表には，福島県立医科大学医学部産婦人科教授，日本医学会会長，日本学術会議会長がなり，世話人として，日本産婦人科学会や大学病院などの院長56人が連記されている。陳情書の賛同者6520人のうち，看護師が481人，助産師が56人含まれている。

この事件が問うもの

　この事件は，周産期医療の問題点と医師法第21条の問題の2つの大きな運動へと分化・展開されていると報じているが，医療事故審査のあり方を問うものでもある。私は，ひとつの結束のかたちをみたと思っ

た。

　記者会見のあった翌日の朝日新聞には，他のニュースにうずもれるように，『産婦人科医起訴　厚労相に「遺憾」』という小さな記事が載った。

---

1) 2008年8月20日，福島地裁が無罪判決を下した(その後確定)。

必読文献

　今年度から，本学大学院看護学研究科修士課程において，私の担当する看護管理学を専攻した大学院生たちに，10冊の「必読文献」を提示した。これらは教材というよりも「教養」として知っておいてもらいたいと考えたからである。

　私は，病院の看護管理者から，大学の教員として看護管理学を教授することになって4年目となった。例年，修士課程で看護管理学を主専攻とする学生は3-5名程度であり，今年度は5名である。彼女たちは臨床経験があり，看護管理に関心があったり問題意識を持って入学してくる。管理職の経験がない人は，一般に，直属の上司をモデルとしたり，批判の対象としたことが入学の動機づけとなる。管理職の経験者は，自分の能力開発や特定のテーマについて探求したいと考えて入学する。

　これまで，私は，大学院は自らの課題認識に従って自発的に学ぶところであり，「あれを読みなさい，これをしなさい」というのはお節介なことだと考えていた。本学はコースワークも課せられているので，彼女たちの学習はそれなりに規定されておりハードである。

　しかし，私は今年から少し方向転換して，「あれを読みなさい，これをしなさい」という方針にしようかと思っている。そうすることで話がかみあわなかったり，議論が発展しなかったりという回数を少なくすることができるのではないかという「仮説」にもとづいている。大学院ではもっと知的にもっと批判的に議論がなされ，新たな知の地平が見えてくるようなわくわく体験をしたいという私の願望でもある。

　ということで，まず手始めに「あれを読みなさい」を示した。私の看護管理人生のなかでお勧めのものであり，独断選考である。

看護管理学の教養

　私の提示した必読本は以下のとおりである。
(1) ミルトン・メイヤロフ／田村真，向野宣之訳，ケアの本質　生きることの意味．ゆみる出版．1987．
(2) 小川洋子，博士の愛した数式．新潮社．2003．

(3)スザンヌ・ゴードン／勝原裕美子・和泉成子訳，ライフサポート　最前線に立つ3人のナース．日本看護協会出版会．1998．
(4)ダナ・ベス・ワインバーグ／勝原裕美子訳，コード・グリーン　利益重視の病院と看護の崩壊劇．日本看護協会出版会．2004．
(5)ダニエル・チャンブリス／浅野祐子訳，ケアの向こう側　看護職が直面する道徳的・倫理的矛盾．日本看護協会出版会．2002．
(6)バーニス・ブレッシュ，スザンヌ・ゴードン／早野真佐子訳，沈黙から発言へ　ナースが知っていること．公衆に伝えるべきこと．日本看護協会出版会．2002．
(7)池上直己，J.C.キャンベル，日本の医療　統制とバランス感覚．中公新書．1996．
(8)井部俊子，マネジメントの魅力．日本看護協会出版会．2000．
(9)井部俊子，マネジメントの魅力2．日本看護協会出版会．2004．
(10)木下是雄，理科系の作文技術．中公新書．1981．

　(1)と(2)は，ケアの本質を哲学的，文学的に味わってもらうため，(3)と(4)で，看護の魅力と実力に目覚め，組織のありようが看護にいかに影響を及ぼすかを知り，(5)は，看護の倫理を考えるための必読文献であり，(6)で看護職の宿題を知り，(7)で日本の医療を概観し，(8)と(9)で(恥ずかしながら)私の看護管理者としての実践と思考を知ってもらい，(10)で，論文を書き上げるための文章力をつけてもらいたいと考えている。

　本を読むということは，言葉を知ることであり，結局，私が院生に期待していることは語彙(Vocabulary)を増やしてほしいということである。

入浴を介助するナースへ

高齢者の入浴

　日常生活のなかで，自分でお風呂に入るという活動はもっとも個人的な行為のひとつであり，それを行うには手足の機能，バランス，筋力，調整力などの身体活動と，お風呂に入るとはどういうことなのかといった認知機能が必要である。一方，介助をされての入浴は情緒的にも身体的にも快適さとはほど遠く，介助するほうもされるほうもやっかいなことが多いと「認知症高齢者の入浴介助」(Rader, J. et al: The Bathing of Older Adults with Dementia. AJN106(4), 40-48, 2006.)は述べている。米国では，ナーシングホームの入居者の少なくとも90％は入浴時になんらかの介助が必要であるとしている。

　入浴が困難となる影響要因として，(1)足指，膝，首の関節炎といった骨筋肉系の状態からくる痛み，(2)身体の衰えや病状からくる倦怠感や脱力，(3)もの忘れ，拒否，過去のいやな体験，あるいはこれらの組み合わせによる恐れや誤解，(4)転ぶのではないかという懸念，にぎやかなところへ連れられていくこと，見知らぬ人の前で裸になること，(リフトなどで)空中につり上げられることなどからくる恐怖による不安や心配，(5)冷気やすきま風，あるいは強いシャワーのしぶき，がある。

　論文の筆者たちによる研究では，Person-centered bathing methodsが，ナーシングホーム認知症入居者の入浴への抵抗を少なくするとして，Person-centered showeringと，ベッドでのtowel bathingを推奨している。入浴介助にあたっては，(1)業務中心ではなく，その人に焦点をあて関係性を大切にすること，(2)身体を清潔にしようとして，水をたくさん使いすぎないこと，(3)清潔にするための方法はいろいろある(最初に頭や顔を洗うといやがられる，タオルでカバーしてお湯をかける)，(4)痛みを適切に伝えられないために，攻撃したり，抵抗したり，どなったりするといった行動になる，と述べている。

　したがって，入浴を介助するナースは，自分自身が気持ちのよい入浴をイメージするとよい(1日のなかでいつがよいか，シャワーがよいか

バスタブがよいか，お湯の温度，入浴にかける時間，入浴時の音楽，かおり）。また，認知症高齢者には，「洗う」とか「お風呂に入る」という言葉を避けたほうがよいという。なぜなら，これらの言葉には，冷たいとか，びっくりするとか，不快な体験を思い起こさせるからだ。おすすめは，入浴時間を変えてみることや，洗髪と身体を洗うことは別にすることや，乾いたタオルで覆ってシャワーを使うといった方法を挙げている。

『超人間』への哲学的アプローチ

　ナースはこのようなことも認識しておいたほうがよいであろう。

　「老齢者は身体の運動性が鈍くなっていると若い人は思っていて，それは一見常識的のようにみえるが，大いなる誤解である」と吉本隆明は指摘する(『老いの超え方』125-126, 朝日新聞社，2006年)。

　つまり，「感性が鈍化するのではなく，あまりに意志力と身体の運動性との乖離が大きくなるので，他人に告げるのも億劫になり，そのくせ想像力，空想力，妄想，思い入れなどは一層活発になる。これが老齢の大きな特徴である。(中略)けれど老齢者は動物と最も遠い『超人間』であることを忘れないで欲しい。生涯を送るということは，人間をもっと人間にして何かを次世代に受け継ぐことだ。それがよりよい人間になることかどうかは『個人としての個人』には判断できない。自分のなかの『社会集団としての個人』の部分が実感として知ることができるといえる」という。

　高齢者のお世話は深奥であり，哲学的アプローチを必要とする。

「かんじゃさま」再考

「さん」から「さま」への変化

　「1996年4月1日は月曜日であった。1階の受付や会計窓口からは○○様というやわらかな声が聞こえた。2階，3階の各科外来の窓口でも，検査室での呼び出しも，見事に変わっていた」。今から10年前，当時，看護部長・副院長として勤務していた聖路加国際病院の，患者名の敬称が「さん」から「さま」に変わった瞬間である。

　「変化」はこうして実現した。「3月27日水曜日，1995年度最後の婦長会が開かれた。その席で，"プロの原点としてのマナー"という8頁に及ぶパンフレットが全看護職員分用意され，各婦長に渡された。会議が終わりに近づいた頃，外来婦長の一人が，"受付窓口での対応のところに書いてありますが，こんどから呼び出しは○○様とするのですね"という発言があった。私は一瞬ためらったが"そうです"と答えた。"新人も来ることですし，4月からそうしたい"といった内容のことを述べた」。(拙著，『マネジメントの魅力』，135-138，日本看護協会出版会，2000年.)

　患者名の敬称変更は他の部門にも波紋をもたらした。「婦長会が終わって一時間もたたないうちに医事課長」がやってきて，「"外来の看護婦さんたちは患者さんを○○様と呼ぶことに決めたそうですが，これは窓口で足並みをそろえなくてはならないし，医事課としては明日から協力してくれと言われても困ります"と言う。情報の浸透の速さに私は内心驚いた」と私は記している。

　まだあった。「しばらくして別の会議から戻ると，机の上にメモがあり，検査技師長が電話をほしい」という。そして，「検査室ではすぐに○○様には変えられない。業務通達が出れば統一できるが」と言う。「しかし，○○様と呼ぶことに反対はしていないし，いいことだと思っていることや，いろいろな意見の人がいてすぐに全員が協力できないかもしれない」という話を「私」は聞いたあと，こう答えている。患者名の敬称を一律に規制しようとするものではないこと，受付窓口での呼び

出しに限定していること，さらにどのような敬称で名前を呼ぶかは関係性によって変化するものであること，そしてこうもつけ加えた。「できれば業務通達といった命令で動くのではなく，皆がよいと思っていることを協力して実行したいと思っていること」を。「検査技師長は"わかりました。何とかやってみます"といって電話を切った」とある。

　当時，サービスの質を議論している中で，銀行やホテルでは○○様と呼んでいるのに，病院はなぜ○○さんなのか，○○様と呼ぶと何が変わるのかなど話題になっては消えていた。実は，受付窓口の呼び出しの際に用いる敬称を変えるという小さな変化を起こすのに，1年以上もかかっていたのである。

　看護部長・副院長としての私は，その後，4月2日の事務系責任者会議や，4月3日の医師の部長会などで，マナーのパンフレットを配布し，患者名につける敬称の考え方を述べ，「変化」への協力を感謝している。

一般名詞に敬称は不要

　あれから10年，2006年6月のある幹部候補生の研修会で，この敬称について受講者の一人がこのように発言した。「私は患者様というのはおかしいと思う。様というのは，自分がそうなりたいものにつける敬称と聞いている。誰も患者になりたいと思わない。どう考えたらよいのか」という。

　一連の「さん」から「さま」への変革は，「患者名につける敬称」について言及しているのであり，「患者」という一般名詞に敬称は不要であると私も思う。デパートの店員が「こちらに"お名前さま"を書いてください」というのも甚だ奇妙である。とすると"お医者さま"はどうなるのか……。

学生たちの学習能力

『週刊医学界新聞』のこの号が出る頃は，長雨から解放されて夏まっ盛りであろう。卒業を控えた看護学生たちの中には，お目当ての病院でインターンシップを体験している人もいよう。

質的差異を認識し，成長する看護学生・新人ナース

私は，以前インターンシップを体験するためにやってきた看護学生たちの潜在能力の高さに驚き，次のような記述を残した（拙著，マネジメントの魅力2，180-183，日本看護協会出版会，2004年）。当時看護部長・副院長として勤務していた聖路加国際病院の，5日間のインターンシップを終えた看護学生たちの発言の一部である。曰く「病院の看護が学生の価値観に影響している」のだということを，「他校の学生と触れ合うことでわかった」という。

つまり，学生の看護に対する価値観の形成は，看護理論ではなく，教員の講義や態度でもなく，臨地実習で出会う病院の看護や看護師たちであると指摘しているのである。先輩ナースは，新人は何もできないと嘆くが，新人という階級になる前の看護学生は，「1年目，2年目，3年目の成長ぶりがよく見え，自分の将来を見るようだった」と言う。つまり，彼女は経験による質の差を認識する能力があるということである。

このことは次のように敷衍することができよう。優れた新人ナースは，提供されるサービスの質的差異を認識し，自分を成長させていく道は何かを認知しているということである。教員や指導者が発する「あなたの看護観は何なの」という愚問を超えている。

実習の改革に向けた試行

本学の「看護教育における実習のあり方検討会」では，看護基礎教育における学習を現実の臨床実践へとスムーズに移行するため，新たなモデル開発にとり組んでいる。このたび4年次の総合実習で，「看護教育」を専攻した学生たちに15日間の新しい実習プログラムを試行した。このプログラムは，先行研究をレビューし，臨床の看護管理者や新人ナースからのインタビューデータにもとづいて構築したものである。

Day-1　ナースへのシャドウイング：日勤帯の看護師の動きを追いかけ，病棟の動きを把握する。

Day-2　患者を1人受け持つ。シフト内で行うケアを担当し，方法論としての看護過程を駆使する。
→勤務交替時の報告を受け，次のシフトに申し送りをする。記録を書く。
→入院時ケア・術前ケア・検査処置(介助)を行う。(受け持ち患者以外でも見学する)
→入院時ケア・術前ケア・検査処置(介助)を行う。(受け持ち患者以外で可能なものは実施する。実習修了までに経験項目を増やす)
Day-4　患者2人を受け持つ。各患者のSequence of Eventsを把握する。受け持ち終了時にサマリーを書く。
Day-7　患者3人を受け持つ
Day-11　遅番を経験する
Day-12　夜勤を経験する
Day-13　夜勤明けで終了
Day-14・15　機能別シフトワークを経験する

　そして，体験した4人の学生の反応である。
A：インストラクターが病棟業務に精通し，学生も入りやすかった。
B：今回がいちばん楽，実習で学んでいる感じがあった。インストラクターはサポートが上手だった。
C：つらい記憶から，楽しい実習という転換があった。任せられていたので，自分の責任で実習し自立してやれるようサポートしてもらえた。できるところが増えていくのが自信になった。スタッフが受け入れてくれるのがわかってうれしかった。シフト内の受け持ち患者の責任を負うということ，優先順位のつけ方は重症度だけではなく，時間で進めなければならない事項もあることがわかった。
D：しんどかった，5日間日勤をやっているのと同じだった。

　担当教員と当該病棟のナースマネジャーは，学生たちのめざましい臨床実践能力の向上を高く評価していた。学生たちは，生き生きとナースコールにも応えていたという。今度は夜勤から始めたほうがケアのスタートがわかるのではないか，という意見も出た。
　看護基礎教育における方法論の改革は，現実を吟味し，変革を覚悟することから始まる。

21 「血圧はどうなの？」

　車を運転しながら，ベテランの訪問看護師が助手席にいる私に，これから訪れる患者の状態を説明してくれた。「彼はとても重症なの。先週は危篤だったの。今日は少しよくなったけれど，ターミナルな状態。肝性昏睡が予想されるわ」と。

　夏休みを利用して訪れたスウェーデンのストックホルムは，スカンジナビアンブルーの空が広がっていた。彼女が向かう先は，ストックホルムの中心から車で 20 分くらいの所にあるシグチューナという古い小都市であった。

　メーラレン湖に面したシグチューナは，スウェーデンで最も古い町のひとつで，11 世紀初め，キリスト教徒としては初めての王オーロフ・シェートコーヌングにより築かれた。聖マリア教会は，1248 年築とされるシグチューナ最古の建物であり，そばにはスカンジナビアで最も小さいと言われる市庁舎があり，スウェーデン最古のタウンストリートであるストラガータン通りがある。廃墟となった教会跡や，史実をルーン文字で記した石碑を訪れて，観光客がゆっくりと散策していた。

患者の居室と medical model

　訪問看護師が訪れた家は，その町の一角にあった。終末期にある患者の居室というと，一定のイメージが私にはあった。病院の病室，そして父が在宅で迎えた終末の状況が思い出された。患者は，静脈ラインを確保し，喀痰の吸引をするための吸引器があり，経皮酸素モニターで測定された結果によっては酸素吸入をしているかもしれない。尿道留置カテーテルからの流量が測定されており，バイタルサインが定期的にチェックされているであろうと。

　訪問看護師が，陽光の中でひっそりとたたずむ住宅の玄関チャイムを押すと，患者の妻が「待っていたのよ」といった気持ちを表出するようににこやかに出迎えた。訪問看護師は持参のシューズカバーをつけ，（私にもカバーをつけるよう促し），患者のいる部屋に入った。夫妻の寝室といったおもむきの部屋は小ざっぱりとしていた。

ベッドの背を少し挙上した初老の男性が横たわり，足元にあるクローゼットの上のテレビがつけられていた。患者の顔色は青ざめ（白ざめていた），患者の傍らに腰かけて話しかける訪問看護師に，彼は眉間にしわを寄せて苦痛を訴えていた。訪問看護師は，ベッドの背をフラットにして下にずり落ちている身体を挙げて体位を整え左側臥位にして，仙骨部の褥瘡に貼ってある被履剤のはりかえをすませて，仰臥位にした。少し患者と話したのち，しばらく妻の訴えに耳を傾け答えていた。

　車に戻ってからの説明によると，重篤になったらどうしたらよいか，死亡後はどのようにするのかといったことを妻は気にしていたという。「子どもたちは別に暮らしているのでサポートはしてくれるはずよ」と訪問看護師は私に教えてくれた。

　訪問看護師の滞在は 30 分くらいであった。患者と妻に握手をして家を出た。訪問看護師は夕方にも訪れるのだと言っていた。

ケアと生活の統合

　この日，訪問看護師とともに，4 件の訪問看護サービスを見学したが，2 人の訪問看護師は一度もバイタルサインの測定を行わなかった。終末期だという患者に挿入されているものは，尿道留置カテーテルのみであり，訪問看護師は尿量すらも深刻にみていなかった。たしかに彼の部屋は「病室」ではなく住みなれた家の「寝室」であった。点滴も吸引も酸素もなかった。

　在宅ケアを person-centered care としたオランダモデルは，ケアと生活の統合として，normal life と possibilities, personal lifestyle, familiar environment を社会関係モデルの構成要素としている。訪問看護が寝室を病室に転換しないようにすること，やたらに血圧計をとり出さないことを学習したストックホルムの旅であった。

神は細部に宿る

　この夏，学部の2年生は基礎看護実習で初めて病棟に出た。その2日目，学生と指導教員の様子をみるためいくつかの病棟の見回りをした。学生は，受け持ちの患者の看護計画をどう立てたらよいのか，どのように看護を進めていったらよいのかに捉われ"視野狭窄"の状態で動いていた。指導教員は，まったくの初心者を相手に，患者に不利益が生じないよう全神経を集中させていた。

　私は，学生がいる病室を見つけて入ってみた。患者はリハビリテーション室に行っていて不在であった。学生はベッドの上に新しいシーツを広げてたたみ直していた。どうしたのかと私が問うと，これから横シーツを作るのだがシーツのたたみ方が中表（なかおもて）になっていないので，習った手順通りできないから，たたみ直しているのだと少し照れたような表情で説明してくれた。

ナースの様式美

　看護の基礎技術のひとつにベッドメイキングがある。120万床あると言われるわが国の病院のベッドを看護師は作る。ベッドには，クローズド・ベッドとオープン・ベッドがある。クローズド・ベッドとは，患者を迎えるために整えられたベッドが掛け物（スプレッド）で覆われ，襟元部分が閉じられている状態を指す。病院で使用されるベッドの基本形である。オープン・ベッドとは，クローズド・ベッドの襟元部分の掛け物を折り返し，いつでも患者を迎えられる状態に整えられたものを言う。

　初心者は，患者が横たわっていないベッドのベッドメイキングから練習する。ベッドメイキングに必要な物品を準備し，作業しやすいように床頭台や椅子を移動させる。マットレスパッドを敷き，その上に下シーツを敷く。ベッド上で便器や尿器を使用する患者や排液によって汚れる恐れのある場合は，その予防ができる位置に防水シーツを敷き，その上に敷くのが「横シーツ」である。横シーツは，ベッド上に横たわる患者の移動や体位を整えるためにも用いられる。

　横シーツは，普通のシーツを二つ折りにした中裏・縦半分のシーツで

ある。シーツを1人で簡単に二つ折りにする方法がある。シーツを横シーツにさばく方法として，学生は実習室で教わる。ベテランナースの「さばき方」は，手早く美しい。

すみずみまで及ぶ看護管理の範囲

　前述の学生が横シーツを作るために，シーツをたたみ直していたのは，つまり，シーツが中表に手順通りたたまれていないので，横シーツに「さばく」ことができないからである。私は病室で学生とともにシーツのたたみ直しをしたあと，廊下を歩きながら，学生のきまじめさに苦笑しながら，はたと気がついた。病院中のすべてのシーツが中表に手順通りたたまれて供給されていないとしたら，ナースたちのベッドメイキングがいかに美しくないかということである。

　下シーツを敷くには手順がある。まず，たたんであるシーツの中央線をマットレスパッドの中央線に合わせて置き，シーツの下端をマットレスの下端に合わせ，その中央線をそわせながら頭部のほうへのばす。そして，シーツの手前の上一枚を手前にたらし，残りのシーツを反対側に置く。シーツの中央線がマットレスの中央線と一致していることを確認しながら，頭部に集めたシーツを左手で持ち，マットレスを右手で持ち上げて入れる。さらに，敷きシーツの頭部側面の角をつくり，マットレスの側面にたれた下シーツをマットレスの下に入れる。

　ナースのベッドメイキングは，一定の様式で無駄な動きをせず効率的に美しく行われる。患者が重症でベッド上に横たわっていても，ベッドメイキングは滞りなく行われる。そのためには，シーツは清潔であり，中表に縦折にしてたたまれ，供給されなければならない。看護管理の範囲はすみずみまで及ぶ。まさに「神は細部に宿る」のである。

「ベッドメイキング」については，以下のテキストを参照した。
1）氏家幸子・他：基礎看護技術Ⅰ　第6版，医学書院，2005.
2）川島みどり監修：看護技術スタンダードマニュアル，メヂカルフレンド社，2006.

23 マネジメントの名著論文に学ぶ

2006年11月号の『ハーバード・ビジネス・レビュー(HBR)』(31巻11号)は，創刊30周年記念号であり，「偉大なる経営論」の特集であった。

編集者は，HBR名著論文30選を，次のような解説をつけて掲載している。「多くのビジネス手法が一時の流行に終わりがちななか，時を経ても色あせず普遍性を持つアイデアも実際に存在する。ハーバード・ビジネス・レビューが1996年までに掲載した論稿——したがって実際に10年以上の時間経過に耐え抜いている論稿のなかから，いまもって読み返されることの多い」論文を選んだというのである。パートⅠは「戦略の源流を探る」14論文，パートⅡは「組織のダイナミズムを引き出す」15論文，パートⅢは「ビジュナリー・カンパニーへの道」1論文であり，パートⅠ・Ⅱは抄録，パートⅢは全訳が読める。

そこで，パートⅡより看護界でも共通のテーマである論文を2つ紹介したい。

マネジャーの10の役割とマネジメントの3つの手法

ひとつめは，「マネジャーの職務：その神話と事実の隔たり(The Manager's Job: Folklore and Fact)」(ヘンリー・ミンツバーグ，1975)である。マネジャーは，「組織，あるいはサブ・ユニットを預かっている人物」であり，「ある組織単位に関する権限が公式に付与されている。その権限によってさまざまな対人関係が生まれ，この対人関係によって情報にアクセスすることが可能になる。さらにそうした情報によってマネジャーは，自分の組織のために意思決定し，戦略を策定している」のである。

さらに，こうした一連の職務は10種類の役割によって構成されているとし，対人関係上の役割には，(1)看板，(2)リーダー，(3)リエゾンがあり，マネジャーの情報処理上の役割には，(4)監視役，(5)散布者，(6)スポークスマンがある。しかし，情報収集は目的ではなく意思決定のためのインプットであり，意思決定者のマネジャーには，(7)企業家，(8)妨害

排除者，⑼資源配分者，⑽交渉者の役割があるとしている。

　そして，マネジメントの効果をあげるためには，⑴マネジャーが所有する情報を分かち合う体系的なシステムを確立し，⑵表面的な仕事に追いやろうとするプレッシャーを意識的に克服し，真に関心を払うべき問題に真剣に取り組み，断片的な情報ではなく，幅広い状況を視野に収め，分析を活用すること。さらに，⑶マネジャーには，義務を利点に変え，やりたいことを義務に変え，自分の時間を自由に管理することが求められているとしている。

　マネジャーは自由時間を見つけるのではなく，ひねり出して，スケジュールに無理やり押し込めていくものなのだという。賛成である。

リスクを伴うトップダウンの組織改革

　次は，「成功する組織改革はボトムアップである（Why Change Programs Don't Produce Change）」（マイケル・ビーア，ラッセル・A・アイゼンスタット，バート・スペクター，1990）を紹介しよう。今日，企業の経営者は従来の階層型の組織を変えるべきだと認識しているが，その手段を誤解しているというのである。特に人事部門が主導する全社的な変革プログラムこそ，最大の障害なのであり，「プログラム型改革の虚構」であるとしている。

　成果をあげた企業では一般に，本社から遠く離れた工場や事業部のような周辺部から改革に着手しており，それを主導するのは事業部門のマネジャーである。つまり，その方法は，「組織の構造に重点を置くのではなく，具体的なビジネス上の問題の解決を目的とする特別の組織をつくること」にあり，トップは，「指導せずに」，改革"プロセス"を指導するのである。改革とは学ぶことであり，組織改革をトップから始めてはならないということではないが，この方法は一般的ではなくリスクを伴うと述べている。

　先日，業績評価を"トップ"から導入されて不満を訴えて訪ねてきた看護師の顔が浮かんだ。

美しい死

「介護職員の中には，入所者との別れがつらく，何かしなくてはいけないという気持ちや自分のケアがこれでいいのかといった看取りに対する不安があり，入所者が亡くなったことについて罪悪感を抱く人もいます。このような場合，どのように対応したらよいでしょうか」という質問が出された。10月末に開催された「これからの特別養護老人ホームにおける看護リーダー養成研修」において，看護のあり方(総論)を講義したあとのことであった。

特養における看護サービス

「特別養護老人ホームにおける看護サービスのあり方に関する検討会」(座長＝伊藤雅治，平成16年度厚生労働省老人保健事業推進費等補助金事業)は，特別養護老人ホームの看護サービスのあり方について次の5点を明らかにした[1]。

1) 特別養護老人ホームは，生活の場であるという位置づけを再確認し，そこでの看護活動は入所者の生活ニーズを優先した視点を基本とすべきであること。
2) 特別養護老人ホームの看護の特徴は，日常生活を通じた健康管理であり，高齢者では疾患の予防や早期発見が重度化の予防につながること，そのためには多職種，特に入所者と直接の接点が多い介護職員との連携が重要であること。
3) 看護の具体的なアプローチとして，入所者の尊厳を保持し個別性を尊重した，個人に対するアプローチが重要であるとともに，重度の高齢者が集団で生活する場であるため，生活環境に対するアプローチも求められること。
4) いずれのアプローチにおいても，介護職員との連携は重要であり，個別のアプローチについてはケアプランを基本的な指針とし，看護職員と介護職員の配置やシフトの工夫，記録の一元化やシステムの構築による情報共有の工夫が必要であること。
5) 医療機関ではなく，施設で看取りを行ってほしいという入所者や家族

の要望に応える中で,特別養護老人ホームにおける看取りのあり方としては,日常生活の延長としての看取りが望ましいと考えられること。

看護職よ,死を大らかに語れ

　日本は先進国で最も国民が死なない国であり,死亡率(人口千人あたりの死者数)は,2005年で8.5であったがそれももはやこれまでと朝日新聞(2006年11月19日)は報じている。それによると,1982年の6.0を底にじわじわと上昇中であり,国連の推計では2050年には終戦直後と同じ14前後になり,ドイツと並ぶ高死亡率国となる。大量死時代が到来するのは,高齢者の割合がどんどん増えるからであり,現在でも死亡者の半分は80歳以上が占める。だが,時代は進んでも人は死に方を選べない。死因はがん,心臓病,脳血管疾患が圧倒的に多く全体の6割を占め,天寿をまっとうしたと言える老衰は2%であるという。おもしろいことに,全国一高齢化が進む島根県は老衰による死亡率が2位(2003年)であったのに対し,高齢化率が3位の高知県は22位であったという。高知県は病院が多いので,医療的介入による病死が増えるのであろうと私は推測した。

　いずれにしても,2038年には死亡する人の数が170万人に達するという人口推計があり,もはや個人の死は国家的な政策課題となっている。20世紀は,医学の進歩により病気を治すための医療が発展し,「スパゲティ症候群」なるものも出現した。しかし,21世紀は人々が再び「人は死ぬものである」ことを思い起こし,いかに安らかに美しく終わるか,どこで終えるかを考え選択する時代であると思う。

　そこで,点滴により水ぶくれになり,ドレーンにより感染や出血をきたす,とことんやる医療が必ずしもすばらしいことではないことを知っている看護職が,美しく終えるためのあり方をもっと人々に語り告ぐべきであるというのが,冒頭の質問への私の答えである。日常生活の延長としての看取りを行う特別養護老人ホームなどでは,死をタブーとして扱うのではなく大らかに語れるのがよい。

---

1) 伊藤雅治,井部俊子監修:特別養護老人ホーム看護実践ハンドブック —— 尊厳ある生活を支えるために,231頁,中央法規,2006.

25

最期の場所の選択

　2007年を迎え，団塊の世代たちはまたひとつ「高齢者」のカテゴリーに近づいた。私の願望であった「美人薄命」はもう完全に通用しなくなった。我々の世代は多産時代から多死時代に入ろうとしている。

高齢者の「住まい」問題

　先日の厚生労働省老健局「介護施設等の在り方に関する委員会」（委員長＝東京大学名誉教授・大森彌，筆者も委員のひとり）では，わが国における高齢者の住まい等の状況について35枚の資料を用いた審議が行われた。内訳は，〈高齢化関係資料〉が5枚，〈住まい関係資料〉が18枚，〈療養病床関係資料〉が8枚，〈介護施設の現状関係資料〉が4枚であった。

　それによると，わが国の総人口は2004年にピークを迎えその後減少していくが，20-64歳人口は1999年から減少が始まっており，2030年には54.9％となる。一方，高齢者人口は増加を続け，2005年に20.1％である高齢化率は2030年には29.6％に達すると予測される。しかも高齢者人口は今後20年間，首都圏を始めとする都市部を中心に増加し，高齢者への介護サービス量の増加が見込まれるとともに，高齢者の「住まい」の問題への対応が不可欠となる。高齢化の進展に伴い，高齢者世帯が増加しているが，特に単身世帯と夫婦のみの世帯の増加が著しい。高齢者の一人暮らし世帯の数は，2025年には2005年の1.7倍になり，高齢者人口に占める割合は19.6％に達する。

　各国の全高齢者における介護施設・高齢者住宅等の定員数の割合をみると，スウェーデン（2005）は6.5％，デンマーク（2006）は10.7％，英国（2001）は11.7％，米国（2000）は6.2％であるが，日本は（医療療養病床を除くと）4.4％と少ない。

最期の療養として望む場所

　私が最も関心をもったデータは，「最期の療養の場所の希望（本人）」（図）であった。ここでは，一般の人々と医療職とに分けて希望が調査さ

れている。それによると、自身が高齢となり、脳血管障害や認知症等によって日常生活が困難となり、さらに治る見込みのない疾病に侵されたと診断された場合に最期まで療養したい場所として、「一般」は22.7％が自宅、38.2％が病院、24.8％が老人ホームを選んでいる。ところが「医師」は、48.9％が自宅、25.5％が病院、10％が介護施設と回答している。では「看護職員」はどうか。41.2％が自宅、29.4％が病院、17.7％が介護施設を選択している。医師、看護職員とも、「一般」の回答と比較して「病院」よりも「自宅」の割合が高いことが明らかである。一方、「介護施設職員」は、38.0％が自宅、20.9％が病院、27.9％が介護施設を選んでおり、介護施設の割合が「一般」よりも高いことが特筆すべき点である。

　医師や看護職員が、病院での最期を選択する割合が低いことは、病院や医療の現実を批判的にみており、「病院幻想」を持たないからではないか。一方、介護施設職員は、介護施設を肯定的にみていると考えられるのではないかと、私は委員会で発言した。医療者が病院でのサービスを肯定的にみていないことは問題だという意見や、「自宅」で最期を迎えることを希望するのは、圧倒的に男性ではないかといった意見があり興味深かった。さて読者はどう解釈されるであろうか。

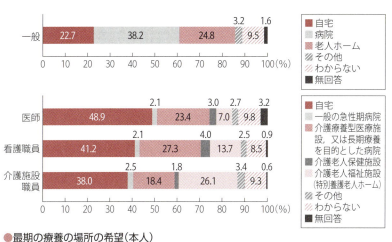

● 最期の療養の場所の希望（本人）
厚労省「終末期医療に関する調査等検討会報告書」（2004年）より

「疲れたから辞める」をなくそう

　日本における看護職の勤務体制は，これまで三交代制が主流であった。それは，1947年に労働者保護を目的として制定された「労働基準法」において，労働者の就労時間を「1日8時間，週48時間まで」と規定したことから，完全看護承認制度(1958年に基準看護制度に改正)において，「看護の勤務形態はなるべく三交代制であること」と明記したことに関係する。

　その後，看護体制の見直しが行われた。1992年の診療報酬改定において，基準看護承認要件に「二交代制も差し支えない」の一項が加えられてから，病院における看護職の二交代制導入率は急速に上昇し，1999年には一般病棟の49.2％において実施され，三交代制の48.6％を上回るに至った。

二交代制勤務のメリット

　病院に勤務する看護師は24時間看護を提供するための体制を整えておかなければならず，臨床看護師に夜勤は不可欠であるという認識は，当事者のみならず一般にも知られていることである。病棟師長が毎月作成する勤務表は看護師たちにとってもっとも関心の高いペーパーであり，これによって1か月の生活が規定される。いわば勤務表に運命がかかっているのである。

　勤務表にはいろいろな記号が用いられるが，基本の形式は，縦軸に当該病棟に勤務する看護職員の名前(この順番をどう並べるかで物議をかもすこともある)と，横軸に日付と曜日が入る。図に雑誌に紹介された日本大学医学部附属病院内科病棟の勤務表[1]を示した。説明によると，三交代制勤務は，日勤(8:00-16:00)，準夜勤(16:00-23:30)，深夜勤(23:30-8:00)，休日とめまぐるしく変化し，生活リズムと身体のリズムが一致しないため，慢性的疲労につながりやすい。一方，二交代制勤務では，週1回の夜勤を組み入れても日勤3日間ののち夜勤に入るが，勤務間隔が24時間あるため，睡眠時間が多く取れることや，夜勤前日の夜をゆったりとした気持ちで過ごすなど，ストレスの解消に役立てるこ

看護婦	①日	2月	3火	4水	5木	6金	7土	⑧日	9月	10火	11水	12木	13金	⑭土	⑮日	16月	17火	18水	19木	20金	21土	㉒日	23月	24火	25水	26木	27金	㉘土	㉙日	30月	31火	集計 D	集計 E
a	D	E	╳	╱	D	E	╳	╱	D	E	╳	╱	D	E	╳	╱	╳	╳	╳	╳	╱	D	E	╳	╱	D	E	╳	年			5	5
b	╳	D	E	╳	╱	╳	╳	╳	D	E	╳	╱	╳	╳	╳	D	E	╳	╱	╳	╳	╳	╳	D	E	D	E	╳	╱			5	5
c	╳	╳	D	E	D	E	╳	╳	╳	╳	╳	╳	D	E	╳	╳	╳	╳	D	E	D	E	╳	年								5	5
d	╳	╳	╳	╳	D	E	D	E	╳	年		╳	╳	╳	╳	D	E	╳	╳	╳	╳	╳	╳	╳	╳	D	E	D				5	4
e	╳	╳	╳	╳	D	E	╳	╳	╳	D	E	╳	╳	╳	╳	╳	╳	╳	D	E	D	E	╳									4	4
f	D	D	╳	E	E	╳	╳	╳	╳	D	D	╳	E	E	╳	╳	╳	╳	╳	╳	╳	年					╳	D	E	╳		5	5
g	D	╳	╳	E	╳	╳	D	E	╳	╳	╳	╳	╳	╳	╳	╳	╳	╳	╳	╳	╳	╳	╳	╳	╳	D	D	╳	E	╳		5	5
h	╳	╳	╳	D	D	╳	E	E	╳	╳	╳	╳	D	D	╳	╳	╳	╳	╳	╳	╳	D	╳	E	E	╳						5	4
i	╳	E	E	D	D	╳	╳	╳	年				╳	╳	╳	╳	E	E	D	D	╳	╳	╳	╳	╳	╳	╳	╳	D			5	4
j	E	╳	╳	╳	╳	E	E	╳	D	D	╳	╳	╳	╳	╳	╳	D	D	╳	E	E	╳	年									4	5

□：日勤　D：準夜　E：深夜　╱：週休　╳：振休　囲：年休

● 二交替（上）と三交替（下）の休日の組みかたの違い（文献1）より）

とができるとしている。私自身も深夜勤に行く前の午後 11 時頃は寝不足と緊張感のため，ボーイフレンドにやつあたりしていたことを思い出す。

勤務帯が"選択肢"のフランス

フランスのナースは夜勤に関するインタビューで次のように答えている（M. ブーロンニュ・ガルサン他：ケアの組織を比較する，北樹出版，88-89，2006 年．）。

「看護学校を卒業して，看護師の資格を取得した後は，ずっと日勤のポストで C 病院で 1 年間勤務してから，M 病院にもどって 10 年間勤務しています。（中略）昼間の勤務を選ぶというのは家族の事情という理由によるのです。私が（看護助手として＊筆者註）夜勤をしていたとき，私は看護師と結婚しましたが，まだ子供はいませんでした。看護師の資格を取得してから，子供ができたので日勤のポストについたのです」

「（前略）実際，10 年前，一度，自由開業をやろうとしました。現在は自由開業にはまったく興味がありません。（中略）病院勤務の場合，その日の勤務を終えたら，日勤の場合，午後 3 時半ですが，それで仕事はきっぱりと終わりです。つまり，自由開業とは違い，夕方，夜は自分の時間になるのです」

他のナースはこのように語っている（79 頁）。「現在，ポストについている看護師長たちは，ほとんど全員，若い人たちです。そこで，彼女たちは退職まで長くとどまることになります。ですから，これからカート

ルの学校を卒業しても，準夜勤か夜勤のポストにしかつけないのです。日勤のポストはないのです。閉塞状態ですよね。私は，今の日勤のポストを失いたくはありません。（後略）」

　これらの記述にみられるように，フランスでは，どの病院で何をするかを決めるとともに，勤務帯もひとつの選択肢となっていることがわかる。

　どうやら，1人の看護師が1週間の間に，日勤と夜勤をくり返すという勤務形態はわが国独特のものであり，労働科学の研究などからみても「疲労」を蓄積する根源になっている。病院看護師が20代後半になると「疲れて辞める」のは，シフトローテーションによるところが大きい。今や，看護管理者は日勤と夜勤の完全分離制（総合大雄会病院）[2]の導入を決断すべきである。

---

1) 東克子，水野とよ子：有効な交替勤務のありかた，看護実践の科学，22(9)，41-45頁，1997年．
2) 山崎慶子・他編：シフトワーク・マニュアル，日本看護協会出版会，1996年．

古くて新しい「患者中心」

「夜，目がさめてもそばに誰もいない，冷たい空間が広がる病室，どうして愛する人がいないの」と，近代的な病院の一室でアンジェリカ・シェリオットは思った。そして次に入院する時は，ケースとして扱う病院ではなく人間として対応してくれるアルゼンチンに帰りたいと彼女は思ったのです ――。「医療の質に関する研究会」講演で講師はこう語り始めた。

「最新で最良の医療技術と，真に癒しの環境のもとで，考えられる最良の医療をもたらす理想の病院」を世界中の医療組織で実現したいと考えていると，アメリカで「患者中心の病院」を築いてきたNPOプラタナス病院グループの会長スーザン・フランプトンさんが説明した。アメリカ，カナダ，ヨーロッパにある120以上のプラタナスグループの病院が，患者中心主義の医療を実現するための実験の場となっているという。

患者の視点で病院をつくるプラタナスグループ

プラタナスモデルの要素は，人間的なかかわりであり，ケア，親切，敬意を払うことである。これらの実現には患者に聴く，患者の目で病院をみることが大切であるとしたうえで，ベストプラクティスとしての実例を紹介した。

病院の玄関は第一印象として，歓迎されていること，快適であり癒しを感じさせる要素が求められる。入口では音楽と，挨拶をするボランティアがいて道案内をする。明確な標識(サイン)があり，きれいな待合室と受付があること。そこには，例えば，飲みものやスナックが用意され，呼び出しボタンがあり，インターネットにアクセスでき，無料マッサージが受けられ，CDとヘッドフォンがあり，コミュニケーション係がいて，具合の悪い人を看てくれる人がおり，ハッピーな職員がいることで患者がハッピーになる。物理的な労働空間は，組織のボディランゲージであるという。

次は，スタッフを支援する空間である。スタッフラウンジが整備さ

れ，食堂があり，窓があって外気に触れ，自然を感じることができる。空間設計に職員が参加することが大切という。

　三つめは，職員の健康とウェルネスの支援である。職員のフィットネスセンターやマッサージ室，瞑想室がある。職員が利用できる保育室，老人のデイケア，長時間オープンしているカフェテリア，いろんなことに応えてくれるコンシェルジュがいる。

　家族は24時間いつでも見舞いに訪れることができ，しかも病院が歓迎していると感じること。スタッフは，患者をもっともよくわかっているのは自分たちだといままで思っていたので，当初は家族の訪問に困惑したが，誰かが病室にいることは安全確保にもなることがわかったという。もちろん，院内に家族用のラウンジと宿泊施設といったスペースの確保が求められる。

本当の「患者中心」の実現

　食事と栄養の問題への配慮も大切である。入院は患者の栄養状態を低下させることが知られている。患者の好みを聞き，注文を受けつける。ホテルのように，処方によるワインやビール，長時間オープンしているカフェテリア，無料の飲みものとスナック，家族の食事，エスニックメニュー，そしてアロマセラピーや鍼灸，太極拳，ヨガ，動物療法などの代替療法の措置など，患者が選択できることが大切という。

　また，医師・看護師と患者との間の障害をとり除くことが大切である。医師は立って話すのではなく，ストールに腰かけてアイコンタクトをとること。ナースステーションは分散配置して，ナースがいつも患者から見える所にいるようにすると患者は安心しナースコールは減るという。

　患者のプライバシーの保護のために，事務手続きなどの周辺は声が漏れないようにしきりを作り，他の人のカルテが見えないようにすることも必要である。

　「家族の参加，患者用図書室がある，自分のカルテを見ることができる，といった要素は，今ではJoint Commissionの評価項目に加えられています」と講師は述べた。「こうしたことは大してお金はかからないのです。フォーカスグループを作って患者の意見を聴くとよいでしょ

う」とつけ加えた。

　静かにゆっくりと，しかも自信に満ちた講師の語りの中に，頻回に「患者中心」という耳慣れた言葉が出てきた。しかし，今日の「患者中心」は私にはいつもと違って聞こえた。今までいかに「患者中心」を医療者中心に考えていたかという反省，本当の「患者中心」をわかっていたのに実行しなかった看護職としての怠慢，強い意志があればできる「患者中心」というしくみ，「患者中心」という理念と女性的な感性とパワーとの関連など，いくつもの思いが私の中をかけめぐった。今や本当の「患者中心」の価値を実行する時がきたのである。

文体の魅力

システム思考の"思慮深い"適用

　このところ，出勤前の"冴えた"時間に居住まいを正して読んでいる本がある。医療の安全を研究する二人の医師が書いたノンフィクション『新たな疫病「医療過誤」』(R・ワクター，K・ショジャニア著，福井次矢監訳，原田裕子訳，朝日新聞社，2007年)である。

　著者たちは，「ほとんどの医療過誤は機能不全に陥ったシステムの中で働く善良な人間が起こしてしまうものだ」ということを主張し，「システム思考の"思慮深い"適用によって，ほとんどの医療過誤が防止できることを伝えるのが本書の意図である」としている。そのために，「病院の内幕を披露し，医療過誤を当事者がどのように受け止めているかを読者に知ってほしい」という。原題の「internal bleeding」が，新たな疫病として医療過誤を位置づけるとした日本語のタイトルもあいまって，読者を刺激する。

　本書にはもうひとつの魅力がある。訳者の表現力の高さも反映して，登場する患者がひとりの人間としてナラティブに描かれる点である。医療界が一般に用いる「症例」報告は，性別，年令，病名といった属性くらいで，病状が語られ治療法にいき転帰となる。

　しかし，本書のアプローチはこのように始まる。「ジョアン・モリスは眠っていた。高校を卒業してから76歳になるまでずっと，堅実そのものの人生を歩んできた女性である。昨日受けた医療措置のせいでひどい疲労感があり，早く家に帰りたいと思っていた」。

　ジョアン・モリスは脳動脈瘤のためコイル塞栓術を受けた患者であった。処置は順調に終わり，ジョアンはもう一つの動脈瘤を一か月後に手術をすると医師に説明されていた。退院の朝は，「患者は目を覚まし，病院食名物の冷めた卵料理とぐんにゃりしたトーストで朝食をすます」。病室の戸口から身体を半分だけ入れた医師から退院後の指示を聞いたあと，昼までに病院を出て家に帰ろうと考えていた。退院の前夜，ジョアンは明日しなければならないことをリストアップした。「近所の人に預

けてあった猫を引き取り，花や植木に水をやり，10を超える電話をかける。心配してくれた友人たちに手術が成功し，予後もよいことを知らせるのだ」と。

　結局，この「モリス夫人」は，「17にのぼるミス」の結果，「ジェーン・モリソン」と間違えられて，不整脈治療のための電気生理学的検査（EPS）を受けることになったのである。

NBMとEBMのコラボレーション

　本書の内容は学術的なものでありながら，他のほとんどの章の冒頭でも，印象的なエピソードが巧みな文体で綴られている。

*

　「サンドラ・ゲラーは実年齢の68歳よりはるかに若く見えた。身なりに気を配り，アンティックのブローチをつけるのが大好きで，ノーメイクでは外出したことがなかった。毎週水曜日に美容院へ行って，夜はカールがくずれないようにヘアネットをかぶって寝た。しかし，ICUで二週間を過ごした彼女の髪は，べったりと頭皮に貼り付いている。生命維持のチューブやワイヤが，色褪せた病棟寝衣を飾る，今の彼女のアクセサリーだった」。

　サンドラは心臓バイパス手術後，人工呼吸器による肺感染症，さらに急性腎不全による透析を受け，快復の道のりにさしかかっていた。一般病棟へ移そうと考えられていた矢先，痙攣性の激しい発作を起こした。サンドラの血糖値は測定不可能なほど低下していた。彼女は昏睡状態に陥り，二度と目覚めなかった。二週間後，彼女のリビング・ウィルにしたがって人工呼吸器が外され，サンドラは亡くなった。

　死因は，インシュリンとヘパリンの誤薬によるものであった。

*

　「アニー・ジャクソンは，"いかにも頼りになりそうなおばあちゃん"といったタイプのアフリカ系アメリカ女性で，ハスキーなアルトの声は教会聖歌隊の羨望の的だった。いくつもの病気を抱えていたが，上手に対処してそこそこの体調を保っていた。薬で軽度の糖尿病や高血圧，コレ

ステロール値の上昇をコントロールしてきた。喫煙を止め，定期的に医師の診察を受け，毎週何日かは緑陰豊かな家の近所をせっせと散策した」。

アニーは，「胸の奥深くの不快感」で救急外来を受診したあと家に帰され，「けばだった浴室マットの上で身体を丸めるようにして亡くなっている」のが発見された。

＊

カナダ人の女性は空港で何としても金属探知機のゲートを通過することができなかった。金属探知機がピーピーなる原因は，結局，何か月も前の手術の時に，外科医たちがうっかり彼女のおなかに置き忘れた開創鉤であった。

＊

本書は，Narrative-based Medicine(NBM)と Evidence-based Medicine(EBM)の見事なコラボレーションを実現した秀作である。この続編は，看護職が書かねばなるまい。

奇妙なカップル

今月は"居住まいを正して読んでいる本"(R.ワクター，K.ショジャニア著，福井次矢監訳，原田裕子訳，新たな疫病「医療過誤」，朝日新聞社，2007年)の第12章「思い上がりとチームワーク」を紹介したい。

この章は，医師―看護師関係が実に巧みに描写される。その関係は権威的でけしからんというよりも，無邪気でこっけいでもある。書き出しはこのように始まる。

「コード・ブルー，426号室！ 緊急に人工呼吸の用意，426号室！」
潜水艦が急潜水する時のように，病院中の拡声器が喚き出した。警笛が鳴り響き，いつ船体を破裂させてしまうかわからない水圧がないだけで，あとは潜水艦の中の様子にそっくりだ。これは演習ではなく，実戦なのだ。

コード・チームが現場に集合した。強盗犯人を現場で押さえようとしている警官のように，彼らはそれぞれの持ち場に着きながら必要な情報を収集した。準夜勤のまだ若い看護師，ジェーン・ハイアットが，自分の患者が灰色に見えるほど青ざめ，息をせず，脈も触れないことに気が付いたのだった。

再びのコード・ブルー

426号室で開始された心停止に対する応急措置(この訳は，"処置"の方がよい)はこのように記述される。

*

医師の一人が太いカテーテルを患者の腕に差し込み，静脈注射の血管を確保した。エピネフリン，重炭酸塩，アミオダロン，アトロピンといった強力な，救命用の薬の容器が，陽気なディナー・パーティで客の手から手へと回されるチーズ・スナックのように患者の胸の上を行き交う。これまで一度もチームとして一緒に働いた経験のない医師と看護師が，指示を怒鳴り，声高に質問する。〈中略〉

野次馬が戸口に集まり始めた。その中には医療スタッフもいて，手伝

えることはないかと顔を見せたのだった。他は単なる好奇心から覗きに来た者で，交通事故で怪我をし，首にカラーを巻いた他の病室の入院患者もいる。また声が上がった，騒ぎを抑えるようにチームリーダが怒鳴ったのだ。

「ここに用のない者は，出てってくれ！」

＊

ここから先の物語を要約するとこうなる。コード・ブルーでやってきた「うぬぼれと紙一重」の自信家であるリーゲル医師は，当該患者のカルテをめくって「DNR」（心肺蘇生術施行禁止）であることを知り，コード・チームはすべての作業を中断して「静かに部屋から出て行った」のである。レジデントの一人が事故報告書を書くつもりでいた。「すっかり気落ちしてしまった」ハイアット看護師が 426 号室の片づけをしていて，リーゲル医師が残していったカルテをみて別の患者のものであることに気づいた。再び「コード・ブルー，426 号室」が拡声器から流れ，「義務感から，コード・チームは急いで 426 号室に戻り，中断したところから処置を再開した」が患者はもう処置に反応しなかった。リーゲル医師はこの一団の中にはいなかった。

安全を守るためにはどんな声も無視されてはならない

この事件は，"そんなはずはない"と思っているハイアット看護師が「発言しなければならない時にためらって，何も言わなかったことが，こんな事態を引き起こしたのだ」と指摘し，医療提供者の「階層社会」を論考している。

「医師と看護師は"奇妙なカップル"の元祖であり，まるで別の世界に住んでいるように見えることさえある」とし，「きわめて緊密に一緒に仕事をしてきたグループ同士にしては驚くほど相互理解がなされていないし，互いの役割を評価しようともしていない」という。その相互無理解の状況をこのように記述している。「医師はまだ看護師を事務員や家政婦に毛のはえた程度のもので，おまるをきれいにしたり，薬を飲ませたりといった仕事を言われたとおりにやればよい，優しいだけが肝心の，頭のよさなど必要ない職業だと思っている。一方，看護師は医師

を，生まれつき"目下の者"とうまくやってゆくことが苦手な，野心的で鼻息の荒いアホばかりだと見ている。そして"目下の者"こそ，実際に病人を"ケア"して実務をこなしている者たちなのである」と。

　大変，痛快な「医師―看護師関係」説である。第12章は，しかしながら，このようにしめくくられる。

　「医療で，協力し合う姿勢をもっと生み出して行かないといけないことは明らかである。すべての，どのレベルの医療提供者も自由に報告を行い，過ちから教訓を得，協調して行動し，問題に気付いたらまだ何とか解決できるうちにそのことを発言する雰囲気が生まれるとよい。〈中略〉特に医師は"艦長"ではなく，他分野にわたる専門家が集まったチームを統括する役割を担った者として，自分を見直さなくてはならない。そしてチーム内では，安全を守るために，どんな役割も，どんな声も無視されることはない」

　"奇妙なカップル"の変容を新しい教育に期待したい。

Fall（転倒・転落）防止プログラム

　一昔前は机の上にたまっている封書をあけて見る（読む）ことが日課であったが，今日ではパソコンをあけてメールを見ることが加わった．だからといって郵便物が減ったという気もしない．忙しい世の中である．

　メールはことの大小を問わずメッセージが発信された時間軸にそって並ぶ．まったく歓迎されない"出会い系"のメッセージが週明けには特に多く，それを"削除"することから始まる．そうしないと気持ちがわるい．

　5月の連休明けに届いたメールの中に，大学病院の医療の質・安全管理部で勤務する友人からのおみやげメールがあった．「ごぶさたです．ずっと疲労困憊状態のくせに，この連休をつかって，米国患者安全学会（ワシントンDC）に行ってきました．直行便往復だけでペンタゴン煎餅とかケネディ饅頭など買う余裕が全然ありませんでした．お土産として学会レジュメCDを昨日お送りいたしました．ご高覧いただければ幸いです」と，なかなか味のあるメールであった．まっ，私にとっては，ペンタゴン煎餅（五角形をしているのであろう）などよりずっと価値のあるものを送るということなのでよかった．

　学会レジュメCDを読もうと紙にしたら，出るわ出るわ，A4判で厚さ2.5cmほどの分量が排出された．学会レジュメがCDになっていることに感心するとともに，「New England Journal of Medicine」をはじめとした文献や，スライド原稿が整えられており，これぞ学会のみやげにふさわしいと思った次第である．

　彼の心遣いへのお返しに，実際に"看護のアジェンダ"である「Fall Prevention and Risk Management」を紹介したい．

転倒・転落の根本原因を明らかにする

　Fallとは，身体損傷を引き起こしたか起こさなかったかにかかわらず，体位が突然，予期せず下方に，もしくは物にぶつかったりして変化することであると定義している．日本語では「転倒・転落」ということになろう．米国では，転倒・転落によって高齢者は毎時間に1人死亡し

ているという。50-75％が病室内で発生し，排泄のためトイレ(浴室)に行こうとして起こる。

年齢だけが転倒・転落の独立したリスク要因ではないと，Hendrich II Fall Risk Model は述べている(このモデルが転倒・転落のアセスメントツールとして紹介される)。転倒・転落の前歴を注意深く調査し，根本原因(root cause)を明らかにすべきであるという。一患者の転倒・転落は，看護や組織に対して(1)ケアの質の低下をきたし，(2)期待に反した結果をもたらし，(3)患者に"転倒恐怖症"をうえつけ，(4)ケア提供者に罪悪感を生じさせ，(5)入院期間が延長し，(6)訴訟となるなどの影響をもたらす。

Hendrich II Fall Risk Model

患者の転倒・転落は，JCAHO(医療施設評価合同委員会)の「患者安全ゴール 2005」や，ANA(アメリカ看護師協会)の「マグネット認証評価プログラム」にも規定されている。

前述の Hendrich II Fall Risk Model は，看護のためのエビデンスにもとづいた転倒・転落アセスメントツールとして，Ann Hendrich(MSN, RN)が開発し妥当性が検討されている尺度である。この特徴は，リスク要因と介入方法が対応していることである。研究にもとづいた 8 つのリスク要因とは，(1)混迷と見当識障害，(2)抑うつ，(3)排泄様式の変化，(4)めまい，(5)男性，(6)抗てんかん薬の服用，(7)ベンゾジアゼピン剤の服用，(8)椅子からの立ち上がりである。

AHI(Ann Hendrich Inc.)の転倒・転落防止プログラムでは，まず「ベッドからの転落」を防止するために，排泄，物をとる，サイドレールによじのぼる，ベッドからの転落などに分けて介入策を示す。次は，「移動」時の転倒・転落防止である。ここでは，椅子からベッド(もしくはベッドから椅子)への移動，ベッドから車椅子への移動，車椅子から処置台への移動について介入策を示す。さらに，「座位」ではベッドもしくは椅子からのすべり落ち，不安定な体位を挙げ，「離床」時では，環境整備，歩調，排泄について対応のポイントを示している。

転倒・転落に関して収集すべきデータは，発生時刻，発生場所(病棟，病室)，転倒・転落の位置，転倒・転落時の活動内容，看護記録，患者

の損傷などのアウトカムである。

　急性期病院では，転倒・転落は医療の過失として医師や看護師が訴えられる最も大きな要因となっているとし，リスクを防止するためには，(1)リスクアセスメントを行い，(2)対応策を実施し，(3)対応策を評価し，(4)上記について記録をとるという手順を継続することであると説明している。詳細はAHIのウェブサイトに尋ねることができる。

　ふらりとやってきた一枚の学会レジュメCDで，米国患者安全学会の産物の一端を学ぶことができた。

拝啓　朝ズバッ！みのもんた様

　日曜日を除く毎朝5時台から，キャスターとして心身を整えてカメラの前に立つ，そのことに敬意を表しています。その日のニュースの最初に，みのさんが何をとりあげるのか，どんな口調で語るのかを見て，次に一般紙とスポーツ紙の一面記事の紹介を聴いてチャンネルを変えるのが，私の朝の通常コースです。

　6月中旬に頻回にとりあげられた「コムスン」はもうまったく触れられなくなり，6月下旬のニュースは，年金問題とミートホープ社が中心となっていますね。

　少しさかのぼって，私は6月11日と12日の朝のコムスン問題，正確に言うと介護サービス事業に関するみのさんの認識のありようについて意見を述べたいと思います。相手は"みのさん"としていますが，"マスコミ"と置きかえてもよいと思います。

　6月11日朝，グッドウィルグループの折口会長が「朝ズバッ！」に生出演しました。その際みのさんは声をはりあげて，「もうけてはいかん」「お客さまなどと言うのはけしからん」というようなことを何度か言いました。

　その翌日，火曜日のコメンテーターとして出演している浅野史郎さんが，「みのさん，もうけてはいけないということはないのです。株式会社を入れることを2000年に決めているのですから」「チェック機能は大切です」「お客さまの選択なのです」などとコメントされました。

　ここで，二つのことが論点として浮上します。まず，介護サービス事業はもうけてはいけないのかということです(この場合，「もうける」とはどういうことを指しているのかがはっきりしていませんが，事業として存続していくには一定の収益が必要であることは明白です)。二つ目は，介護サービスの利用者は「お客さま」ではないのかということです(介護をサービスという財と考えると，クライエント"顧客"という視点が出てくるものと考えます)。介護サービス事業がビジネスとして成立しなければ，介護保険制度が持続可能な制度にならないと考えます。

私が，折口会長のか細い応答の中で，みのさんに注目してほしかったことがあります。彼は，おむつ交換の際に陰部洗浄と記載したり，ヘルパーが送迎の際，病院の玄関先で迎える人がいないため外来診療科まで高齢者を送り届けたりすると不正請求だと指摘されると言いました。私は折口会長が，具体的なサービスメニューに言及したことと，「陰部洗浄」という用語を使ったことが大変印象的でした。自分でトイレに行けない方や寝たきりの方がおむつを使用し，おむつを換える時に，おしもをきれいに洗うことを看護職や介護職は手際よく行い，わがことのようにさっぱりした気持ちになるのです。しかし，みのさんはこれらのことにまったく関心を払うことなく折口会長を糾弾していました。介護サービスを具体的に知っていただくチャンスを逃してしまったと，私は残念に思いました。

　「送迎」に関する費用は，「指定居宅サービスに要する費用の額の算定に関する基準(訪問通所サービス及び居宅療養管理指導に係る部分)及び指定居宅介護支援に要する費用の額の算定に関する基準の制定に伴う実施上の留意事項について」(平成12年老企第36号)という長い標題の規則に定められています(私も知らなかったので調べました)。これから引用する箇所は「2. 訪問介護費」の「(6)通院等のための乗車又は降車の介助の単位を算定する場合」の，「(5)サービス行為について」以下(6)，(7)を含みます。

(5)　サービス行為について，「自らの運転する車両への乗車又は降車の介助」，「乗車前若しくは降車後の屋内外における移動等の介助」及び「通院先若しくは外出先での受診等の手続き，移動等の介助」とは，それぞれ具体的に介助する行為を要することとする。例えば，利用者の日常生活動作能力などの向上のために，移動時，転倒しないように側について歩き，介護は必要時だけで，事故がないように常に見守る場合は算定対象となるが，乗降時に車両内から見守るのみでは算定対象とならない。

　また，「自らの運転する車両への乗車又は降車の介助」に加えて，「乗車前若しくは降車後の屋内外における移動等の介助」を行うか，又は，「通院先若しくは外出先での受診等の手続き，移動等の介助」を行う場合に算定対象となるものであり，これらの移動等の介助又は受診等の手続きを行わない場合には算定対象とならない。

(6) 「通院等のための乗車又は降車の介助」は，「自らの運転する車両への乗車又は降車の介助」，「乗車前若しくは降車後の屋内外における移動等の介助」及び「通院先若しくは外出先での受診等の手続き，移動等の介助」を一連のサービス行為として含むものであり，それぞれの行為によって細かく区分し，「通院等のための乗車又は降車の介助」又は「身体介護中心型」として算定できない。例えば，通院等に伴いこれに関連して行われる，居室内での「声かけ・説明」・「目的地（通院等）に行くための準備」や通院先での「院内の移動等の介助」は，「通院等のための乗車又は降車の介助」に含まれるものであり，別に「身体介護中心型」として算定できない。

なお，一人の利用者に対して複数の訪問介護員等が交代して「通院等のための乗車又は降車の介助」を行った場合も，1回の「通院等のための乗車又は降車の介助」として算定し，訪問介護員等ごとに細かく区分して算定できない。

(7) 「通院等のための乗車又は降車の介助」の単位を算定するに当たっては，適切なアセスメントを通じて，生活全般の解決すべき課題に対応した様々なサービス内容の1つとして，総合的な援助の一環としてあらかじめ居宅サービス計画に位置付けられている必要があり，居宅サービス計画において，

 ア　通院等に必要であることその他車両への乗降が必要な理由
 イ　利用者の心身の状況から乗降時の介助行為を要すると判断した旨
 ウ　総合的な援助の一環として，解決すべき議題に応じた他の援助と均衡していることを明確に記載する必要がある。

ちなみに，コムスンの 2007 年 6 月期の中間事業報告によると，売上高 407 億 41 百万円，営業損失が 12 億 26 百万円となっています。

だからといって，コムスンの不正を正当化するものではないことを申し添えます。

「朝ズバッ！」とみのさんの活躍を期待しています。

麻原教授の憂うつ

　地域看護学の麻原きよみ教授はこのところ憂うつそうであった。保健師教育の改革の必要性を強く感じているが，なかなか周囲の理解を得られない。「周囲」とは，大学の同僚から実習先の機関，国の制度まで範囲は広い。さらに，そういった周囲に理解してもらうための説明にも困難を感じていた。

保健師の現在

　そこで，私は麻原教授の憂うつの本質を解明するために取材をすることにした。彼女は熱く語った。

　「保健師の役割のひとつには，国の施策を具体化することがあり，そうした事業を行ってきました。最近では，介護予防事業や精神障害者の自立および地域生活支援，また医療制度構造改革に伴う特定健診・保健指導の着手などがそうです。国の施策が法律を伴って現場におりてくる。それに追われていて，地域の実情に見合った独自の視点をもり込んだ保健事業を策定するなどといったことが少なくなりました。それに，精神，母子，障害者などに関連した業務別に保健師が配置されているため，地域の健康課題が全体的に見えづらくなっているのです。人口が2000人から3000人という小規模自治体では保健師の配置が1人のみのこともあり，新人保健師は現任教育を十分にされないまま現場で仕事を開始することになり，上司が事務局職員となる場合もあるのです」

　「保健師は，個人，家族から集団，地域へと視点を変え，コミュニティの診断を必要とします。そのために，疫学や社会学的方法論を修得する必要があり，地域文化や環境のアセスメントなどにも精通しなければなりません。さまざまなデータから生活実態を読み解き，影響要因を探りながら事業を企画し実施する。さらに，実施した事業を評価するための手法の開発も同時にしていなければなりません」

　具体的に成功例をあげて説明してほしいという私の要請に応えて，O町のH保健師の活動が語られた。

　「H保健師は日頃の活動から，精神障害者がどこにも行き場のないこ

とがわかりました。そうした障害者が地域に何人もいることがわかったのです。近隣の人々は，精神障害者のことを怖いと思い，漠然とした不安を持っていました。そこで，H保健師はまず精神障害者の家族会をつくることから始めました。保健所などの関連機関と住民が連携して，精神障害者が通所し作業を行って収入を得ることのできる作業所をつくりました。その過程でH保健師は，精神障害者が入院するといくらかかるか，作業所によっていくらの経済効果があるかを試算して町の行政を説得しました。作業所ができてから，近隣住民は精神障害者への理解を深め，気遣うようになりました。精神障害者の作業所は"地域の社会資源"であり，社会資源をつくることで精神障害者の生活の質とその維持を担保することができたのです。オンデマンドの制度や施策が，生活の質の保証につながっていくのです」

大先輩の業績に学ぶ

　麻原教授が私に推薦してくれた『無名の語り』（宮本ふみ著，医学書院，2006年）には，ひとりのすぐれた保健師の活動が12の物語として収められている。「相も変わらぬ事業実施要綱に沿った予算消化に流れてしまう。多忙さに取り紛れて，しだいに惰性への警戒心すら削がれてしまう」と言いながらも，保健師は「家庭内暴力に悩む父と母の実像」に迫り，「本当は自信のない，しかし，プライドだけは人一倍の傷つきやすい少年の心」を思い，父と母との関係性の中にある緊張を見抜き，「暴力は認めないと言い続けてください。自分たちだけで抑えられなければ警察を呼ぶことを躊躇してはいけませんよ」と言う。少年は「自らの破壊的な衝動をコントロールできないことに苦しんでいるはず」だから。この間，母親をピアグループに誘い，医療機関への受診へと導き，少年を治療につなぎ，親たち自身で問題に対処していけるようにした（第3話，24-40頁）。

　保健師が地域の健康問題を認識し事業創出につなげていくプロセスと方策をまとめた研究論文を読む機会も，私に与えられた。

　そして，麻原教授の憂うつはこのようにして晴れつつある。

　「保健師の学部教育の現状の中で教育を充実させるためには，選択制にするという考え方もあります。しかし，選択制にして実習単位を増や

しても実力のある保健師を育成するには限界があります。一方，選択制という学部教育の不完全性を是認することにもなるのです。したがって，保健師の学部教育における選択制を"選択しない"という道もあるのではないでしょうか。General 保健師を学部教育とし，Advanced 保健師を大学院教育で育成するという考え方に基づき，保健師教育を体系化し，育てた卒業生を世に輩出して評価を行うことを志向できます[1]」

「日本で初めて文部省認可の公衆衛生看護教育を行い，戦前から看護師 3 年，公衆衛生看護 1 年のカリキュラムで教育し，病院の公衆衛生看護部の活動が保健師活動のモデルとされた本学で，姑息的な，対処療法のような教育はできない」と考え始めている。その当時の教育に携っていた大先輩へのインタビューが，彼女の新たな発想の後押しとなった。

こうした温故知新が，彼女に新しい道を切り拓くきっかけを与えてくれたのである。

---

[1] 2009 年 7 月，保健師助産師看護師法及び看護師等の人材確保の促進に関する法律が改正となり，保健師・助産師の教育年限が「6 か月以上」から「1 年以上」に延長された。2011 年度からは看護系大学における保健師教育選択制が導入され，大学院での保健師教育が始まった。

33 巨大な訪問看護サービス事業

　1万2330人を雇用するニューヨーク訪問看護師サービス(Visiting Nurse Service of New York：VNSNY)を訪れたのは，およそ1週間の視察研修(リバティ・インターナショナル主催)の最後であった．今回は巨大な訪問看護サービス事業を紹介したい．

多職種から成る1万2千人のスタッフ

　VNSNYは，1893年にLillian D. Waldによって設立され，現在では米国最大の非営利ホームヘルスケア事業所となっている．VNSNYのサービスはニューヨーク市の5つの行政区とウェストチェスター，ナッソー郡をカバーし，1日平均約3万1000人の患者を対象とし，その範囲は新生児から高齢者まで及んでいる．利用者の5％は無保険者であるという．

　VNSNYの患者ケアは，術後のケアといった自立期から，依存，終末期のケアまでの連続体であると説明される．このことに対応して，サービスは，短期ケアから長期ケア，医療から非医療(支援)にわたり，連邦政府の認定したホームヘルス事業，長期ホームヘルスケア，ホスピスと緩和ケア，自費によるケア，HMOなどのヘルスプランによるVNSチョイスなどがある．

　VNSNYの雇用者の内訳をみてみよう．1万2330人のうち最大の集団は，ホームヘルスエイド(日本ならばヘルパーに相当するであろう)であり5777人(約47％)を占める．次いで，看護師(RN)が2505人(約20％)．そして，695人(約6％)のリハビリテーションスタッフ(PT・OT・STを含む)，594人(約5％)のソーシャル・ワーカー，その他のクリニシャン(約1％)(栄養士，医師，心理士などが含まれる)の構成となっている．医師においては，ホスピス医としての精神科医も少数雇用している．

　雇用者の合計が100％に満たないため，残りの21％について尋ねたところ，それらは事務職員であるが，夜間の訪問ナースを送迎する警備員や英語以外の言葉を用いる利用者のための通訳者なども含まれるとい

う。スペイン語，北京語・広東語，韓国語，フランス語，ロシア語など多様な言語に対応している。

看護師不足に対応しテクノロジーを駆使

　米国の 65 歳以上人口は 12.4％（2000 年）から 19.6％（2030 年）となり，実数では 2 倍に増加すると推計されている。ニューヨーク市の 65 歳以上の人口は，11.7％（2000 年）から 14.8％（2030 年）になると予測されており，実数では 93 万 7857 人から 135 万人となり 44％増となる。死因は，感染症や急性期疾患から慢性，退行性疾患に移行しており，個人や家族および社会資源の双方にとって，長期ケアの必要性や要求が高まっている。

　一方，米国では 2020 年までに 34 万人の看護師不足が見込まれている（だから，日本には外国人看護師は来ないだろうと考えている人もいる）。2006 年の調査では，2011 年から 2020 年までに看護師の半数以上が退職する意向を示している。看護専門職は進化し変容しており，現在では医師や医療チームにおけるコーディネーションが重要となっているため，コミュニケーション能力がますます求められる。また，連邦政府や州当局の法規制が多く，すべての活動に書類が必要となっている。可能な限り，仕事量と生産性をあげるためテクノロジーを駆使しなければならず，今や，看護師不足とテクノロジーは密接に関連している。

　VNSNY への依頼は，63％が病院，13％が医師，14％がナーシングホームからであり，VNSNY の出張所を病院内に設けて連携を強化している。年に 5000 人くらいの医師から依頼が来るが，その 9 割は年 5 件以下である。訪問の依頼が多い医師は，往診医，家庭医，整形外科医，血管外科医などである。最近はコングリゲイトケア（高齢者集合住宅におけるケア）が注目されている。

　訪問看護師は，退院後に訪問依頼を受けてから 24 時間以内に初回訪問をして，Physical examination を含む包括アセスメントをしてケアプランを立て，医師に報告して許可を受けることになっている。訪問看護師は 1 日平均 6.5 件の訪問をする。

　テクノロジーとの関係で注目されるのは，「Pen Tablet」と称される Quality Score Card（質のスコアカード）の作成である。すべての患者

● ニューヨーク訪問看護サービスの財務諸表（概要）

	2006年	2005年
収入の部		
純患者サービス	$700,626	$684,813
メディケイド	209,572	196,396
財成金その他	31,589	35,366
総収入	941,787	916,575
費用の部		
給与手当	418,043	395,827
福利厚生費	107,774	100,727
契約サービス	284,705	293,935
消耗品費	91,423	85,462
減価償却	15,340	17,564
貸倒引当金	7,488	7,434
総費用	924,773	900,949
事業収支	17,014	15,626
寄付	4,239	2,135
当期収支差額	$21,253	$17,761

（単位：千ドル）

データは入力され管理されており，例えば，糖尿病ケア・創傷ケア・心不全ケアの目標，実施されている割合が示され，再入院率が毎月報告される。

　財政の概要は，VNSNYの2006年報告からみることができる（表）。

　わが国の訪問看護ステーションの規模と職員構成，テクノロジーの活用に思いをはせた夏の旅であった。

事件は現場で起きているんだ

「事件は会議室で起きているんじゃない。現場で起きているんだ」と言われたとき鳥肌が立ちました，とAさんは語った。そのことにこのところずっととらわれ続けてきた彼女は，病院のリスクマネジャーを「フケイ(婦警)」のようだと表現した。私の頭の中でフケイという言葉が婦警という文字に変換されるのに，0.1秒くらいを要した。つまり，女刑事のようにふるまうリスクマネジャーにどう対処したらよいか悩んでいたという。

「情報なき本部」と「権限なき現場」の壁

上記のフレーズは『踊る大捜査線に学ぶ組織論入門』(金井壽宏・田柳恵美子著，かんき出版，2005年)の第1章「組織のダイナミズム」の冒頭に出てくる。「現場と本部の間に横たわる絶望的なコミュニケーションの障壁というのが，『踊る大捜査線』の最も重要なモチーフである。"事件は現場で起きているんだ"という青島刑事の台詞は，犯人確保に踏み込むか否かのタイミングの判断をめぐって，現場で張り込む所轄の刑事と，会議室から指示を出す特捜本部との緊張関係が最高潮に達したシーンで叫ばれる」と説明される。

ふだんの所轄業務とちがい，特捜本部の指揮下では，巨大な官僚機構の下で，現場に与えられた「権力」や「権限」の小ささが痛いほど実感される瞬間である。こうして，中央集権的でピラミッド型の組織になればなるほど，トップ(本部)からボトム(現場)までの距離は遠く隔たり，意思疎通に時間がかかる。事態の緊急性や例外性が高ければ高いほど，トップは判断に慎重になって現場に権限を委譲しきれず，現場を遠隔で監視しようとする傾向が強まり，「情報なき本部」と「権限なき現場」に「意思疎通の壁」が立ちはだかる。さらに，かつては現場を走り回っていた優秀な社員もひとたび現場を離れて本部に入れば，次第に現場感覚は失われ官僚的になっていくという。

今夏，私が看護管理者研修のテキストに用いた『踊る大捜査線』は好評であった。病棟主任であるAさんの語る「現場」をひとつの現実と

して記述しよう。診療報酬の算定要件に関連してトップ（厚労省）ダウンで置かれた専任リスクマネジャー（看護師長）は，上司の副院長ばかりをみている。何かにつけ"アメリカでは"と言う。これをAさんは「上と外ばかりみている」と表現した。

　専任リスクマネジャーは多くのインシデント・リポートを持てあまし気味で，聞こえよがしに「まったくさ，またよ」と言う。「あなたができてなかったから，こうなったのよ」と見下したように報告書を指さす。スタッフは理不尽だと思いつつ「申し訳ありません」と応える。内心，誰にあやまっているんだ，あやまる相手がちがうんじゃないかと思いつつ，卑屈になる。以前に医療事故で刑事裁判になったとき，彼らは会議室にこもって"分析"に明け暮れしていて，みんなのところに"降りて"きて話をしなかった。当事者の近くにいたAさんは，この5年間彼らに対して怨念を持ち続けてきた。

スタッフの脅威となっては決していい仕事はできない

　各病棟のリスクマネジャーは病棟師長である。病棟師長は2つの病棟の管理を兼務している。その忙しさの象徴が，たまっているインシデント・リポートである。ナースステーションの隅にある回収箱から，インシデント・リポートの用紙が"しだれ桜"状態になっている。Aさんの病棟は書き終えたインシデント・リポートを師長に手渡すのではなく，マグネットで壁に張られたビニール袋に入れる。

　いずれにしても，リスクマネジャーはスタッフにとって二重の脅威であり，ミスをおこして自責の念にかられているスタッフへのサポート体制とはなっていない。Aさんは事情聴取を受けた体験から，院内のリスクマネジャーの当事者への対応はまるで刑事のようだと断言する。スタッフに怖がられ，疎まれるリスクマネジャーに決していい仕事はできない。

　さらに，『踊る大捜査線』ではこうも指摘している。「しかし，"現場主義の経営"とはトップがただ現場を回ればすむというほど簡単ではない」と。リスクマネジメントを成功させるには，しかしながら，院長が現場を歩き回り，リスクマネジャーが組織再生に向けて真に機能するしくみを作るための"権力"を発揮しなければならない。

Nurses Must Be Clever to Care

このたび翻訳を監修した本が出版された。シオバン・ネルソンとスザンヌ・ゴードンが編集し執筆もしている『ケアの複雑性―看護を再考する』(阿部里美訳, エルゼビア・ジャパン, 2007年)である。

シオバン・ネルソンは,『黙して, 励め―病院看護を拓いた看護修道女たちの19世紀』(日本看護協会出版会, 2004年)という話題作の著者として, スザンヌ・ゴードンは『ライフサポート―最前線に立つ3人のナース』(同, 1998年)で, わが国のナースにはよく知られている。彼女はさらに,『沈黙から発言へ―ナースが知っていること, 公衆に伝えるべきこと』(同, 2002年)や, 『困難に立ち向かう看護―看護師と患者を傷つけるコスト削減, メディアの無知, 医学の傲慢』(エルゼビア・ジャパン, 2006年)という著書が翻訳出版されており, 看護の価値を認めナースを批判し励まし続けている著名なジャーナリストである。

賢くなった看護師はケアから身を引くべき⁉

『ケアの複雑性』の第8章のタイトルが今回のタイトルである。日本語にするにあたって当初はかなり過激な訳を考えたが, 結局「看護師は賢くないとケアができない」とした(「看護師は賢くなければケアができない」のほうが安定性があるか, などこの原稿を書きながら考えている)。本章の著者は, サンチア・アランダとロージー・ブラウンである。

それによると, 2004年の英国看護協会の大会で,「看護師は賢くなったのだから, ケアから身を引くべきだ」という決議案が出され議論の結果, 大会代表者の95%が反対したためこの決議案は否決されたことを紹介し,「こうした議論がなされること自体が, 看護師の間でケアから身を引くべきだという考えが広まっている証」でもあると指摘している。

さらに,「21世紀になり, 市民に看護がどういう仕事かを理解してもらおうという動きが強まり, 看護師は患者と交流を図るといったケアを第一に考える」こととなった。これにより, 従来からの直接的な患者ケアにおいてはコスト削減や市場の原理を取り入れた運営が行われるようになり,「看護の経費を抑えるために, 病院側は給与の高い, 知識と技

術がある看護師にではなく，安く使える看護師にケアを任せようとしている」と述べている。

基本的なケアの専門性

　この章では，基本的なケアがいかに知識や技術を要する仕事であるかについて，在宅でケアを受けている悪性脳腫瘍を持つ男性患者（C氏）のトイレ介助を例に具体的に示している。

　「ナースのブラウンはC氏に付き添ってトイレへ行き，<u>あまり重要でないと思われている介助の仕事を通して，いかに重要な情報を得られるかを実感した</u>」（下線は筆者）として，重要な情報を次のように示している。

- C氏はトイレへ行く必要があったので，落ち着かなくなったのだということ。彼はトイレへ行った後ほっとした様子だったが，これは尿意という身体のサインにまだ気づけることに対する安堵感だったこと。
- C氏は，歩くのに介助が必要なこと。歩く際，バランスを取るのが難しそうで，視覚に問題があるらしいこと。看護師，看護助手，C夫人の誰であれ，トイレへ連れて行く時には，C氏を支え彼を直接トイレまで連れて行くこと。
- C氏は，トイレへの出入りも困難な様子で，C氏がどこに立ち，どちらの手でレールをつかんだらいいか，声をかけてあげる必要があること。
- C氏は，洗面所に行き手を洗って拭くのにも介助が必要なこと。

　こうした情報は，看護師が患者や妻に決まった質問をして評価するだけでは得られないものであり，看護師自らが"あまり重要でないと思われている介助の仕事"をすることが専門性の発揮につながると指摘している。このことによって，C氏は膀胱の機能障害ではなく，尿意を感じたあとの行動ができないためさまざまな問題が生じていたことがわかり，ケアの方針が修正された。さらに，夫をケアする妻の負担がわかり，妻のサポート体制も検討された。しかし現在，「ケアのサポートと患者をケアする仕事を分けることで，直接ケアをする際の知識や技術が不足している新時代の看護師が増えており，役割の分断化が起きている」と批判している。

　看護ケアは気立てがよいだけではできないことは明らかである。

36

文明と看護

　ある朝，静かな大学の廊下は「だれー!?」というH教授の叫びで"覚醒"した。トイレの便器の中に排泄物が流されないままであったのを見た，と彼女は声をあげたのである。それから数日間は，ひとしきり"類似したできごと"を発見したという話でもりあがった。

　われわれの論議はこうである。現代文明はさまざまな「便利」をもたらした。インターネットや携帯電話が筆頭に挙げられるが，「おしもの世話」に価値を置く看護の世界ではトイレ事情の様変わりがこれにあたる。最近のトイレは，洗面所の入口に人が近づくとぱっと電気がつく。トイレに入ると便器のふたがすっとあく。排泄が終わるとお尻を洗い乾かしてくれる。便座から立ちあがると自動的に水が流れる。手洗いは蛇口をひねらずとも水が出る。ぬれた手は機械が乾かしてくれる。このような生活が当然と思っている若い世代(つまり学生たち)は，自分の排泄物がどんな状態にあるかを"ふり返り"，きちんと始末をしてトイレを出ていくという一連の行為を怠ってしまうことになるのだ。

看護学部入学生の生活体験

　一昔前は，看護の教育者たちが，今ごろの学生は雑巾をしぼることができないと嘆いたが，現代では雑巾という言葉すら死語になりつつある。

　「看護学部入学生の生活体験調査」(主任研究者・菱沼典子，2007年)(n＝31)では，33の項目について生活体験の有無を問うている。

　「生活体験あり」が100％であった項目は，「食器洗い(台所の後かたづけ)をしたことがある」，「寝る時に着替える」，「着物(浴衣)を着たことがある」，「食べた後，口の周りに食べ物が付いていたら気になる」の4項目であった。

　次に，96.8％が「生活体験あり」と回答した項目は，「自分の部屋以外の掃除をしたことがある」，「家のごみをゴミ捨て場へ持っていったことがある」，「雑巾を使って拭き掃除をしたことがある」，「洗濯物をたたんだことがある」の4項目であり，「自分のために食事を作ったことが

ある」(93.5％)，「家族や友達のために食事を作ったことがある」(90.3％)，「自分の部屋の掃除をしている」(90.3％)と続く。ここまでは生活体験ありが9割を超えている。

次に8割台の項目をみてみよう。「お風呂場の掃除をしたことがある」(87.0％)，「自分だけの部屋をもっている」(83.9％)，「ふとんではなくベッドで寝ている」(83.9％)，「眠るとき電気を消す」(83.9％)，「お年寄りと生活をしたことがある」(80.6％)などがある。

「生活体験あり」が7割台の項目は5項目である。それらは，「食事の前に手を洗う」(77.4％)，「雑巾を縫ったことがある」(77.4％)，「洗濯をしたことがある」(77.4％)，「病気の人が家庭にいる。またはいたことがある」(74.2％)，「お花の水をかえたことがある」(71.0％)などである。

「生活体験あり」が6割台の項目は，「お年寄りの世話をしたことがある」(67.7％)，「シーツは自分で替えている」(64.5％)，「脱いだ靴はいつもそろえる」(61.3％)，「革靴を磨いたことがある」(61.3％)であった。

「家のトイレの掃除をしたことがある」(58.1％)や，「子どものオムツを替えたことがある」(41.9％)などの生活体験は低く，「浴槽に湯が入っていると，湯をかき回してから入る」(32.3％)では7割近くの人がそうしていない。近ごろのお風呂は，「お風呂がわきました」と機械がアナウンスしてくれ，温度も一定にしてくれているのでそのせいであろう。私の友人で，「機械に指示されているようでけしからん」といっている中高年者がいるが，所詮つぶやきに過ぎない。

文明の発展がもたらすケアの力量低下

看護を学ぶ者がどのような生活体験をしているのかが，看護のセンスに影響を及ぼすと考えると，文明の発展が人間のケアに対する力量を低下させているといえよう。前述の看護研究者たちは「少子化社会の学生の特性に合わせた看護学導入プログラムの開発」（文部科学省科学研究費，基礎研究B)を行うための全国調査を実施している。センサーの発達が人間のセンスに影響を及ぼし，文明が看護学の課題を増大させている。

介護における看護リーダーたちへの期待

　12月と1月に，「これからの特別養護老人ホームにおける看護リーダー研修」が3日間，2会場で実施された。特別養護老人ホームに勤務する看護部長，看護師長，看護主任・係長などの職位にあるおよそ130人が参加した。参加者は，各都道府県で実施される「実務看護職員研修」でリーダーシップを発揮することが求められている。

　この研修は，「特別養護老人ホームにおける看護サービスのあり方に関する検討会」報告書（座長・伊藤雅治，平成16年度厚生労働省老人保健事業推進費等補助金事業）の提言にもとづき毎年，開催されているものである。この検討会の委員であった私は，上記の看護リーダー研修で「これからの特別養護老人ホームにおける看護のあり方（総論）」を担当した。参加者の多くは，セカンドキャリアとして選んだ職場である特別養護老人ホームでの仕事に燃えており，研修会場にはオーラのようなものを感じた。

入所者の重症化が進む特養

　特別養護老人ホームは，老人保健施設と介護療養型医療施設とともに介護保険3施設である。全国に5535施設，入所定員数は約39.5万人（平成17年度介護サービス事業所調査）であり，平均要介護度3.74（平成18年4月審査分），平均在所日数は1429.0日（平成15年9月）である。人員基準は入所者100人当たり医師（嘱託医で可）1人，看護職員3人，介護職員31人，介護支援専門員1人等となっており，従事者数（常勤換算，平成16年10月1日）は，看護師7661人，准看護師1万127人，介護職員13万6960人となっている。

　特別養護老人ホームの入所者の要介護度は，介護保険制度導入時の平成12年10月では平均要介護度が3.35であったが，平成15年10月には3.63，さらに平成18年4月には3.74と，年々重度化している。また，入所者のうち認知症のある者は93.3％であり，認知症のケアが標

準となっている。平成14年に導入されたいわゆる優先入所基準（指定介護老人福祉施設の入所に関する指針について[1]）により，今後入所者の重度化はより一層進むことが予測され，入所者に対する健康管理や医療的な対応が重要となる。また，特別養護老人ホームの平均在所期間は1429.0日（約3.9年）と長く，71.3％が死亡退所であり，施設内死亡25.8％，医療機関45.5％（平成15年9月）となっている。特別養護老人ホームは終のすみかとして終末期ケアへの対応が求められており，看護職にとって安らかな死への援助という看取りのケアが求められる。

看護実践の伝道師として

特別養護老人ホームにおける看護サービスのあり方は次の5点に集約される。

1) 特別養護老人ホームは，生活の場であるという位置づけを再確認し，看護活動は入所者の生活ニーズを優先した視点を基本とすべきであること。
2) 特別養護老人ホームにおける看護は，日常生活を通じた健康管理が重度化の予防につながるため，入所者との直接の接点が多い介護職員との連携が重要であること。
3) 看護のアプローチは，入所者の尊厳の保持と個別性を尊重した「個人に対するアプローチ」が重要であるとともに，重度の高齢者が集団で生活する場であるため，「生活環境に対するアプローチ」が求められること。
4) いずれのアプローチにおいても，介護職員との連携は重要であり，個別のアプローチはケアプランを基本としながら，看護職員と介護職員の配置やシフトの工夫，記録の一元化やシステムの構築による情報共有の工夫が必要であること。
5) 医療機関ではなく，施設で看取りを行ってほしいという入所者や家族の要望に応えて，特別養護老人ホームにおいては，日常生活の延長としての看取りが望ましいこと。

検討会では，生活ニーズを優先した看護を実施するための基本的な活動として，(1)食べることと飲むこと，(2)排泄すること，(3)身体を清潔に

すること，(4)呼吸すること，(5)体温を調節することをあげ，独自の視点で看護と医療との統合を試みている(伊藤雅治，井部俊子監修：特別養護老人ホーム看護実践ハンドブック．64-92 頁，中央法規，2006 年)。

　介護施設を看護実践の場として選択した看護リーダーたちは，節度ある医療とは品位ある医療であり，医療というものは人間らしい自然の死を助けるためのものである(森亘：美しい死．283-296 頁，アドスリー，2007 年)ことを人々に伝える伝導師の役目も果たしてくれるであろう。

---

1) 申込順の入所ではなく，要介護度や家族等の状況を勘案して必要性の高い者を優先的に入所させる指針。

かんほれん

　「かんほれん」は，「看保連」と書き，正しくは，「看護系学会等社会保険連合」となる。この組織は2005年7月に発足し，現在42の看護系学会と団体で構成されている。
　看保連は，「国民の健康の向上に寄与するために，科学的・学術的根拠に基づいて，看護の立場からわが国の社会保険の在り方を提言し，診療報酬体系および介護報酬体系等の評価・充実・適正化を促進することを目的」としている。
　看保連の組織は，「総会」の下に「役員会」があり，「看護技術検討委員会」と「診療報酬および介護報酬体系の在り方に関する検討委員会」を持つ。現在，看保連の代表は筆者である。
　診療報酬改定は2年毎に行われ，2008年度がその年にあたる。中央社会保険医療協議会(中医協)はすでに診療報酬改定の結論を出しているが，改定のプロセスで看保連が何をしたかを記したい。

診療報酬改定の論議に向けて

　2007年6月27日に，看保連として，「医療技術評価提案書」を提出した。看護技術として評価を求めた10項目は，(1)CT・MRI検査のプレパレーション，(2)小児救急トリアージ，(3)不妊症外来指導料，(4)ハイリスク新生児に対する直母指導料，(5)退院時精神科家族相談指導料，(6)地域で暮らす精神障害者のための精神科看護師による電話相談，(7)高齢者退院支援，(8)初発乳がん患者を対象とした教育的グループ指導，(9)リンパ浮腫の予防と早期発見に関するセルフケア教育相談技術，(10)リンパ浮腫に対するリンパドレナージ，であった。
　ちなみにここでいう評価とは，点数をつけるということを意味する。医療技術評価提案書は高いエビデンスが求められる。関連して行われた保険局医療課のヒアリングでは，いかにエビデンスを示し主張するかが問われた。
　2007年8月1日には，「平成20年度診療報酬改定に関する要望書」を厚生労働省保険局医療課長に提出した。提出したといっても黙って置

いてくるわけではなく，要望書の内容を説明し意見交換をする。看保連は6項目の要望を出した。

　1つめは，病院・施設における患者の退院にかかる調整機能において，多職種が共同で関わる体制を整えている病院の評価を求める「退院調整と地域連携の評価」である。

　2つめは，在宅患者の重症度に応じて，「在宅患者訪問看護・指導料」と「訪問看護基本療養費」を算定してほしいということと，医療保険制度における訪問看護の夜間等加算の新設を求めた「在宅療養における訪問看護の評価」である。これには当該学会からの研究データが参考になった。

　3つめは，在宅終末期の患者への在宅ケア開始期と臨死期における緊急電話による支援の評価を求めた「在宅における看取りに関する評価」である。これにも関連学会からの精力的な調査データがあった。

　4つめは，訪問看護ステーションで衛生材料等の取り扱いを可能にして，在宅療養者に対して必要十分な衛生材料等を保険適用により支給してほしいという「訪問看護における衛生材料の取り扱い」についてであり，訪問看護界が長年訴えていることである。

　5つめは，7対1入院基本料が認められる急性期病院の要件と，7対1看護を要する患者の判定基準としての看護必要度の課題に関連した「7対1入院基本料に関する要件」であった。これも看護管理者からのデータがあった。

　6つめは，小児病棟の看護師配置基準を高くすることを求めた「急性期小児病床の看護配置基準5対1の新設」であり，データのあと押しがあった。

看護アウトカム研究の必要性

　2008年度の診療報酬改定は，その他多くの攻防があり結着をみたのである。とりわけ中医協に看護の立場で正当性を主張した古橋美智子専門委員の健闘を称えたい。

　こうして，診療報酬の適正化に関連した看保連の活動がスタートした。臨床と学会が直結したアウトカム研究の必要性が急速に高まっていることを実感した1年であった。

訪問看護の復権

　第 50 回社会保障審議会介護給付費分科会(分科会長＝東大名誉教授・大森彌，2008 年 3 月 25 日開催)では，「介護保険制度導入後，在宅介護サービスとの競合の中でかえって伸びにかげりが見られるとされる訪問看護ステーションの復権」(尾形，2008)について検討された。介護給付費分科会ではたびたび訪問看護ステーションの伸び悩みが問題にされ，「これではこれからの在宅医療を支えていくことができない」という発言もあった。日本看護協会副会長として分科会に出席している私にとって，訪問看護ステーションが社会システムとして認知され，機能していくための体制をどのように確立していったらよいのかが最大のテーマである。

伸び悩む訪問看護事業

　分科会ではまず，厚生労働省老健局が準備した資料を用いて，訪問看護事業に関わる基本事項が説明された。

　2015 年には第一次ベビーブーム世代が高齢者となり，自宅死亡が 1.5 倍増と仮定されるため，介護施設が現行の 2 倍整備されるなど多様な居住の場での在宅ケアと看取りの充実が鍵となる。また，今後は首都圏域の人口密集地域で高齢化が加速し，そのトップ 3 が，埼玉県(増加率 80％)・神奈川県(60％)・東京都(38％)である。都道府県別にみた高齢者人口 10 万人当たりの訪問看護利用者数には 4 倍以上の開きがあり，最多は長野県，最少は香川県。訪問看護利用率が高い都道府県では在宅で死亡する者の割合が高いという(相関係数 $\alpha = 0.57$)。

　訪問看護の市場は介護費全体の約 2％(1300 億円程度)であり，国民医療費全体の約 0.1％(320 億円程度)と，シェアが非常に小さい。訪問看護受給者数は 2006 年夏以降減少に転じている。訪問看護ステーション数は増加しているが，病院・診療所による訪問看護事業所数は減少しているため，訪問看護請求事業所総数は 2003 年 6 月以降減少している。2006 年 4 月診療報酬改定で「訪問看護計画において，理学療法士等の訪問が保健師又は看護師による訪問の数を上回るような設定がなされる

ことは適当ではない」とされたことから，2006年9月以降，PT・OT・STによる訪問看護は減少した一方，訪問リハビリテーションが大きく伸展している（訪問看護と訪問リハビリテーションの合計回数は横ばい）。そのほか，短時間の訪問看護は緩やかな増加傾向にあること，サテライトステーションの設置数割合の平均は3.8％（2005年）であり都道府県別のばらつきが大きいことなども説明された。

　では，就業者はどうか。就業看護職員総数は過去10年で3割程度伸び，全国で130.8万人が働いているが，訪問看護ステーションに就業する看護職員はわずか2％しかいない。就職を希望する学生のうち約2割は訪問看護事業者等への就業を望んでいるが，実際には新卒者の約8割が大学附属病院等の医療機関に就業している。2002年末現在の免許保持者数（176万6981人）から就業者数（121万7198人）を引くと，およそ55万人の潜在看護職員数がいると推計されることも付記された。

ビジネスモデル構築の必要性

　続いて，訪問看護の活性化対策について全国訪問看護事業協会副会長・伊藤雅治氏のプレゼンテーションが行われた。（本稿では結論の部分を報告する。）

【訪問看護ステーションの現状】
・設置数　約5480か所
・利用者数　28万人程度
・一施設の看護職員数　平均4.2人
・介護保険におけるシェア　1270億円
・1件あたりの所要時間　平均123分
・医療保険におけるシェア　390億円

【経営に関する諸課題】
・規模が小さく安定的な事業運営が困難
・全国的に事業所が偏在・不足
・マンパワー不足で新規利用者の受け入れが困難（人材不足により約4割のステーションが「訪問看護の利用依頼を断ったことがある」と回答）
・報酬設定が低く採算が合わない

・診療報酬上，評価されていない内容が多い
・記録・請求事務が繁雑で業務に支障がある
・訪問看護サービスの内容・価値のPR不足

そして，「10年後の2018年に向けて」青写真が提示される。「国民が最期まで安心して療養生活を送れるよう，24時間365日にわたり療養生活と在宅看取りの支援が可能な安定的なサービス供給を実現する」（訪問看護のミッション）ことをめざし，在宅死亡者割合を15％から25％に，訪問看護利用者割合を17％から50％に引き上げる。また，現在の訪問看護ステーションの大規模化・中規模化による安定的な24時間サービス提供基盤の整備を目標とした，日本看護協会，日本訪問看護振興財団，全国訪問看護事業協会の3団体共同提案がアクションプランとともに提示された（表）。

訪問看護ステーションのビジネスモデルの構築が必要であると，スターバックスの進出をみるたびに私は考える。

●訪問看護の活性化に向けたアクションプラン

	利用者把握の適正化	提供体制の確立とサービス質向上	事業経営の安定化
訪問看護業界	・需要予測方法の確立 ・需要把握方法の確立 ・訪問看護イメージアップ戦略 ・病院の退院調整機能の強化 ・在宅療養支援診療所との連携強化	・ナースセンター機能強化（訪問看護への新人や再就職者の積極的採用） ・研修の充実と強化：訪問看護師の新卒／継続教育の支援 ・訪問看護の機能（在宅移行，ターミナル）拡充 ・ステーション管理者強化／支援	・コモンシステムの確立：訪問看護の周辺業務コモンシステム化による効率化の検討，試行，設置支援 ・経営戦略コンサル ・事業規模拡大／複合化 ・他職種の連携強化 ・ステーション管理者強化／支援
行政	・地域の在宅ケア需要予測方法の確立 ・医療計画上の扱いの明確化 ・事業所の整備支援 ・退院調整機能の強化	・看護師確保策の推進 ・看護師需給見通しにおける訪問看護の扱いの明確化 ・僻地等での事業所の経営支援（移動の評価）	・コモンシステム設置／拡大支援 ・記録／請求業務の簡素化 ・衛生材料供給システムの改善
社会	・在宅医療／訪問看護の普及啓発	・民間企業の訪問看護への参入	・IT業界／事務請負業者による参入

日本看護協会，日本訪問看護振興財団，全国訪問看護事業協会　共同提案（2008）

40 「看護」の語り方

　米国のジャーナリストであるスザンヌ・ゴードンは，『沈黙から発言へ』(早野真佐子訳，日本看護協会出版会，2002)のなかで，看護が社会的に広く認識されないのは，「非可視性」と「可視性」の問題ではなく，「沈黙」と「発言」の問題であると指摘した。このことを再び反すうすることになったのは，ある会合での体験であった。

看護の本丸を伝える

　病院における看護師の働きがいかに優れたものであるか，看護の機能が高度医療のなかでいかに拡大していくことが可能かといった主張と討議が活発に行われたその会合は，看護職以外の参加者に看護を「可視化」するための「発言」を必要としていると，私は強く思った。看護の役割拡大の主張は重要であり，看護師が自律して判断し実践をすることができる領域を示すことは理にかなっている。そのことを否定するつもりは毛頭ないのであるが，看護界から対外的にメッセージを伝えようとする際には看護の本丸を省略しないで言及することが必要なのだ。

　しかし，われわれ看護職は，看護の本丸はからだで知っているがゆえに，その部分を省略する傾向があることを自戒をこめて実感した。看護の本丸を置き去りにして外堀の拡張だけを願っているような誤解を招かないようにしなければならない。会合に出席している日本のジャーナリストや，看護師の活動を高く評価している病院管理者にも，看護の本丸とは何かを伝えておく必要がある。

「まとまった記述」と「ケアのタペストリー」

　わが国の看護の基本となる法令は保健師助産師看護師法である。保健師は「保健指導に従事することを業」とし(第二条)，助産師は，「助産又は妊婦，じょく婦若しくは新生児の保健指導を行うことを業」とし(第三条)，看護師は，「傷病者若しくはじょく婦に対する療養上の世話又は診療の補助を行うことを業」としている(第五条)。

　国際看護師協会(2002年，簡約版)は，「看護とは，あらゆる場であら

ゆる年代の個人および家族，集団，コミュニティを対象に，対象がどのような健康状態であっても，独自にまたは他と協働して行われるケアの総体である。看護には，健康増進および疾病予防，病気や障害を有する人々あるいは死に臨む人々のケアが含まれる。また，アドボカシーや環境安全の促進，研究，教育，健康政策策定への参画，患者・保健医療システムのマネジメントへの参与も，看護が果たすべき重要な役割である」と定義している。

日本看護協会は，看護の概念として，「そもそも看護とは，健康であると不健康であるとを問わず，個人または集団の健康生活の保持増進および健康への回復を援助することである。すなわち人間の生命および体力を護り，生活環境を整え，日常生活への適応を授け，早期に社会復帰のできるように支援することを目的とするものである。また，治療効果をあげるための診療補助業務は看護の役割でもある。さらに，母子保健，助産，保健指導などの諸活動は，当然，看護の専門分野として包含されるべきことはいうまでもない〈後略〉」と述べている。

しかし，こうした「まとまった記述」だけで日常のありふれた看護の価値をイメージしてもらうことは困難であることを，私は友人のジャーナリストの発言によって知ることとなった。療養上の世話とは何か，診療の補助とは何か，これらは別々に行われるのか，高度な看護とは診療の補助を意味するのか等，彼の疑問は膨らむ。

スザンヌ・ゴードンは，看護師の仕事の重要性が十分に認識されないひとつの理由を彼女の著作『ライフサポート』(勝原裕美子・和泉成子訳，日本看護協会出版会，1998年)のなかで次のように表現している。「バイパス手術に成功したばかりの男性は，自分の執刀医がいかに巧みに手術を成功させたかについて，夕食会で友人たちに自慢する」のだが，「看護師が彼らにしたことなど，言葉の端にものぼらない。この心疾患患者をお風呂に入れたり，生きのびられるか死んでしまうのかわからずに恐怖に苦しんでいる時に慰め，楽にさせ，正面から向き合ったのは看護師だった」にもかかわらず。なぜなら，「私たちは，病気にかかったという事実を忘れたいと思っている。だから，医学が人間の健康状態に勝利を収められるという幻想に飛びついてしまう」のであると説く。そして，看護を「診断や治療といった生物医学的モデルに押し込め

るのではなく，数え切れないほどの糸を織り上げて作り上げるケアのタペストリー」と言い表し，「看護師がケアのタペストリーを織り上げていく様をじっと見ていることのなかでのみ，その高潔さとその意義を知ることができる」と語る。

再び問われる「発言」

　しかしながら，ケアのタペストリーを織りあげていく様を語るには一定の時間が必要であり，忙しそうなジャーナリスト氏に伝えることはなかなか困難である。ちなみに3人のナースが登場する『ライフサポート』はおよそ370頁に及んでいる。

　ナースプラクティショナー(NP)の教育を米国で受けた鈴木美穂さんは，看護モデルを忘れて，NPの教科書か医学書を参考にするようにと教授から言われ，たしかに，「NPはナースであるが，看護モデルを忘れなければその定められた仕事は遂行できないようである」と報告している(看護管理，18(5)，414頁，2008)。

　看護が社会的な認知を獲得するためには，こうしたバリエーションを含めて，どのように「発言」するかが再び問われることになった。

終末期の大冒険

　大金持ちの豪腕実業家の経営する病院の病室は「二人部屋」が至上命令であった。彼が末期がんで余命6か月と診断されて入院したのも，その二人部屋であった。その部屋には謹厳実直な自動車修理工が，同じく末期がんと診断されて入院していた。
　今，公開中の映画『最高の人生の見つけ方』（監督・制作：ロブ・ライナー，2007年，米）の主人公たちである。原題はThe Bucket List（棺おけリスト）。それは，棺おけに入る前にやりたいこと，見たいもの，体験したいことのすべてを書き出すリストのことである。

二人部屋での出会い

　その昔，カーター・チェンバーズ（モーガン・フリーマン）がまだ大学生だった頃，哲学の講義で"棺おけリスト"を作る課題を出題されたことがあった。しかし，叶えてみたい個人的な夢や計画は頭に思い浮かびはしたものの，そこには現実という壁が立ちはだかった。結婚，子供たち，さまざまな責任……最終的には46年間続けてきた自動車修理工という仕事のせいで，カーターの"棺おけリスト"はそのチャンスを失ったという苦い思いと，自動車のボンネットの下での作業中にぼんやりと浮かぶ空想に姿を変えてしまっていた。テレビのクイズ番組を見ながら100％正解を答える姿に，彼の博識が示される。
　一方，お金持ちの実業家エドワード・コール（ジャック・ニコルソン）は，締め切りのないリストを見たことなど人生で一度たりともなかった。金を生み出し，会社を大きくすることに忙しすぎて，企業買収や美味しいコーヒーを飲むこと以上に，より深く自分が求めているものについて考えることさえできなかった。
　奇しくも同じ病室に納まったカーターとエドワードは，"二人部屋"のおかげで，生涯の友となった。

　私の看護師としての経験からみると，二床室は患者同士の関係性や治療上の観点，プライバシーの保護などの点から推奨できないと考えら

れ，現代の病室は個室か多床室が多く採用されている。

　しかし，この映画の場面となる二床室は迫力があった。ナースの手助けを嫌う体格のよいエドワードが，ストレッチャーからベッドに移るとき，ストッパーが十分かかってなかったためそれらのすき間に転落してしまうところを，隣りのベッドに横たわるカーターが苦笑しながら眺めているシーンや，化学療法が始まり，激しい嘔気のためトイレにかけ込み便器を抱くようにして嘔吐するエドワードを，読んでいた本から目を上げて見守るカーターの表情が描かれる。

残された時間で本当にやりたかったこと

　カーターの妻はナースであり，何かと夫をコントロールしようとする（これはナースの習性かもしれない）。結婚，離婚を経験して現在，独身のエドワードには，父と息子のような関係の有能なアシスタントのトマスがいた。

　赤の他人だった二人は，「二床室」で生活を共にし，先のことについて考える時間をたっぷりと手にすることになる。そして互いにまったく別の世界に暮らしていた二人は，自分たちの間にとても大切なものがふたつあることに気づく。ひとつは，これまでの自分自身を受け入れ，さらに自分が下してきた選択を受け入れること。もうひとつは，自分たちがやりたいと思っていたことをすべて叶えるために，残された時間を費やすことであった。

　棺おけリストには，「荘厳な景色を見る」「見ず知らずの人に親切にする」「マスタングの運転」「泣くほど笑う」とカーターが書き，「スカイダイビング」「ライオン狩りをする」「世界一の美女にキスをする」とエドワードが付け加える。

　こうして，二人は主治医の警告を無視して病院を飛び出し，共に生涯の冒険の旅に出る。世界の壮大さと美しさを味わいつつリストを達成しつつ，人生の課題に直面する。

　しばらく（妻からみると）行方不明であった夫カーターが久々に帰宅し，家族で食卓を囲んだその夜，彼は寝室で倒れけいれんを起こした。再び病室に運ばれた彼はそのまま旅立った。エドワードがキスをした世界一の美女とは，関係を修復した娘の家族である孫娘であった。カー

ターの死に惜別の辞を述べたエドワードも，しばらくして旅立った。

　カーターが最後に行き着いたのは，高級シャンパンなどないごく普通の家族の食卓であり，エドワードはそれまでないがしろにしてきたことを，カーターとの友情を通じてみつけることに成功する。それは，他者を幸せにする喜びを見つけることであった。

　映画館の外の世界では折りしも，後期高齢者医療制度や終末期相談支援料の是非が議論されている。
　それにしても，モーガン・フリーマンはかっこよかった。

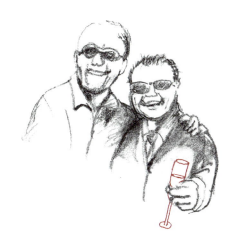

大丈夫な日本をつくるために

介護労働者の処遇改善に関する法律

　第169回の国会で小さな法律が成立した(2008年5月21日)。それは,「介護従事者等の人材確保のための介護従事者等の処遇改善に関する法律」である。以下が法律の全文である。
「政府は,高齢者等が安心して暮らすことのできる社会を実現するために介護従事者等が重要な役割を担っていることにかんがみ,介護を担う優れた人材の確保を図るため,平成21年4月1日までに,介護従事者等の賃金水準その他の事情を勘案し,介護従事者等の賃金をはじめとする処遇の改善に資するための施策の在り方について検証を加え,必要があると認めるときは,その結果に基づいて必要な措置を講ずるものとする。
附則　この法律は公布の日から施行する。」

　主語は「政府」のみである。政府(government)とは,「近代国家における決定作成と統治の機構,英米系の国家では立法・司法・行政の総称だが,ドイツ系の国家と日本では,内閣および行政機構を指す」(広辞苑　第5版)。

　介護現場は,低賃金で労働条件が厳しいことを背景に人手不足が深刻となっている。こうした事態を打開するために,民主党は,「介護労働者の人材確保に関する特別措置法」を提出した。同案では,介護労働者の平均賃金の見込み額が認定基準額を下回らない介護事業者を「認定事業者」として認定し,認定事業者に対して介護報酬額を加算することで,介護労働者1人あたりの賃金を月額2万円程度引き上げることを目指していた。
　その後,与野党協議において財源確保の問題などが議論された。その結果,同案が撤回され,来年4月までに介護労働者の処遇改善策を検討し,必要な措置を定めることになり,超党派による議員立法が全会一致

で可決，成立したのである．

小さな安心がいつも確認できるところ

　「1人では寝起きもできない私を無理して世話していた妻」が入院したため，特別養護老人ホームに「緊急避難」している多田富雄さんは，認知症の老人たちと介護職員の社会について「介護の職員たちのたとえようもない優しさは何でしょう．人の嫌がることでも喜々としてやってくれる．介護には人間の本性が表われます」と書いている．さらに人間の本性を「滅び行く者への共感，弱者の"あわれさ"への同情」であると分析し，「これがある限り日本は大丈夫だと思いました」と希望を述べ，「こういう職業に，国の制度は手厚く報いなければなりません」と指摘している．

　また，2人の老人の死亡に言及して，彼らは「病院で死ぬよりずっと手厚い看護を受け，家族にみとられて，安らかに死んでゆきました」，これは「本人も家族も救急車で病院に送られることを拒み，施設で死ぬことを希望した」からだとつけ加えている．そして，「人の幸せは，小さな安心がいつも確認できるところにある」と結論づけている（朝日新聞 2008年6月17日朝刊）．

　一方，こんな世界もある（国際看護第272号）．1週間前に父が他界したという文章で始まるその記事は，父親を施設から自宅に引き取ることができなかった事情を語った後に，父親が帰りたくないふりをしていた理由には，「わがまま爺さんのクドい愚痴にも，いやな顔ひとつせず気持ちを汲み取り，なだめるのでもなく，愚痴のもとをよく見分け，手を尽くしてくれるナースがいたからである．最期の夜を看取ったのも彼女であった．彼女は目に涙をいっぱいためて頭を下げてくれた」のであり，「私は地べたに這いつくばりたい思いだった」と記している．

　成立した法律は，条文が一項目だけで具体案のない「奇妙な法律」（全労連）という批判もあるが，「大丈夫な日本」をつくるために威力を発揮してほしいものである

再考『これからの看護』

　色あせたうす緑色の表紙のすみずみがくたびれ古文書のようになっている本が今，私の机の上にある。これから紹介したいと思っている『これからの看護』(エスター・L・ブラウン著，小林富美栄訳，日本看護協会出版部，1966年)の初版本で定価は500円とある。原書は『Nursing For The Future, A Report Prepared For The National Nursing Counsil』であり，1948年にRusssell Sage Foundationから出版されている。

1948年に描き出された看護業務の未来像

　本書が日本に翻訳出版された1966年(昭和41年)，私は看護大学の2年生であった。表紙をそっとめくると，小林富美栄先生が書かれた「訳者のことば」がある。私はこの「ことば」に久しぶりに触れてうきうきした気持ちになった。小林先生はこう書いている。

　「本書がアメリカではじめて出版された頃，日本では看護教育制度の改革が行われていた。新しい看護教育制度は戦前のそれに比べれば飛躍的な変化をしたもので，この改革に並んで病院の看護業務の組織化と改善がはじまり，私共は新しい体制に向かって勇躍していた」と，わが国の初期の看護改革時代を伝えている。さらに，「アメリカの看護界では，いわゆるBrown Reportとよばれている本書が，余りにも新らしいビジョンを示していることで，このような事が現実化するのは50年も先のことだろうという声が高かった」。

　ブラウンレポートは，NNC(全国看護委員会)が，「量的にも質的にも需要に応ずることのできない看護教育制度自体の中に，根本的のみならず，常態化しているような欠陥がひそんでいるに違いない」と考え，調査の主査として依頼したエスター・L・ブラウン博士によって作成されたものである。この調査の基本的方針として，(1)既得利権としての看護事業を考えるのではなく，社会全体にとって何が最善かという視点から，看護事業および看護教育をとりあげること，(2)主査は可能な限り広く国内を実態調査すべきであること，(3)20世紀後半における保健事業の発展にしたがって要求されるであろう看護業務の未来像について

も，できる限り明確な姿を描き出した上で，看護師の養成にはどんな種類の訓練や，一般教養と専門教育が必要であるかに関して調査を行うこと ——，が合意された。

　例えば，予防医学の教授の一人は，「医学教育と看護教育とは完全に対等の基礎の上に行われるべきだ」と主張し，精神病学部の学部長は「研究や著述の同僚」となれる看護師を求めていることが記述される。

60年遅れのブラウンレポート

　ブラウンレポートには2000人以上の人々が関与し，半年にわたる個人やグループとの話し合いから採択された意見や方法などが勧告として示される。そして，「米国では，専門教育に精進している人々は，専門職業看護婦の育成には高度の教育機関が必要であると考えており，この意見に異議を唱える人はほとんどいない。彼等はこの結論に強い確信を持ち議論の余地はないと考える」(140頁)に至ったのである。

　小林富美栄先生の「訳者のことば」の後段はこのように続く。「さて18年を経た今日(筆者註；1966年9月頃を指す)，アメリカではもうこのビジョンが現実化されており，日本ではようやく，20年前の時点と近い状態に当面している〈後略〉」と。

*

　時は，2008年7月7日。厚生労働省「看護基礎教育のあり方に関する懇談会」(座長＝田中滋・慶應大学大学院教授)は，有識者からのヒアリングなどをもとに，「看護基礎教育の充実の方向性」について「論点整理」(案)をまとめた。

　委員のひとりとして参加した私は，この「論点整理」が60年遅れのブラウンレポートとして効力を発揮することを心から願うものである。21世紀になっても依然として，看護基礎教育の大学化を議論しなければならない現実に無念さを覚えながら。

母の最後の日

　2008年7月最後の月曜日の朝，バッグの中で私のケータイが鳴った。学長室の机の上に積み重ねられていた書類に目を通し終えたころであった。外は真夏の空が広がり，蝉しぐれがにぎやかだった。

　電話は，母が入院している病棟のナースからであった。血圧が下がってきている。下顎呼吸が始まっている。心拍が110くらいである。足の裏の色が悪くなってきていると伝えてきた。前日の日曜日に母を見舞った1512号室で話をしたナースであった。ああ彼女は夜勤だったのだと思った。そして私はいよいよその時が来たと思った。

　その日は文部科学省の調査が午後から予定されており，「オープン学長室」と「夜勤プロジェクト」が手帳に記されていた。どうしようかと一瞬考えたがすぐに「母の所へ行こう」と決めた。秘書に告げて，以後3日間の予定をすべてキャンセルしてもらった。学部長に，母が危篤なので病院に行くと伝えたときに涙が頬を伝った。それからしばらく，私の涙腺はたくさんの涙を風船のようにためこんでいて，少しつつくとどっとあふれた。ハンカチはタオルハンカチを持ち歩くことにした。

　東京から新幹線で2時間の田園風景が残る町に母の病院があった。短かった妹家族との暮らしを切り上げて，強い背部痛と断続的に襲い掛かる吐き気への症状コントロールのために入院してから19日目であった。

　私が到着するまで母は息をしているだろうかと考えると，その時を予期し何回も覚悟をしていたはずなのに，私はうろたえた。しかもうろたえている自分を冷静にみているもうひとりの自分がいた。胸がどきどきした。昼時なのに食欲はまったくなかった。まるで恋の始まりと一緒だと思った。ナースとして水分の補給はしておこうと考え，東京駅でペットボトルを買った。母が好きだった爽健美茶を選んだ。奮発してグリーン車に乗り2時間じっとしていた。

　1512号室には午後3時ごろに着いた。母は息をしていた。病室の状況はナースとして見慣れている光景であった。いつもと違うのは，その患者が私の大好きな母であるということであった。片すみには母が履い

て来た小さな黒い靴があった。私はその靴を，もう足を入れる人はいないと思いながら見た。

　母はうす目をあけ下顎で努力呼吸をしていた。酸素マスクをつけていた。1512号室には妹の家族が息をひそめて私の到着を待っていた。私が入っていくと，「病状を説明するから来てください」という医師の伝言を妹から受け取った。私は「ちょっと待って」と制して，母のベッドの傍にあった，昨日もそこで腰かけていた，椅子を引き寄せて，「お母さん，俊子だよ」と大きな声で言ったが，母は顔を上に向けたままただ息をしているだけだった。

　私はかけていた眼鏡を外し声をあげて泣き，タオルハンカチで涙をぬぐった。そしてベッドの頭部が30度くらい挙上していたのでフラットにし，気道を確保するために首の下にタオルを入れ直した。喘鳴があるので口腔内の分泌物を吸引するようにナースに頼んだ。吸引チューブが昨日と同じ位置の部屋の端に置かれたままだったので，これまでサクションをしていなかったのではないかと思ったが，気にしないことにした。病室を見回す習性はナースに備わっているクセである。

　主治医がやって来た。主治医に伴って病棟師長もやって来た。私が彼女に「初めてお会いしますね」と言うと，ホスピスの研修でしばらく不在にしていたと答えた。主治医はしきりに母の状態を"説明"したがった。おそらく彼は私をナースとしてみていたと思う。母を慕う娘とはみていなかったと私は分析している（これが私を少々いら立たせた）。彼は，「酸素8LでPO$_2$が60です。末梢血管が確保できなかったのでIVは入れていません」と言った。私はできるだけ口から摂るようにして点滴注射はしないでほしいと入院時に要望していた。この方針は守られていたが，その後母は水すらも口にしなくなったので，1日500ml以内で点滴をすることに私は同意した。1回だけ，1日1000ml点滴したらしく，その日以降母の足背はむくむようになった。

　母はほとんど飲まず食わずで生きていた。息を止める前日までベッドサイドのポータブルトイレに，ナースに支えられて降り，少しの排尿をした。ナースは尿量を測定していないようなので気になったが，今さら大したことではないと自分をいさめた。

母の下顎呼吸は一定のリズムで続いた。母は今までなかった茶褐色の水様便を大量におむつに排出した。ナースは手際よくおむつを変え陰部洗浄をそのつどしてくれた。その手際のよさは彼女たちが家族と話をすることが得意ではないことを示していた。

　夕方になったので，妹家族に夕食をとってくるように言った。私と甥の子が残った。彼らが病室を離れてじきに，母の呼吸間隔が遅くなり数回やや深い息をしたあと，母はおもむろに息を止めた。午後6時47分であった。「お母さん」と呼んでみたが，母は再び反応することはなかった。

　「母の呼吸が止まったので死亡確認をお願いします」と，私はナースコールを通して伝えた。酸素マスクを外し，母の顔がよく見えるようにした。鼻が低いと気にしていた母の顔は毅然として美人に見えた。午後7時10分にようやくやって来た医師は，母の瞳孔を簡単に見て，「モニターでも心拍は停止しています」と言った。こうして母の死亡時間は午後7時10分となった。医師はすぐに来れなかったことを詫びた。

45 ある議員立法の禍根

GHQによる異議申し立て

　今から57年前，1951(昭和26)年3月30日，衆議院厚生委員会特別小委員会に加わっていた青柳一郎委員は，衆議院厚生委員会に次のような報告をしている。
　「本日私は丸山委員，岡委員と御一緒にGHQのサムス准将を訪れまして，看護婦制度につきまして御意見を承ったのであります。それに関しまして御報告を申し上げたいと存じます。
　九時半から十一時まで一時間半の長きにわたり，よくサムス准将はわれわれの話を聞かれ，またわれわれも腹蔵のない意見をかわし得たのであります。まず私から衆参両院，それも各党派こぞって態度をきめました将来の看護婦制度のあり方に関しまして説明をいたしました。それに対しまして，サムス准将は，従来から衆参両院におきまして，看護婦制度について自発的に，非常に熱心に調査研究を重ねて結論を得られたその状況は，つぶさに自分は知っておって敬意を表しておる。非常にうれしく考えておる。そうして皆さんのつくられたものにつきましては，自分はほとんど異議はない。ただしかし例外的なものがあって，それについては自分の意見をあなた方に話したい。この意見は，自分の意見としてある程度，しかるべき関係に話を通じておる問題であるから，と言って書面によりまして，われわれにサムス准将の意見を聞かしてくれたのであります。
　それによりますと，まず第一に衆議院の看護婦制度に関する案のうちに准看護婦とあるが，この准看護婦というのはどうも名前がよくない。補助看護婦，アシスタント・ナースとしてもらいたい。これはしかし大した問題ではない」

　これについてはその後，アシスタント・ナースという趣旨で名称を「准看護婦」とするということで，厚生委員会の意見の一致をみている。ここから核心に入る。

　「第二点としては，六・三・三すなわち高等学校を出ました後において，衆議院の案は二年の教科課程を経て，それから国家試験を受けて大臣の免許を

受けるものである。しかしこの点は自分は反対であって、やはり現行通り三年の課程としてもらいたい。それについて自分はこう思う。

　看護婦の任務の本質は、国民によい医療を与えて国民を疾病から保護するにあるのだ、質をよくしなければならない。自分たちは占領5年半、この問題について一生懸命やって来たのだ。思い出せば自分たちが占領のために日本にやって来た際には、看護婦さんは召使と同じであった。ベッドについて適当な訓練を受けておらず、ほとんど召使と同じであった。〈中略〉二年、三年の問題についても、アメリカでもほかの国でも、今までいろいろな体験を持っておる。看護婦さんの数を多くしようがために教育する年数を少くしたこともあった。ところが少くしたためにかえって看護婦さんの数はふえなかった。これをこの年限を多くしたことによって質がよくなり、社会的にもりっぱな仕事であるということが認められ、また待遇もよくなり、そうして初めて看護婦さんたらんとする志願者もふえて来たという実例を、自分たちは知っておるのだ〈後略〉」

　以下、第3点目は、内容の充実した学校を持つこと、第4点目は、保健婦、助産婦に1年の教育をすること、第5点目は、国家試験を行うこと、である。さらに、同伴した岡委員、丸山委員が日本の経済力などからして教育年限を2年とすべきとかなり強く主張したが、サムス准将は3年を譲らなかった、と報告している。

甲乙一本化と准看護婦制度の新設

　しかしその翌日、1951年3月31日、保健婦助産婦看護婦法（以下、保助看法と略す）改正法案が、わずか10名の衆参両院超党派国会議員により国会に上程され、同日に衆議院・参議院を通過した。看護婦を甲種と乙種に分けたこと[1]に対し、人手や予算の不足などを挙げて、多くの議員が疑問を呈した。「当事者の看護婦が望んでいるから一本化せよ」などといった声もあった。このとき、看護職の井上なつゑ議員は、2月から4月にかけてのアメリカ視察のため留守であった。

　本法案では、甲乙を一本化しておきながら、准看護婦制度を保助看法第6条に入れた（第6条：この法律において「准看護婦」とは、都道府県知事の免許を受けて、医師、歯科医師又は看護師の指示を受けて、前条に規定することを行うことを業とする者をいう）。さらに、講習を受ける

ことへの看護界の抵抗と，全国で講習を行う国家予算の不足などから，国家免許の登録税として1000円を払えば乙種から甲種になれるとした。この法案は，同年11月に保助看法一部改正として国会を通過した。

そもそも，1948(昭和23)年制定の保助看法による新制度では，看護婦は高卒後3年の看護教育を受けなければならないとされ，高校進学率が24%であった当時としては高学歴であった。また国家試験に合格した者を甲種看護婦とし，それ以外の者は乙種看護婦として業務制限をつけることとしたのであった。

1951年の保助看法改正によって，(1)准看護婦に看護婦の業務ができることとなったこと，(2)(看護教育を受けていない)医師，歯科医師は看護婦，准看護婦の業務ができること(保助看法第31条・第32条)といった矛盾を抱えることとなったほか，(3)保助看法第6条によって，看護業務は法的には准看護婦の業務に格下げとされたため，給与表も医師とは別の医療職(三)表が作られた。これによって，年齢を増しても給与の上昇は低く抑えられることとなった。1948年の保助看法創設時は，看護婦は医師と同じ給与表を用い大学教育修了者並みに評価されていたにもかかわらず，である。

1950(昭和26)年の議員立法が行われていなかったら，日本の看護制度は余計な「矛盾」に悩まされることはなかったであろう。

保助看法の目的(第1条)は，「保健師，助産師及び看護師の<u>資質を向上</u>し，もって医療及び公衆衛生の普及向上を図ること」であるが，医師法では，医師の任務(第1条)として，「医師は，医療及び保健指導を掌ることによって公衆衛生の向上及び増進に寄与し，もって国民の健康な生活を確保するものとする」となっている(下線は筆者)。ここにも方向性の違いを感じる。

---

1) 1948年制定の保助看法では，新制度による看護婦および国家試験に合格した者(旧制度の看護婦はすべて受験資格があった)を甲種看護婦とし，それ以外の者は乙種看護婦とすることがGHQ／SCAPと厚生省(当時)によって決められた(旧制度の看護婦は都道府県免許であった)。

うれしい手紙

「秋もずいぶん深まってまいりました。お元気でお過ごしのことと存じます。先月のファーストレベルではお世話になりました」という書き出しの手紙が10月末に届いた。この夏に本学で開講した看護管理者研修の受講生からであった。「ファーストレベル」とは，日本看護協会認定看護管理者になるための第一段階の研修を指す。

認定看護管理者と教育体制

日本看護協会は，「多様なヘルスケアニーズを持つ個人，家族および地域住民に対して，質の高い組織的看護サービスを提供することをめざし，一定の基準にもとづいた看護管理者を育成する体制を整え，看護管理者の資質と看護の水準の維持および向上に寄与し，保健医療福祉に貢献することを目的」として，1993年に日本看護協会認定看護管理者制度を発足させた。この制度は，看護管理者の教育と資格認定を体系化したものであり，教育課程は，ファーストレベル，セカンドレベル，サードレベルと段階を踏んで実施される。

認定看護管理者の資格認定審査（書類審査と筆記試験等）を受けることができる者は，(1)サードレベルの教育を修了した者，(2)看護部長もしくは副看護部長等の職位にあり，4週間以上の看護管理者研修を受けている者，(3)看護系大学院で看護管理を専攻し，定められた分野の経験がある者，(4)管理経験が3年以上あり，大学院で管理を専攻している者など（2002年改定），多様なルートを開いている。2008年7月までに408名の「認定看護管理者」が登録されている。

ファーストレベルは，看護管理概説，看護専門職論，ヘルスケア提供システム論，看護サービス提供論，グループマネジメント，看護情報論の6つの教科目で構成され，150時間の講習とレポート審査に合格しなければならない。各レベルを開講する教育機関は，あらかじめ運営体制やカリキュラム等について日本看護協会の認定を得なければならないことになっている。

認定看護管理者の資格認定を受けた者は，5年ごとに資格更新の審査

を受けなければならないため，5年間の活動業績を記録しておく必要がある。

ファーストレベル教育機関は，当初，都道府県看護協会でスタートしたが，最近は増加している看護系大学の研究センター等が継続教育の一環として開講する傾向にある。

管理者の働きを承認し保証する

聖路加看護大学看護実践開発研究センターのファーストレベルは，毎年8月下旬から9月にかけて開講され，今年で4年目を迎えた。日ごろ病棟で忙しく動き回っている看護管理者やリーダーたちが1か月間，「学生」として授業を受け課題をこなすわけであり，生活の切りかえと適応が求められる。

受講者の事前提出書類に課した「受講の理由」を読むと，彼女たちに共通していることは，「自信がない」ことである。中には，「10年も病棟の看護師長をしているのにまったく自信がありません」などと書いているものもあり，愕然とする。ナースたちの継続教育機関の最大の使命は，彼女たちの働きを承認し保証することではないかと私は考える。

本学のファーストレベル研修で私が担当した授業は9コマであり，それらは「組織とリーダーシップ」「組織のカタチ」「ベナー看護論」「ジェネラリストとスペシャリスト」「医療制度」「介護制度」「組織のダイナミズム」「組織とミッション」「サービスの基本概念」から成る。この他にコース運営責任者として「ガイダンス」と「コース評価」を担当したほか，研修初日には受講生全員の1分間スピーチを企画して「楽しい管理，不愉快な管理」を傾聴した。私が一貫して強調したことは，経験を大切にすることと発言をすることであった。

最高のフィードバック

前述の手紙には「先生が，会議は必ず出席して発言すること，ただし建設的な意見を述べてくださいと話されましたので，何か発言するぞと意気込んで参加しました。が，実際はそんなに力を入れなくても自然に意見が言えました。あの5週間を耐え抜いた自信でしょうか。誰も誉めてくれませんが，自らを成長したなあと誉めたたえ，ひとりほくそ笑ん

でおります」とあった。さらに，「定年まであと10年と思いながら勤務していましたが，どうやらもっと働きたくなる環境に変化していきそうで，ちょっぴりうれしい気もします。〈中略〉看護職を選んだ自分の人生，まんざらでもないのかなあと思えます」とあり，「『看護のアジェンダ』を楽しみにしています」と結んでいた。

　暑い夏を80名の受講生との看護管理者研修に費やした成果が，こうした形でフィードバックされるのはたまらなくうれしい。

47 退院すると,良くなるね

過剰でも管理的でもない,「薄味」の援助

　11月の初めに届いた一冊の新刊本の帯の「退院すると,良くなるね」が私の目にとまった。

　「退院支援は,退院支援だけじゃないですけど,基本的にこちらがアプローチする量なんですよね。こちらがアプローチする熱意と実際費やす時間によって,患者さんたちはその退院なら退院ってものを実感できるし,退院していこうって気持ちも取り戻しやすいし。ほとんどがね,こちら側の要素なんですよ,退院がうまくいくかいかないかってのはね」と付録のDVDに登場するソーシャルワーカーが語る。

　「これ本当にね,空気なんだよね。退院支援ってのは。本当に空気。これは患者さんの症状が良くなればとか,患者さんがもうちょっと調子良くなればとか,患者さんがやる気を出せばじゃ全然ない。職員のね,こちら側のモチベーションというか,こちら側の目のつけどころとか,それによって実はかなり変わってくる」のだと言う。

　「(荒谷さんは)絶対退院しないって言ってた。もう,近隣の病院に電話かけまくって,お願いですから私を入院させてくださいって言ってですね。そういうことまでやった彼女がね,やっぱり退院していった仲間たちが自分たちのところに足を運んで,退院したらこういうことができるよ,こういう生活してるよっていう,そういう働きかけに少しずつ心を開いてきて,退院してみようかなっていう気になった」という。

　「〈前略〉浜長さんも退院いやだいやだって言いながらも,実際やってみたときに,サービスの受け手として,こういうやり方だったらやれる,できるっていう浜長さんなりの手応えを感じて,日々時間が過ぎていっても,やっぱり自分の居心地の良さを感じるようなサービスを受けてたんじゃないかと。少なくとも過剰ではない,管理的ではない,それはね,薄味だから。本人が何を望んでいるのか,何を望んでないかってあたりのニードをキャッチしてるんじゃないかな」と医師は説明する。

　このDVDには,荒谷さんも浜長さんも,ソーシャルワーカーも医師

も看護師も，"目隠し"せずに実名で現れ，ふつうに語る。それがいい。

普遍的な退院支援のあり方

　「僕は病院という立場から見ても思うけど，病院というのはある意味決まったサービスを持っていくじゃないですか。サービスを与えて，ある意味ではありがとうと言ってもらわないと，これでもかこれでもかって治療っていくじゃないですか。〈中略〉僕らが退院していった人たちから学ぶのは，病院もやっぱり過剰に治療的じゃないように，管理的・指示的にならないようにということですよ」

　「本人からのSOSが来たらすぐ受け入れてやんないと。そういう，入退院を繰り返してもいいんじゃないかなと思うんですよね。それを何回かやっていくと，こういうときには自分がこうやればいいんだなってことを覚えてくるから。川村先生も，良くなっていなくてもボンボン退院させていくし。そういう面では，良くなんなくても退院するとちゃんと良くなるんですよね」と看護師が語る。

　「特に精神科ってのは，本人たちはそういう判断ができないから，あれできないこれできない，"だって精神病があるんだもん"とついついやってしまう。その人たちの判断が正しいというふうに思えないから，いわゆる専門家が代わりに判断するっていうかたちで決めてしまうことが，あまりにも多かったんですよ。〈中略〉もちろん委ねすぎてもいけない。だから，むしろ双方向での情報交換を大事にしながら，似合ってることを探していくというやり方が大事なんじゃないかなという気がするんですけどね」

　『退院支援、べてる式。』（川村敏明，向谷地生良監修，医学書院，2008年）は，(1)退院支援が過剰でも管理的・指示的でもなく，(2)退院後に医療から見放されたと思われないように，(3)当事者の力を信用して十分な情報支援を行い，(4)「退院すると良くなるね」という体験談が伝わることなど，普遍的な退院支援のあり方を教えてくれる。

　こうして浦河赤十字病院の精神科病床は，130床から60床に削減された。

医療専門職の防御服

　このところいくつかの看護職の集会で拙著『マネジメントの探究』（ライフサポート社，2007年）に書いた「ある符合　医療専門職の防御服」をとりあげている。このテーマに関するディスカッションは実に興味深い。

不幸のルーチン化

　私の問題提起はこういうことである。以前社会学者ダニエル・F・チャンブリスは『ケアの向こう側』（日本看護協会出版会，2002年）でナースの「不幸のルーチン化」について書いている。「ナースの世界，すなわち病院は，一般社会とは全く異なる道徳システムを持っている。病院では悪人でなく善良な人がナイフを持ち，人を切り裂いている。そこでは善人が人に針を刺し，肛門や膣に指を入れ，尿道に管を入れ，赤ん坊の頭皮に針を刺す。また善人が，泣き叫ぶ熱傷者の死んだ皮膚をはがし初対面の人に服を脱ぐよう命令する。〈後略〉」。そして，「ナースとして経験を積むにつれ，これらの業務はルーチン化し，ナースの感情は平坦化していく」のであって，「看護は確かにストレスフルな仕事だが，それは一般人が考える意味でのストレスフルではない」のであり，「点滴，配薬，入浴，配膳，バイタルサイン測定，書いても書いても終わらない記録，書類，血液検体を送る——ナースの一日はこれらで埋め尽くされ，おきまりの仕事が何度も繰り返される」ことによって，「道徳など，この山のような繰り返し業務の中に埋もれてしまい，ルーチンが道徳的問題をぼやかしてしまうのである」と述べている。「そして問題はルーチンの裏側で発生する」のであるが，「スタッフにとって『倫理的問題』になるのはわずかである」という。

　このことに言及して，大江健三郎は聖路加看護学会（2003年）の特別講演で，「看護の仕事は，それをまずルーチン化したものとしてやっていくことが，何よりの基本だということの確信がこの本の全体の基盤をなしていた」として，ロシア・フォルマリストによる文学理論と対比させ「端的なショック」を覚えたと語った。

「防御服」の正しい着用

　その後，「不幸のルーチン化」が私の頭の中でぐるぐるまわっていた

が，医療社会学者レネー・C・フォックスの論文「医療専門職における人間の条件」(『生命倫理をみつめて』，中野真紀子訳，みすず書房，pp149-174，2003年)で説明される「防御服」で合点がいったという私の"大スペクタル"を記述したのが冒頭の「ある符合」であった。

　フォックスは，「看護師や医師は，情緒的に混乱する自らの仕事において沸き上がる強い感情を，意識の表層直下に押し込んでいるようです」と述べ，しかも，「こうした感情が深層にまで埋め込まれていないことは，特定の状況下においてはこの感情がすぐに容易に沸き上がってしまうことからわかります〈後略〉」という。さらに，医療専門職は激しいストレスにさらされたとき，ユーモアで防護しており，このユーモアは内集団の中だけに通じる情緒的規範であるとしている。われわれは，不用意にこの「ユーモア」を外界に漏らすと不謹慎だと批判されることになる。したがって，音が漏れないような休憩室やカンファレンスルームの設計が求められる。意識のある患者の手術室も要注意だ。

　さらに，フォックスは医師や看護師がその役割を演じようとするとき，「丸裸のまま」では仕事をすることができず防御服が必要であるとしたうえで，「この種の仕事を遂行するためには，彼らがある程度の距離を保って防御できる，知的で情緒的な"衣装"を開発しなくてはならないのです。ただし，彼らが獲得する防御服は，理想としては，穴だらけで透過性の高いものであるべきです。なぜなら，もし，医療専門職があまりにも隔絶した存在になったとしたら，病気を患ったり患者になったりすることを，共感的に理解する能力が，きわめて制限されるようになってしまうからです」と述べている。

　私はこの「防御服」の素材は，良質な専門的知識で編まれるべきであり，少なくとも専門職として相手と対峙するときは，「正しく着用」すべきであると思う。「丸裸」になるのは専門職でなくなるときである。

　穴だらけで透過性の高い「防御服」によって，われわれの「不幸のルーチン化」が修正されることになろう。

　先日，この「防御服」をまるで十二単衣のようにぶ厚く着込んでいるスタッフにどのように対応したらよいのかという相談が，ある看護管理者から持ち込まれた。

素敵な無駄遣い

　日曜日，目覚まし時計の音ではなく，自然に目覚め，春のやわらかな光に包まれて背のびをしてから，朝の入浴をする。トーストとコーヒーの簡単な朝食をすませて，一週間ぶりのそうじをして，10時を迎える。30分間は東京FMの「メロディアス・ライブラリー」を聴く。作家の小川洋子が一冊の本を紹介しながら，曲が流れる。スイッチを切り，銀座に出かけて映画を観る。それから，教文館で好きな作家の新刊本を漁り，松屋で洋服をみて，キャンティでお茶をする。その後，自宅近くのスポーツクラブで45分間のアクアビクスをして帰途につく。そのころは街は暮れなずみ，街灯が子どもたちのいなくなった公園にともる。このパターンが私の好ましい日曜日の過ごし方である。もっとも，日曜日に開かれる学会や会議などで，往々にしてこのパターンがくずれるのだが。

　今回は，2月最終の日曜日に放送されたメロディアス・ライブラリーにて紹介された『放課後の音符（キーノート）』で，「そうよね」と思ったことを書くことにした。この本は山田詠美の作品で，1989年10月に新潮社から出版されている。実は，私は自称「山田詠美のおっかけ読者」なのだが，この本はまだ読んでいなかった（ということに，家中の本棚を探してみて気がついた）。

無駄遣いをしないと良い大人にはなれない

　ラジオのパーソナリティをしている小川洋子さんは，「彼女の作品は小説なのに線を引きたくなるような表現がある」と言い，『放課後の音符（キーノート）』のあとがきを絶賛していた。これを耳にした私は早速，教文館に出かけて入手したわけである。その本は1992年11月に角川文庫になっていた。

　『放課後の音符（キーノート）』は，女子高生の心象を綴る8編の恋愛小説集である。そのあとがきに山田詠美は「放課後が大好きな女の子たちへ」と題してこう書いている。

　「良い大人と悪い大人を，きちんと区別出来る目を養ってください。

良い大人とは，言うまでもなく人生のいつくしみ方を知っている人たちです。悪い大人は，時間，お金，感情，すべてにおいて，けちな人々のことです。若いということは，はっきり言って無駄なことの連続です。けれど，その無駄遣いをしないと良い大人にはならないのです。死にたいくらいの悲しい出来事も，後になってみれば，素晴らしき無駄遣いの思い出として，心の内に常備されるのです。私は，昔，雑誌で，悩みごとの相談をやっていましたが，本当は，他人が他人にアドヴァイス出来ることなど何もないのです。いかに素敵な無駄遣いをしたか。そのことだけが，色々な問題を解決出来るのです。学生時代の放課後は，その無駄遣いのためのちょうど良い時間帯なのです。と，いうわけで，なあんにも考えずに，恋や友情にうつつを抜かして欲しいものだと，私は思います。〈後略〉」

看護基礎教育の開始時期

そういえば，私も，以前こんな"法則"を書いた。「若いときにクリアしておくべきことは，遊びと恋愛とセックスである。もしそれらが不十分であると年をとってから歪んで現れる」と（井部俊子監修『ナースの法則200――ベテランナースのよりどころ』p102，日本看護協会出版会，1998年.）。

看護という仕事は，相手の人生に立ち入り，心身のケアをするという使命を持っている。こうした職業につくには，「人生のいつくしみ方を知っている良い大人」である必要がある。それには，若いときに多くの「無駄遣い」をしておく必要があり，きちんと無駄遣いをしておかないと，年をとってからいろいろな形で歪んで現れると考えられる。

この考えは，「看護の基礎教育を始める時期をいつ頃にしたらよいか」という議論に発展する。職業としての看護教育の開始時期は，ある程度「良い大人」になっておくことが前提ではないかと私は思う。早すぎる看護教育は，この理屈でいうと，のちに歪みが生じる。不全感や早期の離職などはこの歪みの現われかもしれない。もちろん，一般教養としての看護学は，良い大人になるために役立つであろう。

骨太の指摘

　本学の4年生に課した「看護政策論」のレポートを，学士編入生Tは「外からみた看護界」と題した。「最後のレポートなので，常にまっすぐな言葉を届けてくださった井部先生に倣って正直にしたため」たという。今回は，内容について目的外使用ということの本人の承諾を得て，彼女の骨太の指摘を伝えたい。

学生がみた「看護界の閉塞感」

　「授業で投げかけられた看護職としての自立心，柔軟な発想，己を高めていくというようなことについて思いを馳せれば馳せるほど，しかしながら，いかに看護の世界が閉塞しているか，その虚しさが目立つばかりである」とし，「看護界がいかに特殊な団体となっているかということ，それを問題とし，それを打開する手立について」述べることが「このレポートのテーマ」だという。

　Tはまず看護大学での教育を次のように記している。

　「看護大学での教育は，看護師を育成するという大前提の下になされるものである。一般の大学は，卒業後にどんな職に就こうと自由であり，一切の前提はなく，そこが決定的に異なる。あらゆる授業において，またあらゆる話において，本大学の教育は看護職として自覚を持って躍進してもらいたいという意図で満ち溢れている」のであり，「明確な将来像を描いた無垢な学生が選択するのは，どこかしら看護に役立つ分野の学習」であり，「看護という枠に拘束され」ているという。「それでは，どこまでも自由闊達な学問精神と知的好奇心，冒険心は育たないのではないかというのが，3年間看護大学に在籍した私の率直な感想である」。「教養とは役に立たないもの」であり，「看護では役に立つことを重んじる」ので，「両者の共存を不自然にしている」と断じている（この点については私は異論がある）。

　「看護師の教育は学問分野というより，医療にまつわる業界のひとつという意味合いが強いことは否定できず，執拗なまでに伝統に固執する芳しくない傾向がある」とした上で，われわれがよく使用する「頻回」

という言葉は広辞苑にも載っていない日本語であり，その乱用は「品格のある語学」ではないと指摘している。（確かに，広辞苑には「頻回」は収載されていない。）

「授業でも保助看法改正にいかに額に汗したかという話をうかがったが，世間の看護界に対する関心なんてそのようにささやかなものである」のであり，「長年，天使という，偶像でしかないイメージを喜んで享受してきたとしたら，そのこと自体が問題である」と冷ややかである。「その裏には，世間のほとんどが看護師の業務内容，看護師育成のための教育など看護の実態について理解していないという紛れもない事実，また知っていたとして，その激務を引き受けさせる貴重な社会的な役割を確保するためにそう呼び続けたかもしれない社会のずる賢い視線が輪郭を帯びてくる」という。こうした中で仕事を続けるには，「あらゆることに妥協し，沈黙し，看護師という着ぐるみを被った無関心の塊と化すこと」であり，「次第に脱ぎたくて仕方のなくなるその着ぐるみを脱いだところで，他の何にも成り代わる術がない」，しかも「道なき道を分け入って開拓し，社会に新たな居場所を見出すまでに努力を続けることができる気力が，そのときどのくらい残っているのだろう」と悲観的であり古典的である。

そして，看護師の将来を照らすためには，「社会への呼びかけが必須」であり，「看護師という職種が実際にどんなことをしているのか」を詳細に伝える必要があるとし，「看護師なんて医者の手先くらいにしか思っていない人は大勢いるし，周知のことであるとするのは大きな怠慢である」という。「専門職という意識は看護師こそ持っているが，社会の多くの人はその専門性のレベルを軽んじている」とした上で，「私もそうであった」と告白している。

「看護界がエネルギーに満ちたものであり続け」るためには，「現役の看護師自身が変わらなければいけない」として，「看護界の底上げのためには，高学歴な者を参加させるのは有効な手段であり，世間に対するメッセージとしてもわかりやすい」のであるが一方で，それらの受け入れを拒む看護界の「古い体質」を批判する。

最後に，Ｔは「看護師として未経験，人間としても未熟な一学生」であると認めた上で，「これから看護師として，一人の人間として，看護

という仕事を好きになれるように，考えることを怠らずに行動していきたい」と結ぶ。

「骨太の仲間」に贈る言葉

　私は学長としてＴに応えるつもりで，卒業式の式辞の中に次のようなメッセージを入れた。「看護界は，いまだいびつなところもありますが，若い皆さんが生涯をかけて挑戦していくには十分な相手でしょう」と。

　Ｔは都内の病院で臨床ナースとして仕事をすることを選んだ。作家になりたいのだと，謝恩会で少しぶっきらぼうに，私に教えてくれた。今年もまた優秀で骨太の仲間が増えることを歓迎したい。

事始(ことはじ)め

 「先生，どうされていますか」とある会合で声をかけられた。どうしているかと問うたのは他大学の学長であり，どうするかという対象は卒業式，入学式の式辞のことであった。臨床家から大学人となった当初は，自分が「先生」と呼ばれることにいちいち"反応"してなじめなかったが，6年もたつと無反応になってしまい，先生という呼びかけに振り向く自分がいる。

 私は3月に入ると，式辞の構成を考え始める。頭の中で文章を組み立てたり分解したりして入学式の前日か当日の朝，式辞の原稿は完成する。構成は毎年ほぼ一定である。まず，関係者への感謝を述べる。そして，大学の歴史と使命を確認し，学生への期待を述べる。学生への期待をどのように表現するかがその年の世相を反映する。

学びの開かれた地で

 昨今，大学の教育理念や「運営の精神」を学生に伝え，学習に反映することが重要であり，自校教育は教養教育であるという指摘がある。今年の入学式(学部)は，本学の歴史的環境から入ることにした。

＊

 聖路加看護大学は，商業地域が並ぶ銀座やお台場などの湾岸エリアのどちらにもほど近い，隅田川畔の東京都心に位置しています。ここはまた霞ヶ関や永田町にも近く，政策決定の中枢に容易にアクセスすることができます。

 かつて，ここには，赤穂藩主・浅野内匠頭長矩の本邸や，大正の文豪・芥川龍之介の生家がありました。キャンパスのすぐ向かいは，豊前国中津藩の藩医・前野良沢，杉田玄白らが『解体新書』を完成させた下屋敷や，福沢諭吉が後に「慶應義塾」となる蘭学塾を始めた場所でもあります。彼らが今から200年近くも前に，この地で暮らしここで息をしていたことを想像するのは愉快なことです。

 杉田玄白が『蘭学事始』を著したのは，文化12年(1815年)，数え83歳であり，彼の死の2年前であったということです。この書はその年よ

り40年前，仲間たちと『解体新書』の翻訳を敢行した当時のことを，遠く懐かしく回想した文章であり，学を開いてゆく者の不安とスリルと喜びを伝え，人々を学問の面白さへといざなう見事な書であると評価されています。書き出しはこのように始まります。「ちかごろ世間では蘭学というものが大流行である。志のある人たちは熱心に勉強し，無知な人は無知な人でむやみにえらいものだと感心している」。

刺激的で奥深い看護学探求の旅へ

　そして，本学の歴史を概説したあと，学則第一条に記されているミッションを述べる。

*

　学則第一条に本学の使命が記されています。「本学は基督教精神を基盤として，看護保健の職域に従事する看護専門指導者の育成を目的とする。即ち，治療予防保健指導の各面に必要な看護に関する科学的知識を養い，技能の熟達を図り，人格の涵養に努め，指導者としての能力を高め，学術を中心とした看護の実践と応用によって，看護および看護教育の進歩発展に寄与し，もって国民の福祉に貢献することを使命とする」。

　わが国は，医師不足，中でも勤務医の不足が社会的なテーマとなっています。しかしその背景には看護師の問題があり，近い将来，医師以上に大きな社会問題に発展する可能性は大きいと指摘されています。

　看護は「人間による治療」であると言い換えることができましょう。その意味で，知識・技能の学習とともに，人間を磨き鍛えることが大切となります。「専門ある教養人」として，ぶ厚い専門書から『源氏物語』まで，幅広いジャンルの本を読むことを勧めます。

　本学で，看護学事始(ことはじ)めとなる皆さんとともに，刺激的で奥の深い看護学探求の旅を続けていきたいと思います。

*

　こうして，式辞を述べることによって，私は純粋に大学のミッションを確認し，自分自身の原点に立ち返るといった作業を行うとともに，看護学事始めとなる新入生に敬意を表すのである。

承認

〈表の承認〉と〈裏の承認〉

　「金銭」「自己実現」による動機づけはすぐに行き詰まるが，「承認」による動機づけは永続的で巨大なパワーとなるという(太田肇，承認欲求，東洋経済新報社，2007年)。

　承認には優れた能力や業績をたたえるとか，個性を尊重するといった〈表の承認〉と，規律や序列を守ることを重視し，奥ゆかしさや陰徳を尊ぶ〈裏の承認〉があり，加点評価に近いのが前者であり，減点評価に近いのが後者であると太田は説明している。

　さらに，日本社会の特徴として，「出る杭は打たれる」「謙譲の美徳」といった言葉が象徴するように，〈表の承認〉より，〈裏の承認〉を重視する傾向があるとしている。しかし，人間の持つ「認められたい」という欲求を真正面から受け止めて〈表の承認〉を追求し獲得できるような条件づくりが，個人はもちろん組織や社会にとっても必要であると指摘している。

　〈表の承認〉の効果は，(1)モチベーションを上げる，(2)業績への好影響，(3)離職の抑制，(4)不祥事を減らすことなどがあるとされ，日本企業のオフィスが大部屋であることが〈日常の承認〉の場となっていると述べている。しかも，〈日常の承認〉は，社員のやる気や楽しさにつながり，そのことが離職を抑制することになるというのである。

　昨今，新築の病院の中には，医師，看護管理者，事務職などがひとつのフロアに机を並べてコミュニケーションを円滑にしており，院長もその一環にあって，院長室として隔離されないつくりもある。

*

　こうした「承認」の作用に注目し，修士論文のテーマにしているのがAである。病院に勤務する病棟師長として，上司から部下への〈表の承認〉行為を明らかにしたいと考えている。彼女は目下，仕事と学業の両立にがんばっている。そのことを「承認」しなければならないと，私も

担当教授として自らを戒めている。

　看護の世界は，確かに〈裏の承認〉が多く，〈表の承認〉の比率が少ないと思う。しかも〈日常の承認〉がきわめて少ない。〈日常の承認〉をシャワーのように浴びることのできる病棟のナースたちは定着率がよいのではないか，という仮説を立証することができるとよい。

天国からの"ありがとう"

　いつも控え目に発言し，自らを励ましながら，少し強くなったAは，ある日，「自分の病棟に入院していた患者の家族が新聞に投書してくれたのです」と，これもまた控え目につぶやくように教えてくれた。どんな内容なのか知りたいという私の強引な申し出に応えて，届けてくれたのが以下の文章である。

　「明るく優しく最期を迎えた父」と題した鈴木弘子さん（48歳）の投書は2009年4月29日の読売新聞に掲載された。

　「父が77歳でがんで亡くなりました。主治医の先生は，"明日はお会いできないから，ごあいさつをさせてください"と言って，意識が混濁している父の胸にそっと手を置き，父の名を呼んだ後，黙って見つめていました。心の中で何か語りかけているようでした。

　"遺言があるから聞いてほしい"という父の唐突な申し出に，男性看護師は30分間も聞いてくれたのです。ほかの看護師さんたちも明るく優しく，家族のように父と接してくれました。

　亡くなる2週間前，ナースステーションで皆さんと一緒に笑顔でピースサインをしている父の写真は，私の宝物となりました。

　最期も皆さんと共に見送ることができました。私は悲しみより感動で胸がいっぱいでした。父も"ありがとう"と言いながら，天国に行ったことでしょう」

　鈴木さんのメッセージは，医療がまだ崩壊していないことを示すものであり，われわれ医療人すべてに〈表の承認〉をもたらしてくれた秀文である。

実習への序章

まだ「看護師」のイメージとは程遠いにぎやかな学生の集団とエレベーターに乗り合わせた。「今日は予定を入れちゃったし—」と話し始めた。「何の予定？」と私が尋ねると「ナイトフレンドです」と言う。「楽しい？」と聞くと「はい，とっても」とすぐに答えが返ってきた。

友達に会いたいから行く「ナイトフレンド」

「ナイトフレンド」は，本学の学生たちが聖路加国際病院の小児病棟で平日の夜に行っているボランティア活動であり，かれこれ10年以上続いている。「慢性期看護論」の授業の中で「兄弟の気持ち」を学んだ先輩が，何かできることはないだろうかと考えたことがきっかけだったと，学園ニュースNo.283（2008年10月）で学部3年の宇田川愛さんが紹介している。それによると，患児の兄弟は感染の可能性から病棟内に入ることができないため，患児が入院すると家か病院のロビーで待つことになる。また，入院中の患児はもっと自分に目を向けてほしいと思っているが，そのことを十分に表現できず苦しんでいること，兄弟との関係性にも変化を及ぼすことを授業で学んだ。そこで，そのような子どもたちの寂しさを軽減して，「普通に遊べる友達」になろう（なってもらおう）と始めた活動が「ナイトフレンド」であり，患児とその兄弟が対象となる。

その活動のコンセプトは「友達」であり「友達に会いたいから行く」という気持ちをいちばんの基本と考えていると宇田川さんは強調する。「私たちは彼らの友達で，同時に彼らは私たちの友達です。だから，看護学生として何かをしてあげたいというのではなく，病気や怪我には何もできないけれど，ただの友達としてできることはたくさんあります」と書いている。彼女たちはスケジュールを組み，平日の夕方，1－2人で病棟に行き，絵本を読んだり，散歩をしたり，一緒に笑ったり，寝たり，ただそこにいるだけのときもある。夜に現れるナイトフレンドは，つきそっている親に休息をもたらし，不安定になりがちな患児の気持ちを支えてくれ，今では小児病棟の重要な一員となっている。登録メン

バーはおよそ 70 人という。

触れ合いが楽しい「いちごフレンド」

　本学には「フレンド」と名づけられた学生たちのボランティア活動がもうひとつある。「いちごフレンド」がそれである。いちごフレンドは「ストロベリー」フレンドではない。彼女たちがボランティア活動を行っている病棟 10E と 5E の名称から 105 フレンドとなり，これを「イチ」「ゴ」と呼ぶことになったためだと学部 3 年の長澤裕美さんが紹介している。

　いちごフレンドの活動は，ナイトフレンドより歴史は新しく 2006 年 11 月から始まった。きっかけは「看護学生だけど病棟ってどんなところか知らない。もっと患者さんと直接触れ合いたい」と考えた学生が基礎看護学の教員と相談し，受け入れ病棟と交渉したことである。現在も定期的にミーティングが続いているという。

　いちごフレンドたちは，食事の配膳と下膳，洗面の介助，食事の介助などを行う。「このいちごフレンドを通して，患者さんとコミュニケーションをする楽しさ，授業で学んだことを病棟で実践できる楽しさを感じる」とともに，「ボランティアをするたびに，新たな発見や達成感があり，将来ナースになることへのモチベーションも上がり，とても充実している」と長澤さんは書いている。開始当初の 10 人から，2008 年には 1 年生と 2 年生が多く参加することとなって現在 65 人のメンバーになったという。いちごフレンドたちは，月曜日・木曜日の放課後と土曜日のお昼の週 3 回，1 回につき 2 時間とし，メンバーが増えることで活動日も増やしていくとしている。

　いちごフレンドたちと受け入れ病棟の看護スタッフを対象とした調査が 2008 年 1 月に実施され，聖路加看護大学紀要に「報告」されている（小林万里子他，看護学生による病棟でのボランティア活動報告——成果と今後の課題，35 巻 45-51 頁，2009 年 3 月）。それによると，学生（n＝25）においては，大学の授業や今後に役立つとの意見が大半を占め，病棟スタッフ（n＝24）は，「患者の話し相手や付き添いなどスタッフでは覆いきれない部分をカバーしてくれる」と回答し，活動の継続を望んでいた。今後，学生に応じた活動内容の充実に向け，受け入れ側の

体制作りをさらに進める必要があると結んでいる。

*

　「ナイトフレンド」と「いちごフレンド」に共通していることは，学生たちの自発的な活動であり，しかもその活動が継続しているということである。学生の持つ創造力，行動力，そして組織化の能力に脱帽である。こうした活動は，臨地実習への序章としても意義は大きいと私は評価している。彼らは，医療現場に存在することから始まる。

南アフリカ・ICN 4 年毎大会紀行

2009年6月末から7月にかけて長い旅をした。6月28日夕刻の全日空で4時間45分かけて香港に到着。南アフリカ航空に乗り換えて13時間10分，ヨハネスブルグに到着。2010年サッカー・ワールドカップ開催を前ににぎわう空港で入国し，再び国内線に乗り継いで1時間10分，ダーバンに到着した。ここが今回の旅の目的地である。合計19時間5分飛行機に乗っていたことになる。

南アフリカ共和国の概要

第24回ICN(International Council of Nurses；国際看護師協会)4年毎大会が南アフリカ共和国のダーバンで開催された。南アフリカ共和国は，『地球の歩き方』(ダイヤモンド・ビッグ社，2008年)情報によると，面積は日本の約3.2倍，リンポポ，ムプマランガ，ハウテン，ノースウエスト，フリー・ステート，クワズル・ナタール，北ケープ，西ケープ，東ケープの9つの州に分けられている。人口は約4785万人，首都はプレトリア(行政府)，ケープタウン(立法府)，ブルームフォンテーン(司法府)の3都市であり，ヨハネスブルグは南アフリカ最大の経済都市であるが首都ではない。アフリカ先住民族79.6%，ヨーロッパ系9.1%，カラード8.9%，インド系2.5%という民族構成であり，キリスト教(オランダ改革教会，メソディスト，アフリカ独立教会など)がおよそ8割を占める。言語は英語，アフリカーンズ，ズールー，コーサ，ソトなど11の公用語がある。通貨はランドであり，1ランドは約14円(成田での両替計算書では14.97円であった)。日本との時差は7時間，サマータイムはない。

南アフリカは南半球にあり，季節は日本と逆転しているため，夏季は10月－3月である。7月は真冬で，平均気温はおよそ15℃。日本にいると「アフリカは暑いところ」という先入観があるが，アフリカの7月は日本の晩秋といったところである。

南アフリカ西部の先住民はコイ・サン系，東部の先住民はバントゥー系だったが，1652年にオランダ人の入植が始まりケープ植民地を造っ

た。やがてオランダ語から生まれた独持の言語を話すアフリカーナーを形成した。その後，イギリスの支配が強まり，1814年ケープタウンがイギリス領となった。19世紀末にアフリカーナーが金とダイヤモンドを発見，その産地の支配権をめぐり，イギリスとの間にボア戦争が起こった。戦争に勝ったイギリスは，1910年にアフリカーナーの地域を自治領の南アフリカ連邦として統合，独立させた。

　1948年にアフリカーナーの国民党が政権を樹立，アパルトヘイト（人種隔離）体制を築いたが，国際社会から非難されたため，1961年にイギリス連邦を脱退し共和国となった。世界から孤立して人種差別政策を維持，反政府運動を弾圧してきたが，1989年に大統領になったデクラークはアパルトヘイト撤廃政策を進め，1990年にアフリカ民族会議元議長ネルソン・マンデラと全政治犯を釈放し，1994年初の全民族参加による総選挙によって，ネルソン・マンデラが大統領となった。1996年，あらゆる差別を禁止した新憲法が公布されたが，治安の改善と経済格差の是正が課題となっている。

　現に，在南アフリカ日本大使館からは「十分注意してください」という危険情報が発出された。夕刻から深夜，または人通りが少ない時間帯に，ダーバンの国際会議センターおよびホテルの周辺を歩行することは避け，レストランなどに行く場合にはホテル手配のタクシーを使って往復するようにと伝えられていた。

アフリカのナースたち

　ICN 4年毎大会は，3日間の各国代表者会議のあと，夕方に開会式が行われた。その後3日間の会期で基調講演，研究発表，ワークショップなどが企画され，世界各国からおよそ5600名が参加した。

　モハエ前ボツワナ大統領は基調講演において，先進国への医療職の流出により，途上国はマンパワーが不足していると指摘した上で，次のように語った。アフリカの健康課題は多様だが，特にHIV/エイズは大きな課題であり，2200万人のアフリカ人が罹患している。アフリカ連合は，予算の15％を医療費に充てているが，医療以外にもHIV/エイズ患者の雇用や住宅問題もある。一方で，HIV/エイズのない世代を創ることにおいては，われわれは成功している。5歳以下の児の死亡率は減少

しており，これにはナースが貢献している。2004 年，ボツワナでは保健大臣にナースを任命した。さらにナースの日を決め，4 つの賞を設けた。ナースは地域社会のケアにおいてリーダーシップを発揮し，ナースの決定は医療費にも影響をもたらしている。予防が重視されており，ハイテク技術ではなく，ナースのケアが重要なのである，とした。このスピーチの要所要所で，聴衆は声をあげたり，こぶしをあげたりしていた。アフリカのナースたちの反応は強烈であった。

　会期の翌日に計画された病院見学で，私はダーバンのマッコード病院を訪ねた。そこで私は，マッコード病院の歴史が，日本の聖路加国際病院の歴史に似ていることに気がついた。前者は米国の宣教医師マッコードによって 1909 年に設立され，後者は 1902 年に同じく米国の宣教医師トイスラーによって設立され，発展してきた。

　4 年間 ICN 会長を務めた南裕子氏は退任し，新会長にはオーストラリアのローズマリー・ブライアント氏が就任した。キーワードは「ハーモニー」から「アクセス」に変わった。地域代表理事として，日本看護協会が推薦した金井 Pak 雅子氏が当選した。

*

　私は再び長い時間を機中で過ごし，帰国した。たまったメールや書類を前にしばし呆然としている。会期後に訪れたケープ岬やヴィクトリアの滝，ドライブ・サファリで出合った象の群れやライオンとバッファローの対決などを反すうしながら。

爪切り事件第一審判決

　第13回日本看護管理学会が，勝原裕美子（聖隷浜松病院副院長兼総看護部長）大会長のもとに浜松で開催された。「可視化」をメインテーマとした年次大会は，興味深い講演やシンポジウムが組まれ刺激的であった。

　2日目の第3会場における「特別セミナー」も満席であった。特別セミナーでは日本看護管理学会学術活動推進委員会（委員長＝井部俊子）が主催して「『爪のケアに関する刑事事件』の一審判決を読み解く」ことを弁護士の荒井俊行氏（奥野総合法律事務所）に依頼した。爪切り事件第一審判決は福岡地裁小倉支部で2009年3月30日に，「懲役6月，執行猶予3年」の有罪（傷害罪）判決が出され，現在控訴中である。

　一審で認定された"犯罪事実"は，以下のとおりである。
1）　脳梗塞症等で入院中の患者A（当時89歳）に対し，その右足親指の肥厚した爪を，爪切りニッパーを用いて指先よりも深く爪の4分の3ないし3分の2を除去し，爪床部分の軽度出血を生じさせる傷害を負わせた（2007年6月11日）。
2）　クモ膜下出血後遺症で入院中の患者B（当時70歳）に対し，はがれかかり根元部分のみが生着していた右足中指の爪を，同爪を覆うように貼られていたばんそうこうごとつまんで取り去り，同指に軽度出血を生じさせるとともに，右足親指の肥厚した爪を，爪切りニッパーを用いて指先よりも深く爪の8割方を切除し，同指の根元付近に内出血を，爪床部分に軽度出血を生じさせる傷害を負わせた（2007年6月15日）。

　本件は当初，爪はがしや高齢者への虐待などとセンセーショナルに報道された。私は看護管理者として，本件はいったいどのような事件であったのか，一審判決で指摘されていることは何なのか，この事件からわれわれは何を共有しておくべきなのかを明らかにしておく必要があると考えて特別セミナーを企画した。

一審判決を読み解く

　講師はまず，本件は傷害罪の成否の問題であり，業務上過失致死傷の問題でないことに注目すべきであると指摘した。傷害罪とは，「人の身体を傷害した者は，15年以下の懲役又は50万円以下の罰金に処する（刑法204条）」と規定されていること。また，傷害とは，「他人の身体に対する暴行により，その生活機能に障害を与えることをいう（最決1957年4月23日）」と説明した。

　第一審判決抜粋から講師は以下の箇所を取り上げ，看護行為とフットケアに関する見解を評価した。「看護師が事故の危険防止や衛生上の必要から，フットケアの一環として，高齢者の肥厚した爪などを指先より深い箇所まで切って爪床を露出させることがあったとしても，その行為は，人の生理的機能を害するような違法な行為の定型には当てはまらず，傷害罪の構成要件に該当する傷害行為とは言えない」（ただし，この判例が通説的見解と言えるかどうかは疑問である，と講師は指摘している）。

　さらに判決は，正当業務か否かについて，保助看法第5条を引用し，普通の爪切りは療養上の世話にあたるとしている。続けて，「看護師がその業務として行う療養上の世話の具体的な内容，方法は，看護の現場において，個々の看護師が，看護師としての専門的な知識経験などに基づき，個々の事情に応じて適切なものを選択して患者に施すものと言え，その内容方法につき個々の看護師の裁量に委ねられた分野である」と判示。そして，「証人N，証人Kの各供述その他関係証拠によれば，看護師が，患者のために行うフットケアの一環として，高齢者等の爪床から浮いている肥厚した爪を指先よりも深い箇所まで切ることもまた，療養上の世話に含まれると言えるから，仮にフットケアとして爪切りを行う中で出血などを生じさせてしまった場合であっても，看護行為としてしたものであれば，正当業務として違法性が阻却され，傷害罪は成立しないと言える」とした。

　しかし，本件の被告人の各行為は，「患者のためのケアであることを忘れて爪切り行為に熱中し，自由に体を動かすことも話すこともできない患者であるのをよいことに，痛みや出血を避けるなど患者のための配

慮をすることなく，<u>自らが楽しみとする爪切り行為を行い</u>，患者に無用の痛みと出血を伴う傷害を負わせている」とし，さらに，「爪床が露出するほど爪を深く切り取る爪切り行為は，<u>職場内では患者のためのケアとは理解されていない行為</u>」であることや，「患者の家族や上司から説明を求められても，<u>フットケアであることの説明をすることなく</u>，自らの関与を否定し続けた」のであり，これらの行為はケア目的として行った看護行為として認めることができず，「正当業務行為に該当しない」と判示している（下線は筆者）。

ケアの質の保証とは何か

　講師は，本件の争点は，(1)事実に関する争い（つまり，何のためにやったのか）と，(2)法的評価に関する争いである，と指摘した。犯罪の成立は，構成要件該当性（実行行為，結果，因果関係，故意）の有無と，違法性阻却事由（正当業務行為「法令又は正当な業務による行為は罰しない」刑法35条）の有無であり，医療行為の正当性は，(1)医学的適応性，(2)医療技術の正当性・相当性，(3)患者の承諾を要件としている。講師は，本判決は爪切り行為の正当化要件として，ケア提供の"プロセス"を争点としており，ケア自体の質や必要性を重視していない点が問題であると述べた。

　被告人の捜査段階での供述調書が判決の根拠として多く用いられていることから，日ごろの発言のあり方やインシデント・リポートの書き方についても示唆していると筆者は感じた。安易な「反省文」を書いたり，事実と推測を明確に区別して論じないと不利になる事態が起こる，ということである。

　それにしても，患者の足の爪が放置され鳥のくちばしのように伸びている状況は，ケアの質の保証とは何かという問題を痛切にわれわれに突きつけている。

---

1) 2010年9月16日，福岡高裁は，一審には明らかな事実誤認があるとして逆転無罪の判決を下した（その後確定）。日本看護協会は『「爪のケア」に関する刑事裁判判決をうけて』（平成22年12月）と題するプレスリリースを発表。看護職の課題として①関係者とのケアの共有，②専門的なケアの説明や同意，効果の確認の仕方，③入院診療計画書の再検討，を挙げた。

「やさしい」看護とは何か

　今年からそう呼ばれるようになった"シルバーウィーク"の休みに会った友人が，肘の手術をしたいが，以前に入院したことのある病院は看護が嫌だから入院したくないのだと話していた。

　世論調査では，80％の人が望ましい看護師像として「やさしさ・思いやり」を挙げている。過去に行われた「やさしさ」の研究では，看護者がケアを決まりきった日常業務としてただ単に与えられて行っている限りは，患者はそのような看護者を自分にとって意味のあるかかわりをしているとは認知しない，と指摘している（大川，1995）。

「やさしさ」の受容体理論

　病棟の看護管理者として勤務していた際に患者や家族から，「ここの看護師はやさしい」という「評価」を，「釈然としない思い」で受けとめていたことをきっかけとして，患者が認知する「やさしさ」を追究した研究がある（笠松，2008）。この研究は2つの内科病棟で行われた。承諾の得られた入院中の患者に，看護師に対して「やさしい」と感じた経験が生じたらメモをしておいてもらい，研究者が訪ねていって，患者の状況や気持ち，「やさしさ」体験をもたらした看護師とその看護師の行為を尋ねるというものである。次に，患者の「やさしさ」体験に登場した看護師に対して，どのような場面であったのかを語ってもらっている。

　調査期間中，9名の患者が研究参加に同意した。そのうちの4名は初めての入院であった。「やさしさ」体験があった患者は6名・11場面であり，「やさしさ」体験がなかった患者は2名であった。1名は研究参加2日目に，自分の治療のことで余裕がないという理由で研究参加を辞退している。

　この研究は，患者からみた「やさしい」看護にいくつかの興味深い知見をもたらしている。

　まず，「やさしい看護」という発想は，看護師の世界には存在しないということである。そのことは，患者が語る「やさしさ」体験に登場する看護師たちが異口同音に，患者がやさしさを感じてくれるとは思って

もみなかったと語っていることでわかる。しかも，「やさしさ」体験は，短い時間の出来事であり，言葉，触れる，温かさを与えるなどに代表される。

　そうすると，「やさしさ」体験を認知するのはもっぱら患者側である。この現象を笠松論文では次のように考察している。看護師が「やさしさ」体験を提供しようと意識していない看護を，患者が「やさしさ」として認知し，その認知が短時間で行われ患者の心に響くという体験は，刺激伝達物質と受容体の関係に類似している。〈中略〉看護師（神経細胞）は，経験や知識を用いて（細胞外の材料を食べ，神経伝達物質に合成し），看護（神経伝達物質）を提供する。患者（受容体）は，看護を受け取り，「やさしさ」に変換して，「やさしさ」体験が認知される。ここで，患者（受容体）に合致する看護（神経伝達物質）を提供しないと，「やさしさ」という電流は流れないということである。

「患者」ではなく「一人の人間として」向き合う

　患者の持つ「やさしさ」受容体の特性は，「やさしさ」体験を認知しなかった患者の語りが教えてくれる。つまり，患者の抱えている問題やニーズにあった働きかけがなされなかったため不安が軽減されず安心がもたらされなかった状況や，不安の原因となる問題は解消され退院後のことに関心が移っている患者には，「やさしさ」電流が流れない。そう考えると，「やさしさ」受容体は人間の持つ脆弱性を核にしているようである。

　患者の認知する「やさしさ」体験は，顔のない「やさしさ」体験だと笠松論文は指摘する。看護師の氏名が特定されていた「やさしさ」体験は，11場面中5場面と少なかった。「やさしさ」体験は，「誰が」よりも「どのような」体験であったかが中心となって「感知」されるのである。

　患者の認知する「やさしさ」を成立させる看護は，「患者」ではなく「一人の人間として」向き合うといった最もシンプルで最も難関な課題に直面するのである。これには受容体理論で用いた「細胞外の材料を食べ，神経伝達物質に合成」する過程が決め手になると思う。

看護の未来予想

今年の「看護サミット」は2009年10月14-15日に札幌で開催された。私は2日目のシンポジウム「看護の未来を拓く」(座長＝野村陽子厚生労働省医政局看護課長)にシンポジストとして参加した。自分の発言要旨のタイトルを「ゆるやかで大らかな看護職に」として,「看護界の未来予想図」という夢を述べた。私にとって公衆の前で「未来」を語ることは初めての試みであった。そのことを記念(？)してエッセンスを本稿に再録することにしたい。

ゆるやかで大らかな看護職に

「なぜ『看護は大変な仕事』と言われ,『でもやりがいがある』と答えるのか」との問いに,6項目をあげて答えている本が出版された(菱沼典子ほか編著『看護の原理　ケアすることの本質と魅力』ライフサポート社,2009)。6項目の概略を以下に記す。

1つ目は,呼吸までをも機械にゆだねて生きている人のそばで緊張し,祈り,見守るといった「人が生きることを支える」仕事だから。

2つ目は,その死がどんな形であろうとつらいものであるが,「人が死ぬこと(生きること)を支える」仕事であるから。

3つ目は,「うっかりミスや思いこみによる間違いが生命にかかわる現場」であるから。細心の注意を払い続けるには,体力・知力・気力がそろっていなければならない。

4つ目は,「病いを得た見ず知らずの人につき合う」仕事であるから。本来ならば知り得ない(知らないですむ)病者や家族の秘密を知る場合があり,その秘密を漏らさず,かつ病者や家族の安寧に必要な対処をするには高い倫理観が求められる。また,看護という仕事では,身体から出るもの(吐物,尿,便,血,膿など)を始末することが意味を持つ。

5つ目は,患者との関係,医療者同士の関係のなかで仕事をするから。そこでは「人を受け入れ,人に受け入れてもらう」ことが必須であるが,受け入れられない相手がいたり,受け入れてもらえないときもあり,つらい思いをすることがある。

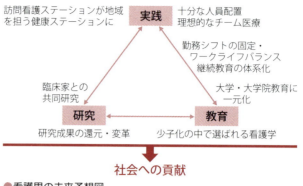
●看護界の未来予想図

6つ目は、病者につき合った結果、新たな生活、新たな知識を手に入れたのを見届けると、うれしくかつ誇りに思うのであり、「病葉(わくらば)が緑に還る喜び、誕生の喜びを味わうことができる」から。

＊

そして、「やりがいがある仕事」を担っている看護師たちを、多くの人が「まじめで一生懸命な看護師」という言葉で評する。こうした"評価"を私は率直にほめ言葉とは思えないのである。なぜなら、「まじめ」には、融通が利かない、従順であるといったイメージが、「一生懸命」には、けなげであり、同情や憐れみを誘うイメージがつきまとう。さらに患者からすると、「忙しそうで頼めない」場合において、一生懸命さは「拒絶」を意味することになる。

では、「ゆるやかで大らかな看護師」はどうか。「ゆるやか」には、受容的で知的なイメージがあり、「大らか」には、スケールが大きい、パースペクティブを持つ、希望があるといったイメージがある。

＊

世間がゆるやかで大らかな看護師というイメージを持つようになるには、基盤整備が必要である。基盤整備のフレームワークとして考えたのが「看護界の未来予想図」（図）である。「教育」「実践」「研究」のトライアングルはこのようになるとよい。

「教育」では，看護基礎教育は大学・大学院に一元化され，少子化の中でも看護学専攻は人気がある。継続教育は整えられ，実践家も教員も自分の能力開発に応じて適切なコースを選び，学び続けることができる。ベルトコンベア式の院内教育ではなく，キャリア開発に沿った人生設計を各人が行う。ワークライフバランスは浸透し，臨床現場ではナースは勤務場所のみならず勤務シフトも選ぶことができるようになる。一人のナースが三つの勤務シフトをローテーションするなどという勤務パターンは忘れ去られた過去の出来事になっている。

　「実践」では，看護管理者の権限が確立しているので，ナースの数とスキルミクスのあり方を考えてスタッフィングを行い，機能的なチーム医療の推進者となっている。そこでは一人が何役もこなすような"兼務"は消失している。訪問看護ステーションは，地域住民の"健康ステーション"として定着しており，介護施設はナーシングホームとして適切なケアを提供し，人々の信頼を得ている。

　「研究」者は，臨床家との共同研究体制を確立して，看護の現象をていねいに記述し，技術を開発し，看護の効果を測定する。この成果が「実践」や「教育」に還元されて，実践が変わり，教育が進化する。もはや，臨床ナースが"研究係"をさせられて苦労することはない。

＊

　私はこのような看護界の実現を20年くらい先とみている。今，できる努力はして，できなかったことを次代を生きる若い学生たちにやってもらいたいと，授業で伝えている。

　「病気のあるなしにかかわらず，すべての人々(個人・家族・集団)の健康の増進，疾病の予防，疾病からの回復，病いと共に生きること，また生き抜くこと(死を迎えること)を支える」ケアを提供する「ゆるやかで大らかな看護職」は，決して"絶滅"することはない。

みんなで生きるために

『みんなで生きる』〔社団法人日本キリスト教海外医療協力会（JOCS）会報〕が届くと，清水さんはどうしているかなと思いながら頁をめくる。清水範子（なおこ）さんは，本学の修士課程で国際看護学を修了し，JOCSから派遣されて，現在助産師としてアフリカのタンザニアで仕事をしている。2009年の会報・こども号（第395号）の特集「平和・健康・いのち」に，清水さんは寄稿していた。

下痢で失われる大切ないのち

　清水さんは，「大切ないのち」と題して，「私の出会った赤ちゃんとお母さんの出来事」から，いのちと健康を次のように伝えている。「タンザニアの村では，赤ちゃんが下痢になり，保健センター到着時に死亡していた悲しいケースは残念ながら多いです。大切ないのちが1歳になる前に下痢で亡くなってしまうのです」と。タンザニアでの活動は，健康の維持と向上が，病気の治療よりも重要であると清水さんは言う。清水さんは，毎週水曜日3つの村に通っているが，どの村にも診療所はなく，保健センターまで歩いて3時間かかるという。清水さんは村で妊婦健診と5歳未満のこどもたちの健診をしている。村には電気も水道もない。日本での健康維持や生活向上の仕方と異なる環境の中で，「お母さんたちの話をよく聞いて」，こどもたちの健康を守るヒントを得ているという。

　大切ないのちが下痢で失われる最も大きな原因は，村にきれいな水がないことだと清水さんは言う。村にある井戸水が使えない場合は，雨水や池の水や湧き水を使う。それで赤ちゃんは下痢になり，それが原因で亡くなってしまう。健康を守るための「安全な水」が必要なのだ。

　清水さんは，それ以外にも健康を守ることができない理由があるという。

　一つ目は，貧しいこと。貧しい人たちは牛乳をたくさん買うことはできないので水で薄めて飲んでいる。

　二つ目は，村から保健センターが遠いこと。大きな病気やけがをして

も歩いて3時間の道のりをやってこなければならず，病気を重くしたり時には助からないこともある。

　三つ目は，食物が豊富にないということ。毎日の食事はとうもろこしの粉を練ったウガリと大豆だけのことが多い。鶏やヤギは家のすぐ近くで飼っているが特別なときにしか食べない。野菜，肉，魚，穀物，果物などをバランスよく適量摂ることが難しいと清水さんは指摘する。

大丈夫な「今の若い者」

　赤ちゃんの下痢の原因について村のお母さんたちと話し合った清水さんは，「お母さんたちから，学ぶことがたくさんあった」という。「どのお母さんたちも村にあるもので，知恵と経験から真剣に取り組んでいることがわかりました。こどもの健康維持には，基本的な栄養状態が安定していることが必要であることを理解し合いました」。

　そこで，村では自分の家の近くで菜園を作ってみようということになり，鉄分が多い野菜を育てようと決めた。「現在では，各家庭でそれぞれ小さな菜園を作っています。村の健診に行くと最近では，野菜作りの話が多くなってきていて，お母さんたちが積極的に取り組んでいるのがわかり，うれしいです」と清水さんは書いている。「大切ないのちが1歳の誕生日を無事に迎えられるように，村のお母さんたちを中心に，村全体で取り組んでいます」と清水さんはつけ加えている。

　「村でお母さんたちから話を聞く清水ワーカー」とキャプションの付いた写真では，キリマンジャロヘアという編み上げのヘアスタイルの清水さんが紹介されている。その写真は，「みんなで生きる」ために必要なことを教えてくれる。

　半年くらい前，一時帰国した折に，近況報告で立ち寄ってくれた元気な清水さんと重ね合わせ，「今の若い者は」と嘆いている「若くない者」に，今の若い人たちは大丈夫と伝えたい。

看護の力

　2009年12月のある日,「看護の力」の確認を目的に,朝一便で羽田から松山に飛んだ。3年ぶりに玉井さんに会うためであった。正確に言うと,玉井さんと,玉井さんをケアしている看護師の安藤さんに会うためであった。

　玉井さんは,1988(昭和63)年,38歳のときに,パソコン関連の会社の単身赴任先で倒れ,仕事に来ないと心配した同僚に発見された。玉井さんは脳出血で右片マヒ,失語症となった。その後,リハビリで社会復帰が可能となり,身体障害者の作業所に行けるようになった。

　しかし,1998(平成10)年2月14日,玉井さんは脳幹部の梗塞を発症し,再び倒れた。長い入院生活が始まった。気管切開が施され胃ろうから栄養剤を注入し,留置カテーテルで排尿をしていた。1999(平成11)年5月に退院し,在宅療養が始まった。「退院時に留置カテーテルは抜きました」と訪問ナースの安藤さんは強調する。体重は54.6kg,白血球8500/mm^3,1日1800kcalの栄養,痰が多く,目の充血があったと「経過表」に記されている。

　玉井さんは現在60歳である。2回目の発症からおよそ11年間,基本的に家で療養生活を送っている。玉井さんと暮らすために長女夫婦は同居することを決め,妻と孫二人と共に生活を始めた。気管切開口からは酸素吸入を行い,胃ろうから栄養を入れ,排尿はおむつを使用,排便は訪問ナースが摘便するなどをして定期的にコントロールしている。まぶたの開閉で玉井さんと意思疎通ができる。

　入院中は角膜ヘルペスとなり両眼が開閉せず,医師は「何も見えない。失明している」と告げた。しかし,玉井さんにはさまざまな可能性があることをナースたちは発見していくのである。

ナースが在宅療養で発見した"潜在能力"

　玉井さんの在宅療養生活はⅢ期に分けられる。Ⅰ期は,1999年5月から2002年9月までの3年4か月であり,訪問診療,訪問看護,訪問リハビリなどもっぱら「訪問サービス」のみを受けていた時期である。

Ⅱ期は，2002年10月から2009年7月までの6年9か月であり，この期間は「療養通所介護サービス」が追加され成果を挙げている。第Ⅲ期は2009年8月から現在に至る。2009年春に妻の病気が発見され，同年8月に入院して手術を受けたため，玉井さんは8月3日から9月12日まで「入院」したのである。

　Ⅰ期は看護師による「訪問サービス」が主体であった。2000年に介護保険制度ができ，安藤さんがケアマネジャーとなった。玉井さんはこの間，肺炎を併発して5回入退院を繰り返している。痰からは緑膿菌が検出され，臀部には褥瘡ができた。「妻は，『家に連れて帰ってよかった。夜間眠れないが，昼間休めるため，このまま家で看たい』と言っている」と，「経過表」に記されている。「ショート入院を依頼したことで，お父さんが泣く姿を見てかわいそうでした」「朝，便が出てるので，おむつ交換しようとしてもむせこみ，なかなか交換ができない。痰が多い」「看護婦さんが朝夕しっかりと痰を出してくれると吸引する回数が少なくなっている」という記録がある。妻は休職して世話をした。玉井さんは次女の花嫁姿を見ることができた。

　Ⅱ期は，通所サービスの導入による玉井さんとその家族の変化である。それまでの玉井さんは「気温の変化で発熱し呼吸感染を繰り返していた」し，「免疫力の低下で眼球の水疱や充血が持続し開眼できない」状態であった。妻や長女は玉井さんの介護のため常勤の仕事に就けず，心の余裕を失っていった。

　2002年10月，玉井さんは通所看護サービスのために外出した。ベッドを挙上して座位となった。ストレッチャーで公園を散歩した。目の充血が軽快しテレビを見るようになった。ナースたちは次々と玉井さんの"潜在能力"を発見していった。それは短時間の訪問看護では発見できないことであった。通所サービスが開始されて，ナースたちは玉井さんの排尿パターンを観察し，排尿を促した。リクライニングの車いすでお花見をした。「武蔵」「ローマの休日」「タイタニック」をビデオ鑑賞した。20年ぶりに映画館に行きみんなと一緒に笑った。体調悪化による入院は全くなくなった。

　Ⅲ期は，妻の入院によって，玉井さんも41日間入院したことによる体調の変化である。玉井さんの目は再び充血し閉眼した。気管カニュー

レからの出血や感染が起こり，皮膚のトラブルで皮膚科に診てもらった。熱は 37.5 度が続き，胃ろう部からも時々出血した。体重が 4 kg 減った。

　自宅と通所サービスによって微妙なバランスをとっていた玉井さんの体調が，入院によって一時的に崩れた。妻は自分のことよりも夫の体調が気になり，予定を早めて玉井さんを自宅に引き取った。そして再び，訪問看護と通所看護が始まったのである。

凛として介護を受ける

　2009 年 12 月，私が在宅ケアセンター「ひなたぼっこ」を訪ねたとき，玉井さんは入浴するためにストレッチャーに移され，大きなエプロンを着けたナースたちが玉井さんとにぎやかに話をしながら介助していた。玉井さんにあいさつすると，まぶたを上下させて応えてくれた。

　玉井さんは，家族の中での居場所もできた。玉井さんは週 3 日，在宅ケアセンターに行くという「役割」がある。妻が夫を「仕事」に送り出す。妻はパソコンを習い，孫を保育園に迎えに行く。お化粧もするようになった。介護で疲れてやさしくなれないと言っていた長女は，父に 1 日でも長く生きていてほしいと願う。

　玉井さんは生きるために他人の力を必要としている。しかし玉井さんは凛としている。人間の尊厳とは，身体の清潔が保たれ，口臭がないことだと安藤さんは言う。私もそう思う。

牛の鈴症候群

　この原稿を書いている私の机の上に『牛の鈴音』と題した小冊子（CINEMA RISE No.209）がある。表紙には，農作業の間に草むらに腰を下ろす老夫婦と荷台を後ろにつけた老いた牛がたたずんでいる。この牛は赤牛で，どうみても若くないことがわかる。（牛を入れた）この三人をピンク色の空がゆったりと包んでいる。そろそろ家路につこうかという三人の"会話"が聞こえる。

老いた農夫と牛が過ごした最後の四季

　韓国映画『牛の鈴音』（監督／脚本／編集：イ・チュンニョル）が，韓国で公開されて37日目に動員100万人を，その9日後に200万人を突破した。公開7週目，8週目には興行成績第1位を獲得して「牛の鈴症候群」と呼ばれる社会現象を巻き起こしたという。

　映画がヒットするとともに，老夫婦が暮らす村に観光客が押しかけた。村は「牛の鈴音記念館」をつくり，お爺さんの服や杖，老牛がつけていた鈴を展示した。ついには，あまりの過熱ぶりを心配した監督が「老夫婦のプライバシーを尊重してほしい」と声明を発表しなければならなくなったという。

　『牛の鈴音』はこのように始まる。「79歳になる農夫のチェ爺さんには，30年間も共に働いてきた牛がいる。牛の寿命は15年ほどと言われるのに，この牛は40年も生きている。今では誰もが耕作機械を使うのに，頑固なお爺さんは牛と働く。牛が食べる草のため，畑に農薬をまくこともしない。そんなお爺さんに長年連れ添ってきたお婆さんは不平不満が尽きない。しかし，ある日，かかりつけの獣医が，この牛は今年の冬を越すことはできないだろうと告げる」

　その冬，チェ爺さんは牛市場で新しい雌牛を買った。年寄りに2頭の牛の世話は無理だから老いぼれ牛を売れ，とお婆さんは言う。死ぬまで面倒を見るさ，こいつは動物だがわしには人間よりも大切だ，とチェ爺さんは答える。

　新しい春が来て，若い牛が雌の仔牛を産んだ。雌の仔牛はお金になら

ないのでお婆さんはがっかり。お爺さんは相変わらず黙々と牛のために夜明けからエサをつくる。お婆さんは大声でまた愚痴る。

＊

　青い夏空の下，牛が草を食う。お婆さんの愚痴は果てることがない。夏の終わりに大雨が降って田んぼが水浸しになってしまう。
　そのころから，お爺さんは頭が痛いと時折つぶやくようになった。老いぼれ牛が引く荷車に乗って，夫婦二人は町の病院へ向かう。働くのを控えなさいと医師はお爺さんに忠告する。ナースはお爺さんの足の傷の手当てをする。病院からの帰り道，二人は写真館で遺影用の写真を撮る。医師の忠告にもかかわらずお爺さんは働き続ける。休むのは死んでからだと言う。
　ある日，逃げ出した仔牛がお爺さんに体当たりした。お爺さんは仕方なく仔牛を売った。牛はますます老いぼれて，お爺さんとお婆さんの二人が荷台に乗ると，重さで立ち止まる。お爺さんは牛に気づかってお婆さんに降りろと怒鳴る。何の因果でこんな男に嫁いだのかとお婆さんは歌う。

消えゆく鈴音

　やがて収穫の秋を迎えた。鎌で刈るのは老いた夫婦には大変な苦労だ。次男に頼まれて，近所の人がトラクターで稲刈りの手伝いに来てくれた。お婆さんは町に住む子供たちに米を送る。米を作れるのも今年が最後だろう，お爺さんにはもう牛の世話は無理だ，とお婆さんはくり返す。お爺さんは仕方なく牛を牛市場に連れていくことにした。その晩，お婆さんはやさしく牛に声をかけた。あんたも苦労したね，あの人のせいで。
　牛市場に来てはみたが，安く買いたたこうとする連中がお爺さんは腹立たしい。タダでも要らないような牛だと牛買い人は言う。老いぼれ牛の目から涙が落ちた（観客の私の目からも涙があふれて落ちた）。お爺さんは結局，牛を手放さなかった。

＊

最後の冬，ついに老いぼれ牛が動けなくなった。助かる道はない。時間の問題だと獣医は告げた。お爺さんは30年の間ずっとつけていた鼻輪を外し，鈴を外した。ちりんちりんと鳴っていた鈴の音が止んだ。
　天国に行けよ。お爺さんの声に老いぼれ牛は一瞬答えるように首を振ると動かなくなった。牛は涙を一滴浮かべた（観客の私もまた涙した）。自分が死んでも私たちが困らないようにと，こんなにたくさんの薪を運んでくれた，とお婆さんは言う。
　牛の骸は土に還し，牛がつけていた鈴は軒先に下げた。お爺さんは横になることが多くなった。あんたが死んだらやっていけない，すぐに私も後を追うよとお婆さんはつぶやく。

　この映画はドキュメンタリーである。イ・チュンニョル監督は，「息子として何も孝行していない自分が，父への反省文を書くつもり」で作ったと語る。
　哀愁を帯びた鈴音とともに，私がもっとも感情移入したのは牛の涙であった。そして監督の見事な"親孝行ぶり"を讃えた。私も牛の鈴症侯群に"リカン"した一人である。ここでは「医療」は，老いぼれ牛に揺られて行く「異界」であった。
　チェ爺さんとお婆さん，老いぼれ牛の，友情あふれる"三角関係"の日常を抱きしめたい。

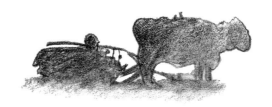

日本の看護師国家試験合格への努力

聖路加看護大学紀要第 36 号(2010 年)が届いた。毎年 1 号ずつの刊行なので 36 年続いていることになる。紀要委員会が論文を募集し査読にかけ，編集し，完成させる。第 36 号には 3 編の「研究報告」(査読あり)と 12 編の「短報」(査読なし)が収載されている。

しかし，最近，紀要の存在価値が低下しているという指摘がある。「個人の業績に紀要での発表は含まない」とされたり，電子ジャーナルやリポジトリが普及したことが理由として挙げられる。本学でも紀要を継続すべきかどうかという問題提起がされることもあるが，今のところ中止するという決定には至っていない。そうした状況も相まって，紀要第 36 号をいつもより丁寧に読むことにした。

日本語と制度・慣習の壁

本学の英語教員による，インドネシア人看護師候補生の看護師国家試験合格への取り組み報告は興味深い[1]。

候補生の日本語能力試験を 2 級レベルに上げ，日本の看護知識を習得することを 1 年目の目標に，国家試験の過去問を口頭や教材を用いて解説しながら授業は進められる。「例えば」と紹介されている内容は**表**のとおり。

日本語能力試験 3 級レベルの候補生は「災害+時」，「最+優先+治療+群」のように漢字語彙を分析して意味を理解することができない。表のように，日本語の漢字の組み合わせを分解したり，英語で説明したり，あるいはジェスチャーを使うと理解が進む場合もあるという。トリアージ(triage)自体については知識があるので，漢字さえわかれば，正解の「2. 赤」はすぐに選べる。

また，口頭ではなく，候補生にとって難しいと思われる語にあらかじめ注釈をつけたオリジナルの教材を用いて授業を進めることもある。例えば，「看護師一人で患者をベッド上で手前に水平移動させるとき正し

●看護師国家試験問題を外国人看護師候補生に口頭で解説する例

「災害時のトリアージカラーで最優先治療群はどれか」
〈第96回看護師国家試験(2007年)より〉
1. 黒　2. 赤　3. 黄　4. 緑

という問題について説明した場合の教師と候補生のやりとりは以下のようである。

教　師：問題文の「災害時のトリアージカラーで最優先治療群はどれか。」の意味について説明しましょう。「災害」，わかりますか。「災害時」とは「災害があった時」という意味です。「さいがいじ」と読みます。
候補生：わかりません。
教　師：「災害」とは「disaster」です。トリアージは知っていますか。
候補生：わかりません。
教　師：(黒板に英語のスペル「triage」を書いて，英語の発音で読む)
候補生：わかりました。
教　師：次にたくさん漢字の言葉が出てきますね。知っている漢字はありますか。「最」は「最後」の「最」。「最」は「一番」という意味があるので，「最優先」は「一番先に」という意味になります。「治療」はわかりますか。一番後ろの「群」という漢字は「グループ」という意味があります。一番先に治療しなければならないグループという意味ですね。
候補生：わかりました。
教　師：4つの中から選ぶのですが，全部色の名前です。わかりますか。答えは2ですね。

文献1)より

いのはどれか」という問題文には，「てまえ⇔むこう」「すいへい＝horizontally」と付記されている。

　この研究報告では，インドネシア看護師候補生にとっての看護師国家試験合格における問題点として次の2点を指摘している。

1) 日本語学習の困難性……難解な漢字，「腰を落とす」のような連語の表現，「咀嚼は容易にできます」のような主語の省略，助詞「てにをは」の使い方，敬語，あいまい語など。

2) 社会制度や慣習の違い……高齢者の人口が少ないインドネシアでは，「社会保障制度と生活者の健康」「在宅看護」「老年看護学」などは初歩からの学習が必要である。「疾病の成り立ちと回復」や「成人看護」の分野では，疾病や標準的な病院で行う技術の学習が必要であり，インドネシアには感染症が多いが，日本ではさらに生活習慣病の理解も求められる。

　ほかにも，不妊治療や児童虐待など少子化社会と関係の深い学習項

目,自殺や抑うつ患者に関連する「精神看護学」など,「人体の構造と機能」以外のすべての範囲について基本的な学習をしないと日本の看護師国家試験には合格しない,とこの研究報告では指摘されている.

＊

ところで,このたびの第 99 回看護師国家試験(2010 年 2 月)において,経済連携協定に基づくインドネシア人看護師候補者が 2 人,フィリピン人看護師候補者が 1 人,合格したことが大きく報道された。彼らと,そして彼らを支援した周囲の仲間の努力をたたえたい。本学の紀要も存続すべきかもしれない。

---

1) 池田敦史・他:経済連携協定に基づき来日した看護師候補生の現状と問題点.聖路加看護大学紀要.2010;36:86-90.

顧客は誰か

野球部女子マネジャーとドラッカーの『マネジメント』

　高校野球の女子マネジャーみなみがP.F.ドラッカーの著書『マネジメント』を読んで最初に考えたことは，野球部の「顧客」は誰かということであった。(岩崎夏海著「もし高校野球の女子マネージャーがドラッカーの『マネジメント』を読んだら」ダイヤモンド社，2009年)。みなみは，『マネジメント』の「『われわれの事業は何か』との問いは，企業を外部すなわち顧客と市場の観点から見て，初めて答えることができる」という箇所を真剣に考える。そして，野球部とは「顧客に感動を与えるための組織」と定義し，顧客は部員も含めた野球部にかかわるすべての人々だと定めた。そして部員という顧客が「価値ありとし，必要とし，求めている満足はこれである」ということを調査することからマネジメントを始めたのである。

　「マネジメントの父」と呼ばれる故ドラッカーは，『マネジメント』(ダイヤモンド社，1993年)の中で，「企業の目的と使命を定義するとき，出発点は一つしかない。顧客である。顧客によって事業は定義される。事業は，社名や定義や設立趣意書によってではなく，顧客が財やサービスを購入することにより満足させようとする欲求によって定義される。顧客を満足させることこそ，企業の使命であり目的である」と述べている。『もし高校野球の〜』は，マネジャーのみなみが誤って『マネジメント』を買ってしまい後悔するものの，野球部のマネジメントに生かせることに気付くところから物語が始まる。この小説は2009年12月3日に発行され，2010年5月10日には第12刷が出ている売れ筋の商品である。

看護師は病院組織の顧客

　正直に明かすと，高校野球部のマネジャーがマネジメントの最初に，野球部の「顧客は誰か」を問うたことに私はどきっとした。病院にとっ

ての顧客には従業員も含まれるのではないかと気付いたからである。従業員の中でも看護師は極めて重要な顧客である。病院は，看護師が「価値ありとし，必要とし，求めている満足」を知り，マネジメントすることが「正しいマネジメント」であろうということに思い至った。

　看護師が「磁石のようにひきつけられる病院の特性」，つまりマグネティズムがその答えとなろう。米国看護認定センター（ANCC）によるマグネティズム評価は以下の 14 項目から成る。

1) 看護リーダーシップの質：豊かな知識を持った管理者が綿密に構築されたストラテジーに沿ってリーダーシップを発揮する。
2) 組織の構造：ダイナミックで変化に対応できる組織である。また組織の意思決定に看護師が強く関与する。
3) マネジメントスタイル：すべての看護師の意見が取り入れられ尊重される。リーダー役の看護師とすべての看護師との意思疎通がスムーズである。
4) 人事の方針とプログラム：賃金と福利厚生が充実している。安全で健康的な労働環境に配慮した人員配置がなされる。
5) 専門職としてのケアモデル：看護師が責任と権限を持って患者の個別的ニーズに沿ってケアを提供する。
6) ケアの質：看護師が質の高いケアを提供していると自覚し，組織も質の高い看護ケアは重要であると認識する。
7) 質の向上：ケアの質を測定し，向上させるためのシステムを持ち運用する。
8) コンサルテーションとリソース：リソースとして外部組織やエキスパート，特に上級看護師へのコンサルテーションが利用できる。
9) 自律性：専門職としての規律にもとづき，看護師が自律的にケアを提供する。
10) 地域とのかかわり：地域のヘルスケア組織，その他の組織と堅密に連携する。
11) 教育者としての看護師：看護師が組織内や地域で教育活動に関与する。実習生が歓迎され，ニーズに沿ったサポートを得る。
12) 看護のイメージ：看護師が提供するケアは必要不可欠なものだと他のヘルスケアチームのメンバーに認識される。

13) 学際的連携：学際的連携が尊重され，臨床的アウトカムに影響するものと認識される。
14) 職能開発：個人としての，また職業人としての成長を尊重し，サポートする。キャリア開発の機会を提供する。

14 項目は，2008 年に，変革的リーダーシップ，構造的エンパワーメント，模範的な活躍実践，新しい知見・改善，実際の質に関するアウトカムの 5 つの構成要素として示された(桑原美弥子著『マグネットホスピタル入門』ライフサポート社，2008 年)。

1980 年代に米国で創始されたマグネット認定プログラムは 2000 年からは認定対象が米国外まで拡大され，オーストラリア(2 施設)，ニュージーランド(1 施設)，レバノン(1 施設)，シンガポール(1 施設)を含め，2010 年 5 月 13 日現在 370 施設が認定を受けている。

*

ドラッカーの『マネジメント』で野球部を再生させたみなみは，顧客である部員のニーズに応えるマネジメントを行った結果，目標としていた「甲子園への出場」を果たした。

63 動議

平成22年度日本看護協会通常総会2日目の冒頭に，代議員より「緊急動議」が出された。動議とは，会議中に予定した議案以外の事項を議事に付するため，議員から発議するものであり，その扱いについては日本看護協会定款細則の第6章総会運営規則(第25条)に「総会において別に定める」とされている。

第二号議案をめぐる紛糾

緊急動議は，総会1日目に採択の結果否決された第二号議案「日本看護協会の新定款(案)並びに新定款細則(案)」に関するものであり，代議員数変更の理由や経緯の周知が不十分であったため再度説明と，第二号議案の再採決を求めるものであった。

日本看護協会総会議事運営規程では，「議長は出席代議員及び正会員より動議の提出があった場合，会議に諮り代議員の賛成を得た後議題とする」(第13条)ことになっており，しかも，「議事の進行，討論の打切り，休憩又は休会の動議」は，「他の議事に優先して取り扱い，少なくとも賛否各1名の討論の後，直ちに採決に入らなければならない」(第14条)とされる。これらに基づき，議長は代議員に対して，緊急動議を議題としてよいかどうかの意見を求めた。

会場は，賛成・反対両派の応酬で熱を帯びた。1番マイクからは「新定款は会員に十分周知されていない。もっと時間をかけて採決すべき」(反対意見)，2番マイクでは「われわれは数年前からプロジェクトをつくり学習会をしてきた。新定款を理解している」(賛成)。3番マイクからは「昨日の否決は代議員として息苦しい夜となった。採決を先延ばしすべきではない。執行部の提案は羅針盤である」(賛成)，5番マイクでは「第二号議案の賛成意見は昨日出すべきであった。反対意見を出す人は勇気を持って出している。公益法人化には賛成でありすべてダメということではない」(反対)。同じく5番マイクからは「昨日の採決は代議員としての使命である。決議を真摯に受け止めてほしい」(反対)。

こうした討論の後，動議を議題とするかの採決に入った。議長が動議

の採択に反対する者の挙手を求めたところ，出席代議員2753人中，反対は400人であった。こうして，動議は議題として採択され，第二号議案が再び審議・採決されることになったのである。

　第二号議案の新定款と細則案について，総会1日目には一般参加者席から「代議員数が減らされることによって会員の声が届かなくなるのではないか」「理事会の権限が大きくなりすぎる」という批判の声が上がり，主な論点となった。この点に関して，議長から説明を求められた執行部は，平成21年度日本看護協会通常総会の第四号議案(日本看護協会の基本理念について)ならびに第五号議案(新たな社団法人の骨子について)の"復習"を行い，これらの議案は昨年の総会で可決されていることを強調した。つまり，新たな「理事会」の構成と役割を踏まえ，「総会(代議員会)の新たな機能に応じた代議員制度に転換し，代議員会の規模を適正化する。代議員総数は750人とする」としたのである。さらに執行部は，「昨年の総会においてわれわれが下した意思決定に基づき良識ある判断を代議員に求めたい」と述べた。

　その後，第二号議案の採決に入った。賛成の代議員は2500人となり，出席代議員の4分の3を上回った。こうして，第二号議案は可決・承認された。

「アベリーン・パラドックス」

　第二号議案がなぜ総会1日目に否決されたのか。「代議員の誰もが，まさか本当に否決されるとは思っていなかったでしょう」と後にある代議員が話してくれた。一般参加席から次々と第二号議案について否定的な発言があり，代議員席は沈黙したまま採決に入った結果，賛成数が4分の3を下回ってしまった。つまり，誰もそうなると思っていないのに，そうなってしまったのである。これを「アベリーン・パラドックス」という。

　ある日，夏の休暇を過ごすためにテキサスのコールマンという町にやってきた家族のひとりが，「アベリーンへ行って，カフェテリアで食事でもしようか」と言い出し，砂嵐の舞うガタガタ道を往復4時間もかけ，"とても食べられたものじゃない"食事をした。しかもこの旅は，はっきりと意見を言わなかっただけで，"本当は誰も行きたくなかった"

のであった。

　これを心理学者のジェリー・ハービーは「アベリーン・パラドックス」と名付け，次のように説明している。「私たちの行動は，しばしばその成員の願いとか意思に反して行われます。そして本来目標とされていることが達成されずに裏切られてしまうというものです。このようなことは，日常の生活でも役員会でも閣議においても起こることであります。皆さんがなんとかアベリーンへの旅をせずにすませることが大事なのです」。さらに続けて，「アベリーン・パラドックスの発生要因は，行為・行動の不安や否定的幻想，隔離・隔絶されるのではないかという恐れなどである」とした上で，「解決の糸口は，まずアベリーンへの道に向かっていることに気がつくことであり，勇気を持ってこれに立ち向かうことです」と指摘している。

　総会第1日目の第二号議案の採決は，まさにアベリーン・パラドックス現象が生じていたのである。

＊文中の「アベリーン・パラドックス」については，（株）ビジネスコンサルタント提供の講義資料を参考にした。

恐竜絶滅後，なぜほ乳類は生き延びたか

　2010年夏のNHKスペシャルは，恐竜絶滅とその後のほ乳類の戦いをCGをふんだんに用いて放送していた。恐竜にはさして関心がない私だが，恐竜が絶滅し，ほ乳類が生き残って「今という世界」があるという壮大なストーリーにひきつけられた。中でも"成功のカギは特定化しなかったこと"というナレーターのひと言に注目した。

隕石衝突による恐竜絶滅

　このことを書くためにアマゾンで，『恐竜絶滅　ほ乳類の戦い』（NHK「ポスト恐竜」プロジェクト編著，ダイヤモンド社，2010年）を購入した（この本では"特殊化"という用語を用いているが，私は"特定化"が適していると思うので放送用語を本稿では用いることにする）。

　それによると——。

　2010年春，恐竜絶滅の原因は，6550万年前の隕石衝突にあるとする論文が発表された。はるか宇宙の彼方からやって来た直径10 kmの巨大隕石が，現在のメキシコ・ユカタン半島沖に衝突し，未曾有の大異変が始まった。

　隕石は今から1億6000万年前，火星と木星のあいだにある小惑星帯で起きた惑星同士の衝突から生まれた破片のひとつが地球へと向かっていったものであった。

　巨大隕石の衝突は4つの大災害を引き起こした。

1) 隕石衝突の瞬間，現場の海は一気に蒸発し気化した岩盤が北米大陸方向に「火球」となって巻き上がり，地面を這うように現在のカナダまで達し，大量の恐竜が一瞬にして蒸発した。
2) 宇宙空間まで広がった蒸気は冷やされちりとなって降り注ぎ，大気との摩擦で発熱する。上空の温度は1500℃にも達し，大規模な森林火災が発生した。
3) 衝突から1時間半，海は消え，直径200 kmの巨大クレーターが口

を開けていた。そこに海水が流れ込み逆流を始める。高さ最大 300 m の大きな水の塊（津波）が大陸の奥まで入り込み，多くの恐竜をのみ込んだに違いない。

4) 巻き上げられた大量のちりによって太陽光が遮られ，地球の気温が一気に下がる「衝突の冬」が訪れる。植物は枯れ落ち，食べ物が失われる。大量の食料を必要とする恐竜たちは次々と倒れ，絶滅した。

だが，なぜ恐竜が滅びた一方でほ乳類は生き延びたのだろうか。確かなことはわかっていないが，「恐竜が君臨していたため，ほ乳類の身体が小さいままだったことが，大災害のもとでの生存に有利だった」と多くの研究者は認識している。

特定化した鳥とワニ，「何にでも進化できた」ほ乳類

恐竜後の世界，それは必ずしもほ乳類の世界の始まりではなく，鳥とワニとの三つ巴の世界であった。大陸の分裂の影響で小さく分かれたそれぞれの大陸は湿潤化し，海岸線を中心に湿地帯ができて，ワニが水辺の生活に適応した。鳥は恐竜の血を引くというメリットを生かし，土や木の中に潜むことができたおかげで生き残った。

一方，恐竜絶滅後，アジア大陸という力強い味方のおかげで有力な仲間を生み出していったほ乳類。なぜ，鳥ではなく，ワニでもなく，ほ乳類が恐竜の後継者となったのか。

成功のカギはほ乳類の体つきにあった。ほ乳類の体型は比較的小さく単純でネズミのようであった。そして特定化していない歯，長い尾，4本の足，5本の指を持っていた。ほ乳類はどれも似たような大きさで似たような姿をしていた。つまり，似ているということは特定化していないということであり，この先さまざまな方向に進化できる可能性を秘めていたのである。

ワニはすでに水辺の生活に特定化していた。ワニの平たい頭やガニ股の姿勢は水辺の生活に適応した結果であり，陸上生活には限界があった。飛ぶことを選んだ鳥は身体の構造的な変化が必要だった。鳥の祖先は肉食恐竜の一派，羽毛恐竜であった。抱卵を始めたことで長く伸びた前足の羽を上手に利用し，その結果，失った指の代わりに前足に見事な翼が備わった。

特定化していなかったほ乳類の身体は，さまざまに進化できる潜在能力に満ちあふれ，すむ環境，食べ物に合わせて進化させていくことができた。多様な仲間が続々と現れ，ほ乳類が大地を自分たちの色で染め上げた。
　その後，ほ乳類同士の激しい戦いの中で，脳を極限まで発達させた有胎盤類が現れる。それがヒトである。

＊

　恐竜絶滅後，特定化していなかったほ乳類の体が成功のカギであったという学説は，「特定化」の長所，短所を教えてくれる。これを一般看護師と特定看護師(仮称)に適用して考えてみよう。「特定化」した看護師が活躍するには，一般看護師の存在が重要であり，両者の共存が必須であるということになる。
　「チーム医療推進のための看護業務検討ワーキンググループ」で了承された「看護業務実態調査」が，「看護師が行う医行為の範囲に関する研究」(平成22年度厚生労働科学特別研究事業)として，約200項目の医行為についてWeb調査を始める。

「看護業務基準」の価値

　今年の夏はことのほか暑いが，そろそろ晩夏である。私は，その昔，原田康子の小説『晩夏』を読んで以来，この言葉に魅了されている（と原稿に書いたところ，正しくは『挽歌』であると編集者から指摘された。私は長い間，誤った幻想を抱いていたのであろうか）。

　秋は学会シーズンでもある。その先陣を切って，先日，日本看護管理学会年次大会（大会長＝嶋森好子氏）がパシフィコ横浜で開催された。今回はそのプログラムの中で，私が座長を務めた「特別講演Ⅱ」について報告したい。

「名状しがたい感動と衝撃」

　私は座長役をこれまで何回か経験しているが，今回は私にとって「大変誇りに思う」壇上であった。

　特別講演Ⅱのテーマは「医療と法 ── 私と看護業務基準」と題し，講師は奥野善彦氏（北里大学名誉教授・奥野総合法律事務所弁護士）であった。奥野氏は生命科学を専攻する学生に法学の授業を通して生命の尊さを説き，ゼミでは安楽死事件を題材に模擬裁判の指導に当たった。この模擬裁判指導の模様が「青春法廷 ── 生命（いのち）を問いかける学生たち」（NHK）として放映され，1995年に第21回放送文化基金賞テレビドキュメンタリー部門「本賞」，ATP賞ノンフィクション部門「郵政大臣賞」「優秀賞」，第32回ギャラクシー賞テレビ部門選奨などを受賞した。

　一方，1995年，日本看護協会は「看護業務基準」を作成し，この年の11月に理事会で承認された。

　奥野氏は看護業務基準との出合いを次のように説明する。

　「あるとき，ゼミ生が，日本看護協会の業務委員会が発表した"看護業務基準"を見つけてきて，看護実践のあるべき姿勢を検討するためにはこの基準が不可欠な資料ではないかと言って持ってきた」。さらに続けて「この"看護業務基準"に出会ったときの感動と衝撃は名状しがたいものがあった」「弁護士会はもとより，大きな会社等の組織体にあっては，

それぞれ内規があって業務基準を定めているが，日本看護協会が発表した業務基準ほど体系だったものはまれであり，しかもその職責と理念を明確に示したものをかつて見たことがなかったからである」と述べている。しかし，「当時は，講演会で看護業務基準に触れても，その存在を知らず聞いたこともないという看護師がほとんどであった。このような業務基準があるのに，実際の業務に根付いていないことに驚愕し，より多くの看護師に知ってもらう必要性を強く感じて，講演会で幾度となく触れるに至った」のだという。

看護の理念と実践の手引書

1995年，私はこの看護業務基準作成を担っていた日本看護協会業務委員会の委員長であった。嶋森大会長も理事として関与していた。学会の壇上で，業務委員会委員とともに精力的に取り組んだ当時の様子が思い起こされた。あれから15年たって，再評価を受けることになり，私も「名状しがたい感動と衝撃」を受けたのである。

奥野氏の解説はさらに続く。看護業務基準は，「看護実践の基準」と「看護実践の組織化の基準」の2段構成となっており，看護業務が継続的，かつ，一貫性のある看護を提供するためには組織が必要であり，組織は理念を持たなければならないとある（奥野氏は，この「組織は理念を持たなければならない」という記述がすばらしいと補足した）。その上で，組織化と運営は看護管理者によって行われるものと定めて，看護管理者の責務を明確にしていることに言及した。

そして，奥野氏が「特に感銘した」項目は「看護実践の基準」の第5項目であった。そこには，「医師の指示に基づき，医療行為を行い，その反応を観察する」とあり，続けて，「医療行為とは，保助看法第37条が定めるところに基づき，医師の指示が必要であるが，医師の指示の実施に際しては，以下の点について看護独自の判断が必要である」と指摘する。看護独自の判断として，「(1)医療行為の理論的根拠と倫理性，(2)患者にとっての適切な手順，(3)医療行為による患者の反応の観察と対応」と規定されている。このことに看護の理念と独自性を感じ取ったのだという。

さらに，奥野氏はわれわれに次のようなメッセージを送る。「看護業

務を確立したナイチンゲールは，看護職にあるものはプライドを持って"専門職としての水準"の向上に全力を挙げて取り組み，"自己の分別"に基づいて医師との間でよきパートナーとして関係を築いていくことを看護の理念であるとした。看護職にあるものは，その理念をモットーに日常の実践活動に励まねばならない」。最後に「この看護業務基準はそのための絶好の手引書である」と締めくくった。

　このたび奥野氏と私は初対面であった(もちろん氏の発言や業績は間接的に知っていたが)。温厚でゆったりと語られる先達に，"古くからの同志"のようなうれしさを感じたひとときであった。

66

2010 年 10 月 18 日（第 2900 号）

存在の耐えられない軽さ

　2010 年 9 月 11 日土曜日の朝日新聞「be」の「フロントランナー」欄で紹介されたのは，名田庄診療所長の中村伸一さん（47 歳）であった。

　新聞を開くと，まず大きな写真が目に飛び込んでくる。民家の居間で"おばあちゃん"が両足を投げ出し，二つ折にした茶色い座ぶとんの上に左腕を乗せている。彼女のうしろから膝をつき身を乗り出しているのは，水色のユニフォームを着たナースらしき女性だ。彼女は，左手でおばあちゃんの肘あたりを押さえている。添えようとして差し出した右手のために，胸に付けている名札が読めない。青い半袖の柄物のシャツとズボンを着て正座し，右腕を無造作にテーブルの上に乗せた中村伸一さんを見て，おばあちゃんは微笑んでいる。二人の会話に納得するようにナースの表情もやわらかく，中村さんも目を細めている。黒光りしている扉の向こうにベッドが少しだけ見える。

　写真の脇にこんなキャプションが付いている。「訪問診療先で注射を終えた後もおばあちゃんと話が弾む＝福井県おおい町」と。

地域を支えるフロントランナー

　写真を撮った人は福岡亜純さん，文を書いた人は浅井文和さんである。

　書き出しがうまい。「おばあちゃんが自宅の窓から手を振っている。訪問診療を終えた中村さんの車に向かって，いつまでも，いつまでも……。」おばあちゃんは，「90 代。耳が遠い。目もよく見えない。心臓の病気もある。それでも，介護サービスを受けながら，自宅で一人で暮らす」と続く。

　一方，中村伸一さんは，福井県おおい町の旧・名田庄村地区の唯一の診療所の，ただ一人の常勤医師と紹介される。1 日平均 65 人の外来患者を診療したあと，「昼食をとる間もなく」車に乗り込んで，午後は訪問診療を行う。

　中村さんはへき地医療の義務がある自治医大を卒業後 3 年目にこの診療所に赴任し 19 年がたつ。そして今年 6 月，患者を自宅で看取った体

験を著書『自宅で大往生』（中公新書ラクレ）にまとめた。本に出てくる亭主関白だった夫は，妻に「これまでありがとう。家で死ねて，ええ人生やった。お前も最期は中村先生に，ここで看取られて死ぬんやぞ」という言葉を残して亡くなった。この言葉は中村さんの心にもしみわたり，「最期は住み慣れた家で逝きたい」との願いをかなえるために，この地で診療を続けるという。

　診療所に赴任してすぐ，中村さんは地域連携の強化に取り組み始めた。2000年の介護保険制度導入前後には村役場の保健福祉課長を兼務した。現在も保健福祉総合施設「あっとほ〜むいきいき館」のまとめ役を担い，看護師や介護スタッフとのケアカンファレンスでは，医療と介護の両面から支援策に知恵を出し合う。

　そして，浅井さんはこのように記事をしめくくる。「神の手を持つ外科医ではない。大病院を率いるリーダーでもない。でも，地域住民の命と健康を守るために何をすべきかを考え抜いて実行する。こんな医師を時代が求めている」。

描かれなかった「1人」

　この記事は，写真もよいし記事の構成もうまくできている。しかし，私は不満である。この写真には確実に登場人物が「3人」いるにもかかわらず，文中には「2人」しか描かれていないからである。記事を書いた浅井さんの頭の中には，おばあちゃんと中村さん以外の「1人」が欠落している。

　地域医療・介護は決してスーパー医師が単独でできるわけではない。「フロントランナー」は，もちろん，1人のパイオニアを紹介する目的を持った企画であるということもわかる。しかし，写真には確かに3人写っているのに，1人だけ，いるのにいないように扱われるのには納得がいかない。なぜこうなるのだろうか。

　以前に，医学ジャーナリストであるスザンヌ・ゴードンは，看護が社会に認知されないのは，非可視性と可視性の問題ではなく，看護職の発言と沈黙の問題だと指摘していたことを思い出した。

「看護学雑誌」
第1巻1号の意気込み

　先日，本学 4 年生の「看護政策論」の講義で，看護系雑誌の変遷を説明した。

　日本看護歴史学会編集の『日本の看護 120 年』（日本看護協会出版会，2008 年）によると，わが国の看護系雑誌の最初は，看護婦人矯風会から刊行された「看護婦人矯風会雑誌」（1899-1903 年）であった。また，1931 年には雑誌「看護婦」（1931-1943 年）が発刊された。この雑誌は，日本が国際看護婦協会（ICN）に加盟するためのひとつの条件であった機関誌発行を満たすためのものであり，戦後の日本看護協会機関誌「看護」につながるものである。

　第二次世界大戦後に刊行された最初の全国誌は，1946 年 10 月に，GHQ（連合軍総司令部）の指導により日本医学雑誌株式会社（現・医学書院）が創刊した「看護学雑誌」であった。同年には，保良せき編集の「保健婦事業」が日本看護協会の前身である日本助産婦看護婦保健婦協会の保健婦部会から発行された。この雑誌は，1949 年 7 月発刊の雑誌「看護」に統合された。1951 年には「保健婦雑誌」，1952 年には「助産婦雑誌」が発刊された。その後，「看護技術」（1955 年），「看護教育」（1960 年），「看護研究」（1968 年）が刊行され，現在まで継続している。

新時代に適応する職業人として，看護が再出発するために

　1946 年 10 月に発刊された「看護学雑誌」第 1 巻 1 号を，聖路加看護大学図書館司書の松本直子さんは，まるで宝物を扱うように運んでくれた。変色した紙面が 65 年の歴史を物語っている。紙が貴重だった当時をうかがわせる薄手の表紙をそっとめくると，「目次」がある（表）。続いて「創刊のことば」とともに，4 人の女性の肖像が掲げられている。フローレンス・ナイチンゲール，リンダ・リチャード，アンニイ・W・グッドリチ，アドレイド・ナッティング。GHQ 看護課長であったオルト少佐が尊敬し，巻頭の寄稿文で取り上げた教育者たちであった。

● 「看護学雑誌」第1巻1号目次

創刊のことば
口絵
オルト少佐
ナイチンゲール・リチャード・グッドリチ・ナッティング
看護界の指導者……グレイス・E・オルト少佐……1
アメリカのナーシング……マリー・T・コリンズ……8
看護保健指導助産に関する職業及びその教育の刷新
　　　　　　　　　　　　　　　　……平井雅恵……11
看護教育学科新課程要目……連合軍総司令部審議会……15
看護婦保健婦及び産婆の学校制度並びに免許制度の改善
　　　　　　　　　　……連合軍総司令部審議会……19
保健師(仮称)国家試験受験資格としての補習教育に関する事項
　　　　　　　　　　……連合軍総司令部審議会……21

表紙の説明……20　　オルト少佐の消息……22
コリンズさんのこと……14　麻薬使用の指令……18
講座執筆者の横顔……28　編集後記……71
ニュース……72
小説に描かれた看護婦……おうた・ちづを……23

看護学講座
解剖・生理学：日野原重明……29　病理学：畑　秀雄……46
内科学：橋本寛敏……54　　　　　外科学：幕内精一……61
個人衛生：橋本寛敏……64　　　　外科看護法：湯本きみ子……68

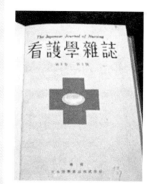

「看護学雑誌」第1巻1号
（聖路加看護大学図書館所蔵）

「創刊のことば」をみよう。

「民主主義革命は日本のあらゆる部面に改造と進歩とを要求している。今や日本の看護婦，保健婦，産婆の職務，資格，地位においても，根本的大転換が行なわれようとし，その教育もまた本質的に改革される。真に女子特有の才能を生かし，医師と協力して医療と保健指導の成果をあげるに適する高き教育と専門的技術を具備する職業者たることが要求される。したがってその新教育制度は従来の養成法とは甚だしく趣を異にした教育内容の充実したる専門教育の実施をめざしている。

　本誌はこの線に沿う道を指南するを目的として，編集されるものであって，新しい時代の要求に適応する看護，保健指導，助産に関する技術，学理においての説述，職業改善に関する論説，あるいは教養を高めるに適する記事等も掲載するが，同時に模範教育課程の講義録を連載する。

　この講義録はこれから新教育制度によって設立される専門教育機関の教育基準を示すもので，教える者にも，学ぶ者にも参考資料として役立つのである。またさらに，従来看護婦，保健婦，産婆の職に携わった諸姉が，一切の旧き殻を脱して，新時代に適応する職業人として再出発せんと志すに際して，

その学習の手引きとなることを望むのである。本誌1か年の読了によって1学年を進級し，3か年読了によって，新教育制度の全課程を修得し得るように編集される。
　本誌の読者は，それによって新知識，新教養を飽くことなく摂取して，新しき時代の脚光を浴びて，新しき職域に颯爽として登場されんことを期待する」

敗戦という輝かしい創造

　看護学講座は聖路加女子専門学校講師に執筆してもらう，と記された頁には，続けて，「聖路加女子専門学校は従来日本に立派な保健婦を多数送りだしておられる学校」であり，「その教育課程が今後の日本の看護婦資格の標準となるでしょう」と記される。ちなみに，「講座執筆者の横顔」にある日野原重明博士は，「聖路加病院内科ご勤務，わかわかしい方で，温厚で誠実に溢れておられます。本講座執筆にはたいへんな熱情と苦心をかたむけておられます」と紹介されている。
　頁をていねいにめくり，「編集後記」に至る。ここでは本誌の完成にオルト少佐の「なみなみならぬご厚意があった」ことを感謝し，オルト少佐は，「ほんとうに愛情と誠実をふかぶかと身につけたかたである」と述べている。そしてこのようにしめくくる。
「日本はばかな戦争をやって破れました。思えば全く愚かしいことでした。しかし敗戦は一つの輝かしい創造となりました。民主主義の確立，自由！　女性の解放！　この輝かしい創造に参加できることはなんとよろこばしいことでしょう。下等な人間がまだ日本には多すぎます。ほんとうに，洗練された人間として，みなさん方がその選ばれた先駆者であることを祈ります（H）」
　この高揚した文章を書いたH氏はご存命であろうか。そして，2010年現在をどう評価されるであろうか。古文書の風格を呈している「看護学雑誌」第1巻1号は，現代若者たちの関心は低いかもしれないが，長い間，看護人生を送る者としては意義深いものである。
　「看護学雑誌」は，2010年12月をもって休刊となると聞いている[1]。

---

1)「看護学雑誌」は，2010年12月，第74巻第12号をもって休刊となった。

妨げられた平穏死

「義父が亡くなりました」と同僚のTから報告があったのは11月の休み明けであった。Tは，訪問看護の経験もあり，同居していた義父を在宅で看ようと考え段取りをしていた。

1か月の在宅療養

1年前に肺がんと診断された88歳の義父は，愛煙家で肺気腫があり，すでにリンパ節に転移があった。高齢でもあることから積極的な治療をしないことにして退院した。2010年6月，外出先で転倒し，頭部外傷を負い腰背部を打撲。翌日から呼吸状態が悪化し，下肢と顔面にむくみが生じたため，急性期病院で入院治療し，その後近所にあるK病院の医療型療養病棟に転院したのだった。

入院という環境変化に混乱して，義父は当初転倒や徘徊があり，体幹抑制をされたりつなぎの服を着せられたりしたことがあって，Tは心を痛めていた（私もその話を聞いて嘆いた）。以前から建て替えを予定していた家は新築となり，義父は2泊3日の外泊をし，Tは介護用ベッドを入れ車椅子をレンタルし，在宅酸素療法（HOT）ができるようケアプランを整えた。さらに，地元の訪問看護ステーションに週2回の訪問看護サービスと，K病院に週1回の訪問診療を依頼した。依頼した訪問看護ステーションは24時間体制ではないため，「在宅での看取りを希望するなら他の訪問看護ステーションのほうがよい」と所長に諭されたとTは言う。

在宅療養の1か月間，Tは家族の協力を得ながら義父の世話と仕事を続けていた。朝，大量の排便があって出勤時間を遅らせたこともあった。義父のゼエゼエする呼吸音が心配な家人を吸引によって安心させたり，食事の介助や口腔ケア，身体清拭を行い，時々の入浴サービスも利用した。

10月末となり，義父は顔や上肢のむくみが強く頻脈となり傾眠がちとなった。診察に来た医師は，「右肺に空気がほとんど入っていない。胸水が貯留していて心臓を圧迫している。急変のリスクも高い」と家族

に告げた。翌日は日曜日でもあり，いざというときの連絡先をTは再確認した。医師は，急変したら救急車を呼んでK病院に搬送するようにと言った。この医師の自慢(?)は，「私の患者は在宅で亡くなる人がほとんどいない」ということであった。「急変時は蘇生をしない(DNR)とすでに決めてあったのに」とTは内心疑問に思ったが，黙って医師の話を聞いた。

救急隊による「蘇生」と病院での「処置」

　義父の最期はこのようにやってきた。
　日曜日の深夜，おむつ交換をしたときは，義父は開眼し呼吸も安定していた。午前4時，義父に付き添っていた夫から「(容態が)おかしいから来てほしい」とTは呼ばれた。Tが確認したところ，すでに心肺停止しており身体の一部は冷たくなっていた。
　さてこれからどうするか，家族は迷った。日曜日の午前4時である。明るくなってからK病院へ連絡するか，そうすると当直医が対応してくれるだろうか，119番にコールするとK病院へ搬送してくれないかもしれない……などと考えた末，夜明け前にK病院に電話をして当直ナースに状況を伝えた。返事は「K病院での受け入れは可能であるから，救急車で病院へ搬送するように」ということであった(この時点ではすでに「急変」ではなく「死亡」していたにもかかわらず)。
　119番通報で救急車が到着し，救急隊が5-6人やって来た。救急隊員は生命徴候を確認し，(驚いたことに)アンビューバッグによる換気，AEDによる心臓マッサージを行った。さらに，「K病院が受け入れ不可能な場合は，さらに高度な救命救急センターに搬送を希望しますか」と問うた。Tは即座に「希望しない」と答えた。その救急隊員は新人(らしき)救急隊員に「あなた，心臓マッサージできるかな……」と言って，心臓マッサージを交替して続けた。
　救急車が自宅を去った直後，K病院の医師が玄関のインターホンを押した。Tは「(医師が)来るつもりがあるのなら，どうして救急車を呼ぶように言ったのか」と思ったが，これも心の中に収めた。
　K病院に到着した「遺体」は処置室に運ばれた。家族は退出させられたので，そこでどのような「処置」が行われたのかは，後日発行された

「診療明細書」で判明することとなった。そこには，「在宅ターミナルケア加算 2000 点」，「非開胸的心マッサージ 8 分（休日加算）450 点」「人工呼吸（休日加算）8 分 436 点」とあった。その他，「再診料（休日加算）259 点」と「死亡診断書 5250 円」「その他自費 1 万 3500 円」が請求されていた。「領収書」の総合計請求額は 2 万 2575 円であった。余白には「どうぞ，お大事に。なお，この領収書の再発行は致しかねますので，大切に保管してください」とあった。

　「診療明細書」は今年度から実施されたが，これによって提供された医療の内容と適切性を考えることができる。結局，義父の死亡時刻は午前 5 時となった。

　「職務に忠実な救急隊」と「不適切な医師の指示」，「戸惑う家族」によって，T の義父の平穏死は妨げられた。

「Professional Writing」再び

　ヴァージニア・ヘンダーソンは，1977年11月，エジンバラ大学看護学部で，「Professional Writing」（邦題「専門職業人として"書く"ことについて」）と題した講演をしている（小玉香津子訳．ヴァージニア・ヘンダーソン論文集　増補版，19-25，日本看護協会出版会，1989年）。ヴァージニア・ヘンダーソンの名は，『看護の基本となるもの』や『看護論』（ともに日本看護協会出版会）といった著作を通して，わが国の看護職で知らない人はいないであろう。

専門的著述

　ヘンダーソンは，専門的著述の概念を次のように示している。(1)内容が論理的かつ明快に組み立てられている──見出しおよび副見出しは主題の範囲と展開の領域を示すものであること。(2)内容が，関連文献についての知識，主要な出版物，特に適切な研究論文を選択する能力，また正しい引用方法を正確に用いる能力を反映していること。(3)内容が他の専門家のものとともに著者自身の経験，判断，意見を反映していること。(4)表現様式は明快で，直接的であり，専門用語や虚飾，"混乱"などがないこと。(5)本文をわかりやすくする，あるいは説明するのに役立つような表・グラフ・図・写真が使われており，また場合によっては，これと同じ目的で視聴覚教材や追加文献の提示がなされていること。

　とりわけ，「著述のわざを学びとるにつれて，私たちはごたごたや余分やくり返しに気づくので文体は向上します。（中略）大きな声を出して文章を読んでみると──これはぜひおすすめしたい練習法です──特によくわかるでしょう」という記述が参考になる。さらに，「動詞を能動態で使うことを，長い言葉よりは短い言葉を使うことを，明確で，かつ首尾一貫していることを，また形容詞や副詞を省くこと」を強調している。

　私が，ヘンダーソンの「Professional Writing」を思い起こしたのは，第5回医療の質・安全学会学術集会（2010年11月27-28日，会長＝小泉俊三氏）のシンポジウム「日々の医療の質・安全活動を研究・報告に

つなげていくにはどうすればよいか？」にシンポジストとして参加したことがきっかけである。

　私はしばらくの間，前述の学会誌に「看護師のための文章ノート」を連載していた。連載の書き出しはこうである。

＊

　「ナースの書く論文は冗長であるとか，難解な言葉を使うのでわかりにくいといった外部者の評価を耳にする。ナースの文体を形作る根本原因は，看護という仕事の本質と関係している。ケアのタペストリーを伝えるには，「物語」の手法が必要となる。「療養上の世話」といった用語では，療養上の世話にまつわる極めて豊富な内容がつまった状況を伝えることができない。そのことを体得している看護師はストーリーを語るのである。ストーリーを受け取るには，しばらくの時間が必要であり，心がせわしい医療人はそれを「冗長」という。看護という仕事の本質がそもそも「個別性」を対象としているのであるから，看護師の語りも文章も（看護記録がそうであるように）記述的となる。

　一方，学会誌に発表する論文は，文字数の制限があり，文体には一定の作法がある。読んでもらわねばならない。看護師の思考を整理し文体を整える。現実からの切りかえが必要である。どのように考え，準備し，看護特有の文体を論文としていくかをこの連載で考えていきたい。」

文体を論文として整える

　看護特有の文体を論文として整えるポイントは四つある。

　まず，「文は短く」ということである。一文は平均 50 文字が目標である。文が長いと読み返さなければわからない。文は頭から読み下ろしてそのまま理解できるかどうかがポイントである。

　次は，「パラグラフの内部構造」である。パラグラフは，そこで何を言おうとするのかを概論的に述べた「トピック・センテンス」と，トピック・センテンスで要約したことを具体的に詳しく説明した「展開部」から構成される。

　三つ目は，「パラグラフの立て方と連結」である。長い文章の場合は，主題をいくつかの小主題（トピック）に分割して，各トピックにそれぞれ

一つのパラグラフを当てる。何がどんな順序で書いてあるか，並べ方が論理の流れにのっているか，各部分がきちんと連結されているかという文章の構成が極めて重要となる。パラグラフの標準的な長さは200文字ないしは300文字であり，一つのセンテンスだけから成るパラグラフは原則として書くべきではない。パラグラフの連結には接続詞を用いることもあるが，つなぎの言葉が書いていなくとも，トピック・センテンスを読めばわかるようにする。不適切なつなぎ言葉はパラグラフの位置付けを台無しにする。

　四つ目は，「事実と意見」である。事実とは，「自然に起こる事象や自然法則，過去に起こった人間の関与した事件などの記述であり，しかるべきテストや調査によって，それが事実であるか否かを客観的に確認できるもの」と定義される。説得力のある文章にするには，事実と意見を書き分けることが重要である。さらに，(1)主張のあるパラグラフ，主張のある文章の結論は〈意見〉となる。(2)研究論文では意見は「考察」に書かれる。(3)意見(もしくは考察)は，意見の基礎となるすべての事実を正確に記述し，それにもとづいて論理を展開する必要がある。

　これらは，今から34年前にヘンダーソンが講演で語ったことの延長線上にあることに，私は気がついたのである。

＊　文体に関する記述は，木下是雄著『理科系の作文技術』(中公新書，2006年〈初版1981年〉)を参照した。

親愛なるヤコブ牧師様

　チャイコフスキーやワーグナーの音楽を聴いて癒されたとか，おいしい料理を食べて温泉に浸かって癒されたと人は言う。私も，「看護は癒しをもたらす」などと言ったり書いたりしている。しかし，内心，「癒し」は軽々しく使うべきではないと思っていた。その理由は自分自身が「癒し」とは何かを十分わかっていなかったからである。

　その「癒し」を教えてくれた映画を 2011 年の初めに観た。癒し効果はその後も私の中で続いている。それはフィンランド映画『ヤコブへの手紙』（監督・脚本：クラウス・ハロ，2009 年）である。

盲目の牧師に読む手紙

　1970 年代のフィンランドの片田舎。『ヤコブへの手紙』の主な登場人物は，牧師ヤコブと牧師の家に住み込みで働く女性レイラ，ヤコブへの手紙を配達する郵便配達人の 3 人である（レイラは大柄でたくましく，私の中の「女優」という概念を覆した）。

　模範囚として恩赦を言い渡されたレイラは，12 年間暮らした刑務所から釈放されても行くところがなかった。不本意ながらも，勧められるがままに牧師の家で働くことになった。レイラが訪ねた家には盲目の牧師ヤコブがいて，「よくいらっしゃいましたね」と温かく迎え入れてくれた。しかし，すぐそこを出て一人で生活を始めようと考えていたレイラは，牧師にそっけない態度をとり笑顔ひとつ見せなかった。

　そんなレイラに目の見えない牧師がお願いしたのは，毎日届く手紙をヤコブに読み聞かせ，彼の口述した内容を代筆することだった（これは，彼がただ一つできないことであった）。「ヤコブ牧師，郵便ですよ」。自転車に乗った郵便配達人によって，毎日届けられる人々からの手紙は，「親愛なるヤコブ牧師様」で始まっていた。手紙の送り主たちは，些細なことから，誰にも打ち明けられないことまで，いろいろな悩みを告白する。孫の就職口がないこと，学校が嫌でたまらないこと，夫の暴力が収まらないこと……。一度だけの人もいれば，何度も手紙を送ってくる人もいる。

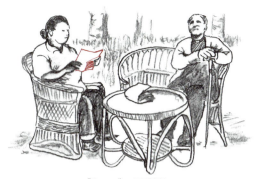

『ヤコブへの手紙』

　ヤコブ牧師は，さまざまな内容の手紙のひとつひとつに，丁寧に返事をした。手紙の送り主たちはヤコブからの返事を心のよりどころとしていたし，彼もまた毎日届く手紙を楽しみにし，生きがいにしていた。ヤコブ牧師は，手紙が届かなくなってしまわないようにと，別の土地に用意された立派な牧師館に引っ越すこともせず，彼と同じように古ぼけて雨漏りのする家に住み続けた。

　嫌々ながらヤコブ牧師の家に住み続けるレイラは，ヤコブ牧師のために手紙を読んで返事を書くという仕事も好きになれなかった。毎日手紙を配達に来る郵便配達人のこともうっとうしく感じ，彼がヤコブ牧師に届けた手紙を勝手に捨ててしまうのだった。郵便配達人もまた，突然現れたレイラに不信感を持ち，相いれない 2 人の仲は険悪となった。

包容，赦し，希望

　そんなある日，毎日届いていたヤコブ牧師への手紙がぷつりと届かなくなる（なぜ手紙が途絶えたのか，郵便配達人の仕業なのかは，この映画の謎である）。「そんな日もあるさ」というヤコブ牧師だったが，それが生きがいとなっていた彼は，神からも人からも必要とされていないのではないかと，すっかり落胆してしまい，精神的に混迷する。そして，レイラはヤコブ牧師のもとを出て行くことを決心する。雨の中，レイラはいくらかのお金をつかんで，電話で呼んだタクシーに乗る。運転手が「どちらへ」と問う。しかし，レイラは口ごもりその問いに答えることができなかった（レイラが口をもごもごさせている沈黙の数秒間が，こ

の映画のクライマックスであると思った)。結局，タクシーはレイラを置き去りにして走り去った。レイラは自分には行くべき場所も待っている人もいないということに気付き，深く絶望し自殺を図る。しかしレイラは雨漏りの滴を受けて我に返るのだった。そんなレイラに，ヤコブ牧師は「まだこの家にいてくれたんだね」と優しく話しかける。孤独な自分をただひとり受け入れてくれるヤコブに，レイラはようやく心を許し始める。

　手紙が届かず，日に日に弱っていくヤコブを見かねたレイラは，ある日，郵便配達人と，明日は必ずヤコブへの手紙を届けようと約束する。しかし，翌日も相談の手紙は届かず，郵便配達人はカタログのような冊子をレイラに渡す。レイラは，ヤコブ牧師に「手紙が来ましたよ」と告げる。開封したようにみせかけ，盲目のヤコブ牧師への手紙を読むようにしてレイラは語り始める。今まで誰にも話せずにいた「あること」を打ち明けるのであった。

　「親愛なるヤコブ牧師」と続く彼女の告白は，姉を虐待していた夫を殺したこと，それによって失ったものの大きさであった。すると，ヤコブ牧師は古い手紙を取り出してレイラに渡す。それは，「牧師に何度も手紙を送ってくれた人」であるレイラの姉からの，妹を心配する相談の手紙であった。レイラが姉の手紙をむさぼるように読んでいる間に「紅茶とそれにコーヒーも入れてあげよう」と家に戻ったヤコブは，お湯を沸かしたまま床に倒れ息絶えていた。

　ヤコブの遺体が市の職員によって運ばれたあと，レイラは姉の手紙を手に取り，そこに書かれてある住所をじっと見る。タクシーの運転手が「どちらへ」と問うたときに答えることができなかったレイラに，行く先ができたのである。レイラの手に握りしめられた姉の住所が，再生への希望を暗示している。

＊

　「癒し」とは，温かな包容であり大きな赦しであり，再生への希望を感じることであろう。75分の映画は私の気持ちを，「これでいいんだ」と軽やかにさせてくれた。次は「看護も癒しをもたらす」とためらわずに書けそうである。

看護師の夜勤への警告
「日勤-深夜」「準夜-日勤」「16 時間夜勤」

　昨今，看護師の労働環境改善の必要性が叫ばれ対策がとられようとしている。24 時間 365 日，切れ目なく看護を提供するために，病院や有床診療所では昼夜を問わず必ず看護師が「出勤」している。看護師が出勤していない部署があればおそらくニュースになるであろう。

勤務表作成は師長とスタッフの「生命線」

　この出勤を規定しているのが「勤務表」である。勤務表は通常，当該部署の責任者である看護師長によって作成される。勤務表は 1 か月（4 週間）単位で作られ，前月末に公表される。何しろ，この勤務表でその部署のスタッフは 1 か月の生活が決定づけられるのである。看護師長の勤務表作成のうまい／下手や，公表が早い／遅いが，看護管理者としての力量に影響を及ぼす。まさに看護師長とスタッフの「生命線」である。

　勤務表の作成は複雑系であり，コンピューターに置き換えるのが難しい。勤務表作成者は，入院患者数や重症度，全体の検査や治療計画（曜日によって異なる），会議，病院行事などのほか，看護師の経験年数，家庭背景，人柄や人間関係を考慮した上，各人の勤務希望を加味して，必要な人数を各勤務帯ごとに配置する。さらに，勤務表作成には病棟の事情だけでなく診療報酬上の要件があり，月平均の夜勤時間数は原則として「72 時間」ルールを守らなければならない。こうした複雑系の仕事を毎月実行している勤務表作成者はかなり優れた能力を持つ実力者である。

　勤務表には勤務帯というものがある。三交代制では，日勤（通常 8-16 時），準夜（16-24 時），深夜（24-8 時）となる。詳細な時刻の設定は組織によって異なるのでここでは単純化しておく。二交代制では，日勤と夜勤となるが，日勤を 8-16 時とし，夜勤を 16-8 時とする 16 時間夜勤と，日勤を 8-20 時，夜勤を 20-8 時とする 12 時間夜勤に大別される。

三交代制の勤務表にみられる「日勤-深夜」と「準夜-日勤」という組み合わせ，および二交代制勤務における「16時間夜勤」が，労働科学研究において問題視されている。労働科学研究所慢性疲労研究センター長である佐々木司氏の論文[1]をみてみよう。

「日勤-深夜」「準夜-日勤」の弊害

　まず，「日勤-深夜」という組み合わせである。この組み合わせは三交代勤務のなかで「最も嫌われる組み合わせ」であり，そもそも「日勤-深夜」の間は，疲労回復としての睡眠の効果を落としてしまう「時刻帯」という科学的な理由があると佐々木氏は指摘している。人間には生理的に眠れる時刻帯と眠れない時刻帯があり，眠れない時刻帯である19時前後の時刻帯が「日勤-深夜」の間にある。そのため，日勤を終えて疲れている看護師が「さあ寝よう」と思っても眠れず，日勤の疲労を回復しないまま深夜勤務を行わなければならないことから，三交代はツライということになる。

　次に「準夜-日勤」という組み合わせをみてみよう。「準夜-日勤」の勤務間隔時間は睡眠禁止帯ではなく，いつもの夜間睡眠の時間帯であるにもかかわらず，この組み合わせは看護師たちには不評である。その理由として，準夜勤では残業が多く仕事の緊張が持続しているため，睡眠に適するような状態にクールダウンするには90分は必要であるとされる。さらに，翌日の日勤に寝過ごすのではないかという不安のため，睡眠の質が低下する。こうした睡眠不安は，ストレスホルモン量を増加させる。

　また，人間の生体リズムは25時間であり，太陽光を遮断した場合，人の睡眠は日にちの経過に伴って，1時間ずつ後ろにずれる。つまり，交代勤務の編成は「日勤-準夜-深夜」のように，時刻を遅くしていく正循環のほうが身体を新しいリズムに調整しやすいのである。

「16時間夜勤」の健康リスクと医療安全

　「16時間夜勤」は世界のどこを探してもまれであるという。この勤務では，準夜勤務後にとるべき睡眠の代わりに連続して深夜勤務を行うため，勤務後の睡眠は"爆睡"となる。

睡眠には"心身を眠らせる睡眠"(徐波睡眠)と，"心身を起こす睡眠"(レム睡眠)がある。徐波睡眠は一晩に15-20%の範囲で出現するが，5時間睡眠を12日間続けた大学生の実験では，3日目以降は徐波睡眠が40%以上も出現した。こうした"爆睡"が睡眠中の心拍数や血圧など循環器系機能に負担をかけることも示された。このことから，長時間勤務は健康のリスクが大きい勤務とされる。

　長期的な健康リスクについては，夜勤交代勤務に発癌性があるという8編の疫学論文がある。夜勤による人工照明の曝露は，夜間に分泌されるメラトニン(抗酸化作用や抗腫瘍作用を持つ)を抑制すると推測されている。デンマーク政府は2008年より，元夜勤交代勤務者の乳癌罹患者を労災認定している。これには元看護師や元客室乗務員が含まれるという。

　このほか，夜勤者の夜勤中とその後の昼間睡眠の脳波を調べた研究によって，夜勤中に深い睡眠が2回も出現していることが示された。そして，夜勤中のパフォーマンステストの成績低下を，アルコール類を飲んだときの状態と比較した研究では，夜勤時間帯の成績は，酒気帯び運転と同じかそれ以上に悪い水準であったという。また，オーストラリアのP・ドリアン博士は，「長時間夜勤は看護師個人による安全性が低下してエラーを増やすだけでなく，エラーを起こした同僚を同じ職場の看護師が発見する能力も低下するという問題がある」と指摘する。

　16時間夜勤中に120分以上の仮眠をとることによる疲労軽減効果は期待できないというデータが最近出され，120分の仮眠効果を強調してきた佐々木氏は残念がっている。

*

　労働科学研究によって明らかにされつつある，(1)日勤-深夜，(2)準夜-日勤，(3)16時間夜勤の弊害を，勤務表作成者も社会も知っておかなければならない。

---

1) 佐々木司. 健康，安全，生活からみた看護師の夜勤. 看護実践の科学, 2010；35 (1)〜(3).

災害後に生じる罪悪感について

　この原稿を書いている 2011 年 3 月 27 日日曜日，朝日新聞のトップ欄の「被災者数」は，死亡 1 万 489 人，安否不明 1 万 9429 人(朝日新聞まとめ，3 月 26 日現在)と告げている。この数字の一人ひとりに生命があり，生活があり，人生があった，ということを想像しようとすると，それだけで思考停止となってしまう。

　3 月 11 日午後 2 時 46 分を境に世の中は一変した。マグニチュード 9.0 という大地を揺るがす大地震，ものすごい力で町といのちをのみ込んで破壊した大津波，そして福島第一原子力発電所事故に伴う放射能汚染。こうした圧倒的な現実の前に言葉を失う。

サバイバー・ギルト

　それでも日常を取り戻さなければならないと自らを励ましていたとき，阪神・淡路大震災を体験し，その後災害看護学を構築した兵庫県立大学の山本あい子教授から「文献」が届いた。そこには，「災害後に人々が持つ罪悪感が，今回被災された方々の中にも見受けられるようです。看護職として知っておいたほうがよさそうな知見ですので，参考資料を PDF にして送ります」とある。

*

　その文献[1]の中で，P・アンダーウッド教授(精神看護学)は次のように述べている。

　「災害を経験した全ての人が，精神的苦痛や恐れ，安心感や豊かな生活の喪失といった出来事を経験します。その結果，多くの人が心的外傷反応を経験すると思われます。その反応は軽いものから激しいものまであり，災害の結果や個人的要因，環境の影響によって異なります。

　心的外傷反応は，食生活や睡眠パターンの変化などとして現れます。また，孤独を恐れたり，忘れっぽくなったり，集中力を欠いたり，攻撃的になったりします。感情は不安定になり，しばしば無気力感と過剰な興奮状態の間で揺れ動きます。無気力な状態では，表情が無くなり，ぼ

んやりと霧がかかったようで，全く何の感情も持たないようになります。また，他者を避けるような傾向になります。一方，過興奮の状態では，怒りっぽく，過敏となり，神経質ですぐに感情を爆発させるようになります。

　人々は，さらに大きな災害が発生することに恐怖を覚えます。たいていの人は役立たずであることを恥じます。災害の渦中にあっては，全ての被災者が役立たずであると感じ，それ故に，被災者は恥ずかしいとすら感じるのです。全ての生存者は，程度の差はあれサバイバー・ギルトを体験するでしょう。生存者は，生き残ったことに罪悪感を持つのです。この罪悪感というのは，自分が生き残ったことだけではなく，傷つかず，少しの損害しか受けていないということで増強します。心的外傷反応は非日常的な出来事に対する正常な反応なのです」

受容すること，楽しむこと，展望を持ち，誰かの役に立つこと

　そして，アンダーウッド教授は，身体的には健康であるが，日常生活を回復させるための地域社会を失い，サバイバー・ギルトを持っている人たちへの4つの支援を提案する。

　一つ目は，災害は予測不可能であり，誰も生存するとも生存しないとも選択できないこと。生き残った者はそれを受容しなければならないこと。二つ目は，自分自身を罰する必要はないこと。自分自身を罰することは，亡くなった人や傷ついた人にとって何の助けにもならないことを知らなければならない。生存者は，必要なものを食べ，眠り，可能な限り楽しむことを支援されなければならない。三つ目は，生存者の考え，感情，活動が展望を持てるように支援しなければならず，災害に対する人々の反応を非難すべきではないと教育しなければならないこと。四つ目は，支援したい，役に立ちたいと思っている生存者を支援計画に巻き込まなければならないこと。誰かの役に立ち人助けをしているうちに，人々は生存したことへの罪悪感を小さくしていくのである，と指摘している。

*

　テレビCMでは，このところ「今わたしたちにできること」を広報

している。節電すること，必要のないものを買い占めしないこと。デマに惑わされないようにすることなどを。

　3月23日，センバツ高校野球の開会式で選手代表が，人は支えられて困難を乗り越えることができることや，生かされている生命に感謝して力を尽くすことを宣誓した。若く，力強いメッセージが，私のからだの奥底にしみ込んだ瞬間であった。余震が起こるなかで「がんばろう，日本」と思う。

1）パトリシア・アンダーウッド著，ウイリアムソン彰子訳，増野園恵編．サバイバー・ギルト：災害後の人々の心を理解するために．日本災害看護学会誌．2005；7(2)：23-30．

語り継ぐことを。

文理融合の津波学

　津波のメカニズムは，工学や理学研究科の大学院博士前期課程「海岸工学特論」や「海洋物理学」の講義で学ぶ。社会の防災力の知識は，文系の情報学研究科などの「災害論」や「危機管理」に関する科目で得ることになる。しかし，津波防災・減災対策を進めるには，津波のメカニズムと防災力に関する知識が必要であり，これを提供できる文理融合型の研究・教育組織はわが国のみならず，世界的にも皆無の状態であったと，河田惠昭氏(京都大学防災研究所巨大災害研究センター長)は『津波災害』[1]において指摘する。

　津波学は，看護学に通底する。以前に社会学者の故・吉田民人氏は，「看護学は，〈生命・生活・人生〉のすべてにわたる人間の〈生〉（Life）の総体に最も深くかかわる学術です。この学術が文理を差異化しつつ統合する文理融合のあるべき姿を実現して，21世紀科学革命を先導し，物質的・生物的・人間的な意味をすべて包括する〈健康〉という普遍的な人類的課題に貢献されることを期待してやみません」と述べた[2]。

　『津波災害』は，私にあのときの興奮を再燃させる迫力があった。概略を記したい。

＊

宝永地震津波（1707年）と安政南海地震津波（1854年）

　大阪にやって来た津波の中で，大きな被害をもたらし，古文書などの資料に最も多く残っているのは1854年の安政南海地震である。江戸時代には，1605年慶長地震，1707年宝永地震といった南海トラフを震源とする地震が発生し，必ず津波を伴っている。

　大阪市大正橋のたもとには1855年に建立された「大地震両川口津浪記」と題した石碑があり，毎年8月の地蔵盆に合わせて石碑を洗い，刻まれた文字に墨を入れるのが年中行事になっているという。石碑には，「宝永地震のときに船に乗って逃げようとして，多くの人が死んだとい

う言い伝えを知っていたので，安政南海地震のとき，皆が小高い土地にある神社に避難して助かった」と書かれている。一般に，津波の碑はそのときやってきた津波の最高点に置かれている場合が多く，市中よりも山際などの人目につかないところにひっそりと建っている場合が多いが，この石碑は違う。先人の伝えを謙虚に活用する知恵がわれわれには必要だと河田氏は指摘している。

明治三陸大津波(1896年)，昭和三陸大津波(1933年)

　わが国で近代に入って起こった自然災害の中で，1923年の関東大震災に次いで死者が多かった明治三陸大津波(死者約2万2千人)と，その37年後に起こった昭和三陸津波(死者：約3千人)は，津波災害の恐ろしさと，それを歴史的に繰り返す厳しい現実を伝える。津波の被災社会で大きな問題となったのは，(1)家系の断絶，(2)高地からの移転(10年後に大半が元の集落に戻ってしまい，再び大きな犠牲者を出した)，(3)漁業をどうするかということ，であった。

チリ津波(1960年)

　約1万7千キロメートル離れたチリ沖から約22時間30分を要して日本に来襲した遠地津波である。この地震は，地震観測史上最大のマグニチュード9.5であり，この記録はいまだに破られていない。津波は太平洋全域に伝播し，およそ3日間にわたって太平洋沿岸各地で反射を繰り返して来襲した。わが国では高さ6.1メートルの津波の最高波が観測され142人が死亡した。この津波によって，「入り江や波の大きさによって決まる固有周期があり，これに近い周期(高い津波が繰り返しやって来る時間)の津波が来襲すると増幅すること」「津波が遠くに伝われば伝わるほど，第一波と最高波の津波が来襲する時間差が大きくなること」が明らかとなった。

北海道南西沖地震津波(1993年7月12日)

　津波が地震発生後5分で奥尻島に来襲。南北端で最高波10メートルを記録し，死者・行方不明者259人に達した。

体験の風化と記憶

　河田氏は，津波常襲地帯にある「言い伝え」を検証している。
・津波てんでんこ……津波が来る恐れがあるときには，親，兄弟，子ど

もや親戚などにかまわずに早く逃げること。
・津波が来る前にご飯を炊く余裕がある……三重県尾鷲市に残る伝承であり，高台に住んでいる住民は，津波の第二波が大きいので第一波と誤解して，「津波が来るまでに時間がある」と思っている。なお，津波の高さは地震のマグニチュードによって変化し，マグニチュードが0.2大きくなると，津波の高さは平均30％大きくなる。
・地震の揺れが小さいと津波も小さい……これは誤解を含んでいる。大きな津波をもたらす地震は，揺れが1分以上続くのが普通であり，これが指標となる。

終章では，日本の津波対策と課題について次のように言及している。
1) 津波の危機管理は自助，共助・公助の組み合わせで行われるべきである。
2) 津波の大きさを低減させるには湾口の大水深部に津波防波堤を作るのが一番効果的であり，岩手県の釜石市や大船渡市，高知県の須崎市は安全である（東日本大震災による大津波は，識者の予想をはるかに上回るものであった）。
3) 生活被害という観点では漁業被害，特に漁業施設の被害軽減対策が重要である。
4) 津波大国に住む私たちにとっては，子どものころから津波のことを学ぶ「津波防災教育」が重要である。

災害の体験は起こった瞬間から風化が始まり，気が付いたときには大切な人を失った人とその周りの人にだけ，悲しい思い出がいつまでも付きまとう。災害を忘れることなく，教訓を現在に活かすためには，語り継ぐことが大切であるという著者のメッセージを深く心に刻みたい。今，日本が体験している東日本大震災は研究者の記録・考察をはるかに超える。

---

1) 河田惠昭．津波災害 —— 減災社会を築く．岩波新書；2010．
2) 吉田民人．ニュースレターの創刊に寄せて．日本看護系学会協議会ニュースレター．2002：1：2．

看護という現象

「看護の心」を育む日

　5月12日は「看護の日」である。この日は近代看護を築いたフローレンス・ナイチンゲールの誕生日にちなんで制定された。国際看護師協会（本部：ジュネーブ）は，1965年からこの日を「国際看護師の日」と定めている。わが国では1990年8月，「看護の日」の制定を願う会（発案・呼びかけ人＝中島みち氏）が旧厚生大臣に要望書を提出し，5月12日を「看護の日」とし，その日を含む日曜日から土曜日までが「看護週間」となった。

　「看護の日」とはどういう日なのかが，その制定趣旨に記されている。それによると，「21世紀の高齢社会を支えていくためには，看護の心，ケアの心，助け合いの心を，私たち一人一人が分かち合うことが必要です。こうした心を，老若男女を問わず誰もが育むきっかけとなるよう」制定された。国際看護師協会は，「国際"看護師"の日」としているが，わが国は「看護の心」を育む日としている点が特徴的である。

受け手側が示す「看護の本質」

　2011年「看護の日・看護週間」中央行事の一環として，5月14日に「忘れられない看護エピソード」表彰式が日本看護協会JNAホールで開催された。このエピソードには1940通の応募があり，看護職部門と一般部門のそれぞれで最優秀賞，優秀賞，入選作品が選ばれた。800字に凝縮された「忘れられない看護エピソード」は秀逸であった。単に感動を体験するだけではなく，看護のエビデンスの蓄積としても貴重であると，昨年の表彰式への参加以来，私は思い続けている。

　とりわけ本稿では，看護の受け手の立場となる一般部門の作品を紹介したい。そこには「看護とは何か」が冷静な描写をもって示されている。

＊

脳を患った「父」は，病院に迷惑をかける存在だった。怒鳴る。点滴を引き抜く。転んで物を壊す。そのたびに家族は叱られ，病院に居づらくなった。息子である「私」は，転院した病院の看護師にそうした事情を告げると，「仕方ないですよ。一番つらいのは患者さんなんです」と受け止めてくれた。看護師の言葉と微笑に救われ，「家族の重荷がすうっと取れ，父の様子も穏やかになった」という。

　若い看護師は，父の吐物が白衣や髪にまで飛散しているのに，そんなことは少しも気にするふうでもなくその後の措置を済ませる。そして死の３日前，仕事一筋だった父が部下と話をしているかのように看護師に語りかけると，その看護師はベッド脇で辛抱強く，部下になりきって言葉を交わしていた。彼女が返事をすると父は安心したように目を閉じた。

　こうして息子は，長年仕事一筋で家庭を顧みなかった父にとって仕事とは何だったのか，という疑問の答えをみつけ，父と和解して永遠の別れを迎えたのである（関口裕司「父との永遠の別れ ── 看護への感謝」より）。

＊

　特に資格も経験もない「私」は離婚した当時，育児と仕事に奮闘していた。そんなとき，子どもがインフルエンザにかかり入院した。「私」は，仕事を休んでクビになるのではないかと気になり，具合の悪い子どもに当たり散らしたり，話しかけてきても無視したりしていた。

　見かねた担当の看護師は，「私」の話をひと通り黙って聞いてくれた後，「今のお母さんにとって大切なことを何でも，何個でもいいので書いてくれませんか」と提案した。「私」は子どもが病室で寝た後，休憩室で書き始めた。そこで，子どものことばかり書いている自分に気づく。こうして「私」は，忘れかけていた一番大切なことを思い出し，病室に戻り子どもを抱きしめた。看護師は，その紙をうっすらと涙を浮かべて，読み終えると，にっこり笑って「これは心の隅にでもいいので覚えておいてください」と言った。「私」にとって，看護師は「心の救世主」となった（小谷野みゆき「気づいたこと」より）。

*

　「私，雨が好きなの」と語った看護師Мさんの言葉を，自殺未遂で運ばれた病室で聞いた「私」の作品がある。
　雨が好きな理由を「私」が問うと，「今日は休んでいいんだよ，頑張らなくていい日だよ，って言ってくれているみたいで。晴れの日の日差しは頑張れって言ってるみたいだけど。雨はなんかほっとする。もちろん仕事にはちゃんと来るんだけどね」とМさんは優しく笑って窓の外を見て，点滴の確認をすると，「私」のベッドから自然に離れていった。
　ほかの看護師は「腫れ物に触るような感じ」で事務的なこと以外は話をしない中，Мさんは半ばひとり言のように話し始めたのだった。その雰囲気はとても穏やかで，「傷つき疲れ果てた私の心に黙って寄り添ってくれるよう」だった。「私」は，今もやっぱり雨の日は好きになれない。でも，「頑張らなくていい日，心がお休みの日」と自分に言い聞かせながら生きている（匿名「忘れられない会話」より）。

*

　看護師は，ベッドサイドで家族関係を修復し，個人の価値を再発見させ，生きていくよりどころを伝えている。しかもそれは，口先だけでなく，自らの身をていして行っている。

出典
日本看護協会「忘れられない看護エピソード」集　2011年

新・日本看護協会

　平成 23 年度日本看護協会通常総会が終わった。

　昨年までは，代議員と一般会員を含めておよそ 5000 人のマンモス「会議」であったが，公益社団法人に改組されて最初となる今年の総会はおよそ 3000 人の参加者であった。代議員は 750 人と規定され，理事会の権限が強化されることになった。この総会の終了をもって，副会長としての私の任務も終わった。

日本看護協会の歩みと理念

　日本看護協会は，太平洋戦争終結の翌年，昭和 21 年 11 月 23 日に設立された「日本産婆看護婦保健婦協会」から始まる。産婆(現，助産師)，看護婦(現，看護師)，保健婦(現，保健師)の 3 職種は，戦前は別々の会として歩んできたが，連合国軍総司令部(GHQ)公衆衛生福祉部看護課の指導で組織の一本化が進められたのである(特に，長い歴史のあった日本産婆会の説得には困難を極めたとされる)。当時の会員は 1323 人，会費は年額 20 円であった。その後，社団法人の認可を受けて，昭和 26 年には一本化の基本理念とされた「看護は一つ」に基づき「日本看護協会」と改め，名実ともに職能団体の基礎を固めたのである(日本看護協会編『日本看護協会史　第 6 巻』2 頁)。

　公益社団法人となった現在の日本看護協会の会員数は，62 万 1358 人(平成 22 年 3 月 31 日現在)であり，就業者数(132 万 3459 人)の 47 ％である。職能別の入会率では，保健師 49 ％，助産師 75 ％，看護師 60 ％，准看護師 13 ％となっている。

　公益社団法人となるに当たって最初に手がけたのは，日本看護協会のミッションを明らかにすることであった。多くの議論が重ねられた結果，「日本看護協会の基本理念」は次のように定められた。

1) 使命

　人々の人間としての尊厳を維持し，健康で幸福でありたいという普遍的なニーズに応え，人々の健康な生活の実現に貢献する。そのため，

・教育と研鑽に根ざした専門性に基づき，看護の質の向上を図る。

・看護職が生涯を通して安心して働き続けられる環境づくりを推進する。
・人々のニーズに応える看護領域の開発・展開を図る。

2）活動理念
・看護職の力を変革に向けて結集する。
・自律的に行動し協働する。
・専門性を探究し新たな価値を創造する。

3）基本戦略
　看護の質の向上，看護職が働き続けられる環境づくり，看護領域の開発・展開の3つの使命に基づく事業領域において，政策形成，自主規制，支援事業，開発・経営，広報，社会貢献の6つの実現手法を用いて，人々の健康な生活の実現を図る。

新たなリーダーのもとで

　今回の通常総会では，平成23年度重点政策・重点事業が次のように報告された。
1) 労働条件・労働環境の改善
2) 安全で効果的な医療提供体制をめざした特定看護師（仮称）の法制化・制度化の推進
3) 長期的な在宅療養を支える訪問看護を基盤としたサービス提供体制の確保と整備
4) 看護師教育および保健師・助産師教育の充実
5) 看護職の卒後臨床研修制度の推進
6) 保健師の専門性を発揮するための活動基盤の強化
7) 助産師の積極的な活用による安全で安心な妊娠・出産・育児環境の整備
8) 東日本大震災復旧・復興支援事業

　平成23年度の資金収支事業活動支出予算の総額はおよそ50億円となる。
　総会では代議員や一般会員から活発な発言があった。私のメモによると，延べ44件の発言のうち最も多く言及されたのは特定看護師（仮称）

に関してであった。大半が特定看護師(仮称)の制度化に懐疑的・批判的であったが,「卓越した技術を持っているナースが力を発揮できるよう,7対1看護配置とは別枠として,制度化をすべきである」という力強い意見が1件あった。

　日本看護協会は,中医協や社会保障審議会介護給付費分科会をはじめとする数々の政策決定の場に委員を出しており,看護界のオピニオン・リーダーの役割を担っている。そのリーダーが今期,久常節子会長から坂本すが会長へ引き継がれた。

回診の流儀

A病院では，金曜日午後3時に皮膚・排泄ケア認定看護師の回診が始まる。一般に回診といえば，医者が病室をまわって患者を診察することを想像するが，昨今，病室をまわって患者の診察をする流儀が，認定看護師たちの間では人気があるらしい。

認定看護師の役割

まず「認定看護師」という資格を持つ「看護師」について紹介したい。認定看護師とは，日本看護協会の認定看護師認定審査に合格し，ある特定の看護分野において，熟練した看護技術および知識を用いて，水準の高い看護実践のできる看護師をいう。看護現場において，実践，指導，相談の3つの役割を果たし，看護ケアの質の向上を図ることに貢献する。

2011年8月現在，特定されている看護分野は19分野あり，今年7月に認定された合格者1713人を含めて，合計9047人の認定看護師が活躍している。19分野を以下に紹介したい(カッコ内の数字は人数を示す)。救急看護(622)，皮膚・排泄ケア(1598)，集中ケア(646)，緩和ケア(1100)，がん化学療法看護(844)，がん性疼痛看護(563)，訪問看護(270)，感染管理(1364)，糖尿病看護(322)，不妊症看護(112)，新生児集中ケア(237)，透析看護(135)，手術看護(210)，乳がん看護(163)，摂食・嚥下障害看護(304)，小児救急看護(131)，認知症看護(178)，脳卒中リハビリテーション看護(184)，がん放射線療法看護(64)である。さらに，2010年に新たに認定看護分野に特定された「慢性呼吸器疾患看護」と「慢性心不全看護」の認定者が，2012年度に誕生する見込みである。

認定看護の中でも認定者が1000人を超えている分野は，皮膚・排泄ケア，感染管理，緩和ケアであり，診療報酬上の評価があることが増加の一因となっている。

認定看護師の「回診」と病棟の看護師の関係

　A病院の回診は，皮膚・排泄ケア認定看護師が，実践，指導，相談機能を発揮するためのひとつのやり方であり，伊集院静ふうにいえば，認定看護師の「流儀」である。

　A病院の皮膚・排泄ケア認定看護師Bは，同僚看護師2人と医師1人，栄養士1人でチームを作り，褥瘡のある患者の病室を訪れる。6階で2人，5階で7人，4階で4人を「回診」し，終了したのが午後4時40分であった。あらかじめ「褥瘡ラウンド」リストが作成され，対象者の氏名，年齢，病名のほか，ケアの内容やDESIGN-R®の得点，褥瘡部位の写真も添えられてあり，褥瘡の専門家としてデータを整理している。

　褥瘡回診チームは，しかしながら，彼らだけでやるわけではない。当該病棟の看護師が"介助"する。つまり，病棟の看護師が患者に声をかけ，側臥位にし，パジャマを脱がせ，おむつを外して貼ってあるテープ等をとって，褥瘡がどんな状態かを「診察」できるよう準備するわけである。褥瘡回診チームが病室に来ているのに，病棟看護師がやって来ないと，ナースコールを押して，「褥瘡回診です」と呼ぶ。このとき，病棟看護師は迅速に駆け付けなければならないという暗黙のルールがある。そして，褥瘡の治療に用いている医療材料が正しく貼られているか，クッションはずれていないか，パジャマの素材で皮膚が損傷されていないかなどの「チェック」を受ける。

　褥瘡回診チームが病室を去ったあと，病棟の看護師は"指示されたとおりに"処置をして記録する。つまり，褥瘡ケア計画は皮膚・排泄ケア認定看護師が立案し，実行は病棟看護師が行い，評価をするのは主として皮膚・排泄ケア認定看護師Bを中心とした者たちとなる。実力者としての認定看護師Bは，週2回のストーマケア外来の時間帯には電話をかけてきてはならないというオフレも出しているという。実力者Bの"影響"で，ストーマケアを嫌う看護師が増えたと院内ではささやかれている。

新たなアプローチの開発を

あらためて，認定看護師が特定分野のケアにおいて，「実践」「指導」「相談」をどのような流儀で行うべきかを考えてみたい。看護師の視点は褥瘡のみに当てられるのではなく，患者への全人的アプローチが必要であること，治療過程やケアの根拠を病棟の看護師に説明し，次回からは彼女たちが，判断し，計画を立て，実践，評価する力をつけることができるように方向づけをするとよい。病棟看護師がケアのやり方をアセスメントすることができるようになるのが，認定看護師のゴールであろう。

看護師による「回診」が医師の回診をモデルとした流儀を脱するには，看護のアプローチを骨格としたホリスティックでヒューマニスティックなアプローチを開発する必要がある。お代官さまに町民がひざまづくような，封建的なスタイルを復活させてはならない。

遠野で聞いた物語

　東日本大震災から4か月余りがたった7月の終わりに，私は岩手県遠野市にある岩手県立遠野病院を訪ねた。盛岡から車で1時間半，北上盆地と三陸海岸とを結ぶ交通上の要地である遠野は遠野盆地の中心であり，山に囲まれた隔絶の小天地は民間伝承の宝庫である。柳田国男が日本民俗学を開眼させた書，『遠野物語』の舞台となったところでもある。

＊

　私が遠野病院を訪問した目的は，震災後の4月1日に赴任した総看護師長の鈴木榮子さんに会うためであった。
　鈴木さんは3月11日を，岩手県立大槌病院の総看護師長として迎えた。大津波で壊滅的な被害を受けた大槌町から，当初の予定通り異動となった鈴木さんという看護管理者に，私は会いたいと思った。以下の話はすべて遠野で鈴木さんに聞いた物語である。柳田国男の文体を模して語りには番号を付した。

一　私は4月23日にインフルエンザに罹り，ようやく回復した。今は，アリナミン，黒酢そしてブルーベリーでもっている。
二　（この写真は）車に乗っていて津波に流され，大槌病院の屋上に這い上がってきた男性。ぶるぶる震え，手が血だらけだった。一緒に屋上へ避難し，手当てをした。
三　3月11日から13日までは，瓦礫に囲まれて病院は孤立。ライフラインも途絶え，情報は電波の悪いラジオだけだった。
四　津波は8回から9回襲って来た。第2波が最大。大槌病院は3階建てで，入院病棟は3階にあり，53人の患者が入院していた。
五　病院のそばの大槌川の水がぐっと引いた。そして空中に舞い上がった土煙とともに，家が立ったままこちらに向かってきた。津波が大槌川に入った途端に川が氾濫した。駐車場の車をどんどん流し，瞬く間に病院の3階階段に差しかかった。
六　動けない患者をシーツに包んで，狭い階段を引き上げ屋上に運んだ。病室から屋上にマットレスを運び，患者を横たえた。重症者や寝たきりの患者は，「サンルーム」に隙間なく寝かせた。屋上は強風で雪が散らついてい

た。とにかく寒かった。

七　サンルームといっても実は洗濯物の干し場でガラス張りだったので，雨風はしのぐことができた。サンルームで夜勤をしたナースは患者の布団の中に足を入れて暖をとった。

八　倉庫にあった紙おむつを取り出し一個所に集めた。お茶を集めて皆で飲んだ。2階の備蓄倉庫から，男性職員が津波の泥をかぶったレトルト粥と水のペットボトルを見つけてきた。泥をぬぐう小さな紙コップに分け，最初は患者に，残りを職員で分けた。すするとひと口でなくなったが，おなかがすいたという感覚もなかった。

九　水洗トイレは断水で使えなかった。大きな風呂に水が残っていたので，その水をくんでトイレを流していたが，そのうちに流れなくなった。

十　トイレ係ができた。ポータブルトイレにおむつを敷いて，尿とりパッドにくるんで密閉箱に入れた。

十一　夜の寒さは厳しかった。職員は病衣を重ね着し，清拭用のタオルを2本首に巻き，ビニールエプロンを着けた。リハビリパンツをはいていた職員もいた。2日目の夜には，病室のカーテンを外して体にかけたり巻いたりした。

十二　翌12日，夜明けとともに寝たきりの患者を3階の病室に移した。職員は家族の安否も気がかりで仕事をしながら時々泣いていた。職員の中には瓦礫をよじ登り国道に出て必要な物資と助けを求める者もいた。

十三　震災後3日目を迎えた。「今後震度7の余震の可能性が70％ある」とラジオで聞いたので，院長を促して大槌高校に避難することに決めた。病院に残っていた患者をできるだけ自宅に引き取ってもらうよう家族と交渉し，結局28人を搬送することにした。

十四　津波の前に死亡した方を含む3人のご遺体を寒い部屋に安置し，氷枕やビニール袋に氷をつめて腹や胸を冷やした。

十五　99歳のタネゾーじいさんは，大震災の日，興奮が収まっていた。震災前から長男に退院を促していたが，長男の嫁がタネゾーじいさんの介護で疲弊し亡くなったことを理由に，「家に連れて行かない」と退院を拒んでいた。

十六　タネゾーじいさんを含む28人の患者を車椅子に乗せ，高台にある大槌高校まで1.5キロの瓦礫の道を，職員総動員で走るように運んだ。急な坂を上がり下りして腰を痛めたナースは，その後に手術をした。瓦礫の中で髪はざらざら，鼻の穴はまっ黒，5日間入浴できなかった。

十七　大槌高校に行って，「これで助かる」と思った。

十八　2つの教室を病室とした。マットレスを運び患者を横たえた。食事のときは，起き上がれない患者の背中を一人の看護師が後ろから抱きかかえ，もう一人がお粥を口に運ぶ。このスキンシップで雰囲気が和んだ（特に，この後施設に送られたタネゾーじいさんは，搬送車の中でしきりに「大槌高校に戻りたい」と看護師に話したそうである）。

十九　私自身は 16 日午後に大船渡の自宅に戻った。帰ってみると，遺体が置かれ，家族が皆集まり葬儀屋が納棺するところであった。「この遺体は誰なの？」と妹に聞くと，「お母ちゃんだよ」と言われた。在宅酸素療法を行っていた母は避難先で酸素もなくなり，12 日に入院し 15 日に急死した。母の家も妹の家も津波で流され，私とも連絡が取れないため，遺体を一晩病院で安置し，その後私の家へ運んだという。

二十　母の火葬と納骨を済ませ，22 日に大槌高校に戻った。

二十一　その当時，遠野病院に赴任するにも，3 年住んだ大槌のアパートがなくなってしまったために服も靴もなかった。赴任に際して服を買うため，病院の 2 階の部屋に置いていたバッグから泥だらけのキャッシュカードを取り出した。大船渡の岩手銀行から震災後の引き落とし限度額の 10 万円を引き出し，「しまむら」で服を買った。

二十二　新しい職場の引き継ぎを 3 月 30 日に受け，翌日に遠野市へ引っ越した。無我夢中で行動してきたが，亡くなった母が時々夢に現れ「榮子」と私を呼ぶ。2 か月たって，母親を助けられなかった後悔が襲ってくる。

二十三　身体がだるく，まぶたが重くてつらかったのが，この 1 か月で回復してきた。

二十四　遠野病院では，毎朝 7 時 30 分に幹部が外来受付に集まり打ち合わせをする。総看護師長が変わったことを知らせたいという院長の心くばりだと思う。

Team-Based Learning の試行

　大学は，学生の夏期休暇中に，看護職向けの継続教育を実施している。認定看護管理者ファーストレベル講習の教育課程責任者である私にとって，8月下旬から9月は臨床家(2011年度受講者は97人)と議論を交わす重要な時期である。最近の傾向として，認定看護師や専門看護師が看護管理に乗り入れてくる。なぜそうするのか，資格を取るために複数回にわたって現場を離れることは社会的損失ではないのかと問うと，「いや，そんなことはない」と彼女たちは反論する。

認定看護管理者制度

　不案内な読者のために，認定看護管理者制度の概略を記す。
　日本看護協会は，1993年から看護管理者教育と資格認定制度(1998年に認定看護管理者制度と改称)を発足させた。認定看護管理者教育課程は，ファーストレベル(150時間)，セカンドレベル(180時間)，サードレベル(180時間)があり，実務経験5年以上の看護職が受講できる。認定看護管理者カリキュラム基準を満たしていると判断された教育機関が教育を行う。2011年1月現在，認定看護管理者教育機関は61施設であり，ファーストレベル55課程，セカンドレベル55課程，サードレベル13課程の計123課程となっている。主として都道府県看護協会が教育を担っていた時代から，現在は看護系大学の開講が増加している。なお，看護管理経験者や大学院で看護管理等を専攻した者は，全課程を修了せずに認定審査を受けることができる。資格認定を受けた者は5年ごとの資格更新審査を受けなければならない。2011年9月現在，1339人の認定看護管理者が登録している。

TBL の採用

　ファーストレベルの教科目は，看護管理概説(15時間)，看護専門職論(30時間)，ヘルスケア提供システム論(15時間)，看護サービス提供論(45時間)，グループマネジメント(30時間)，看護情報論(15時間)で構成される。

私は毎年いくつかの授業を担当している。今年の新メニューは，看護サービス提供論の一環として「交代制勤務と夜勤」を組み込んだことである。受講生には事前課題として，『ルールがわかれば変わる　看護師の交代勤務』（佐々木司著，看護の科学社，2011年）を学習してくることを課した。次に，2時間半の授業時間をどのように効果的に使うかということを考えた。講師が一方的に「講義」をするというこれまでのやり方に不全感を感じていた私は，この夏に本学のFD研修会で学んだTeam-Based Learning（TBL）を採用することにした。

多人数でも可能なグループ学習の原則と学習活動プロセス

　TBLは「チーム基盤型学習」と訳され，1970年代後半にLarry Michaelsonが着想したものである[1]。彼は，オクラホマ大学ビジネススクールの教育スタッフとして，学部の定員増によって40人から120人までのクラスを担当することになった。そこで，知識を"応用する"ことのできるグループ学習を多人数のクラスでも可能とする方略を考えた。

　TBLには4つの原則がある。原則1は，グループは適切に編成し，かつ運営すべし。原則2は，学生が自分の学習の質かつグループの学習の質に責任を負うべし。原則3は，学生に即時にかつ頻回にフィードバックすべし。原則4は，学習を促し，かつチームの成長を促進する

■準備課題テスト（一部抜粋）
Ⅰ．3交替勤務について正しいものはどれか（正解1，3，4）
　1．日本医労連の調査では，2交代勤務は2010年には25.5％であり，16時間夜勤が大部分である。
　2．世界中どこでも16時間夜勤は行われている。
　3．日勤-深夜は，「睡眠禁止帯」があるため問題である
　4．仕事の緊張からのクールダウンには90分必要であるから，準夜-日勤は有害である。
Ⅱ．夜勤の社会的価値について正しいものはどれか（正解1，2，3）
　1．働き方を点検する社会的価値は，安全性，健康性，生活性である。
　2．「緊急性」とは，その仕事にとってどの価値を優先させるかということである。
　3．「実感性」とは，最も身近に感じる社会的価値のことである。
　4．「緊急性」では生活性が，「実感性」では安全性が優先される。

■チーム討議課題
交代制勤務と夜勤について，労働科学の知見に基づいた改革を行うための課題を示し，取り組みの手順を考えてください。

● TBL形式の講習「交代制勤務と夜勤」で筆者が用いた課題

チーム課題を与えるべし，である。
　チーム基盤型学習の学習活動プロセスは，個人学習（予習）に続いて，個人テスト，チームテスト，アピールの時間，教員による口頭のフィードバックの後に，応用重視の演習を行う。
　「交代制勤務と夜勤」のクラスでは，冒頭に個人でテストを行い，それらをもとにチームで討論してチームの回答を作成し発表する。チームごとに「なぜそう考えたのか」をアピールし教員がコメントする。そして，提示された課題にチームで取り組む。私が作成した「準備課題テスト」と「チーム討議課題」を図に示す。この方法の手ごたえにわくわくしている。

管理者が知っておきたい
被災地支援者ケア

　東日本大震災の被災地に多くの看護職が支援に向かっている。こうした支援者を支えることが災害看護における看護管理上の重要な課題であるという認識に基づいて,「管理者が知っておきたい支援者のこころのケア」というテーマで,平成23年度第2回日本看護管理学会例会(2011年10月14日)を本学にて主宰した。

　プログラムは,3つのプレゼンテーションとディスカッションで構成された。まず,「被災地に看護師を送りだした経験から」(都立松沢病院看護部長・橋本節子氏)と題する報告に続いて,「災害支援とこころの健康」(東京都医学総合研究所副所長・飛鳥井望氏)を学び,「支援者と送りだす職場へのケア」(聖路加看護大学教授・萱間真美氏)を述べていただいた。

　本稿ではそれらのエッセンスを伝えたい。

1. どのような人を支援者とするか

　橋本氏は,(1)心身ともに健康であること,(2)人間性・専門性・専門的精神科看護スキルのあること,(3)マネジメント能力を持ち合わせていること,が必要であるとした。さらに禁酒・禁煙も追加している。そして,セルフマネジメントについて研修を受けること,組織の代表として参加するという認識を持つこと,支援前後の充電時間を確保することも支援要件とした。被災地支援から戻ったら,1-2日間の休暇を取ってから職場に復帰してもらったという。

2. 被災地から戻った支援者の迎え方

　できるだけ,看護部長は出迎えに立つとよい。温かく迎え,ねぎらいの言葉をかけることが重要である。橋本氏は早朝に到着する支援者たちのために朝食の準備をして迎えたという。

3. 被災地での支援者はどのような状態にあるか

　福島県被災地支援「きぼうときずなプロジェクト」に参加した支援者とのホットラインの往復メールから，萱間氏は次のようなキーワードで説明している。被災地の支援者は，「緊張」している。メールに頻繁に「お疲れさまです」が登場する。移動の車中も緊張する。緊張は，「いつもと違う援助の姿勢」をもたらし「気負い」となる。メールに「！」の記号が表れる。

　そして，萱間氏は「暇であることを気に病まないこと」「しょいこまないこと」をアドバイスする。さらに，阪神・淡路大震災を経験した精神科医，中井久夫氏の次の言葉を紹介する。「一般にボランティアの申し出に対して"存在してくれること""その場にいてくれること"がボランティアの第一の意義であると私は言い続けた。私たちだって，しょっちゅう動きまわっているだけではなく，待機していることが多い。待機しているのを"せっかく来たのにぶらぶらしている（させられている）"と不満に思われるのはお門違いである。予備軍がいてくれるからこそ，われわれは余力を残さず，使い切ることができる」（中井久夫著『災害がほんとうに襲った時』みすず書房，64頁）。

4. 支援者のストレス要因と反応

　飛鳥井氏は支援者のストレス要因と，災害救護活動後によく見られる反応を説明した。支援者は，(1)接死体験・惨状目撃，(2)自らの生命的危機・恐怖，(3)被災者への感情的同一化，(4)役割不全による自責感・自信喪失，(5)長時間作業の心身消耗がストレス要因となること，そのため救援活動後には次のような反応が一般的にみられ，周りの人が普通でいることにいら立つ。

> 気持ちが落ちつかない，気持ちがふさぐ，神経が過敏となる，涙がこみあげてくる，胸が詰まる，いらいらしやすい，怒りが収まらない，無力感や虚しさに襲われる，過度に自分を責める，よく眠れない，悪い夢を見る，突然思い出して気分が悪くなる，人と話したくない，引きこもる，何も楽しめない，集中できない，周囲に対し疑い深くなる，飲酒や喫煙が増える

5. 支援者はどのように立ち直るか

　飛鳥井氏によれば，ケア・マネジメントの考え方は3つある。それらは，(1)セルフケア(本人の気付き，家族や友人の実際的・情緒的サポート)，(2)職場・ラインによるケア(同僚・上司・管理責任者による実際的・情緒的サポート)，さらに(3)専門的ケア(カウンセリング，トラウマ心理治療，薬物療法)である。大半の支援者は，セルフケアと職場・ラインによるケアで回復する。

　お勧めは，以下の内容を冷蔵庫に貼っておくことだという。

ストレス対処のためのセルフケア
- 心身の休養を心がける
- ストレス体験による心の変化をよく理解する。
- 精神的孤立を避け，家族や友人とのきずなや交流を普段以上に大事にする。
- 信頼できる相手に自分の気持ちを聴いてもらうことで，心を軽くする。
- プラスの対処行動を積極的に工夫する。
- マイナスの対処行動を避ける(過度の飲酒，じっと引きこもる。一時の憂さ晴らしなど)。
---

6. 被災地に行かなかったスタッフのケア

　そして管理者は，被災地支援に行かずに職場の業務を維持してくれたスタッフへのねぎらいと感謝の意を表することが重要であることが再認識された。

医療安全と医療者のセルフケア

雨の大阪にて

　その日は低気圧が二つも日本列島に近づき大阪の街は激しい雨だった。新大阪駅から乗った小型タクシーのワイパーはリズミカルに動き，フロントガラスにたたきつけられる雨粒を払っていた。タクシーの運転手はしわしわのマスクを口に着けていた。もさもさした白髪は年齢を感じさせた。「ひどい雨になりましたね」と私は声をかけた。運転手は何か言葉を発したが声が小さく聞きとれなかった。けれど気のよさそうな人だと思った。彼の風貌に似合わず，車はかなりスピードを上げて雨の大阪を走った。講演の時間がせまっていた私は，赤信号すれすれで交差点を過ぎる少しアラアラしい運転を許容していた。

　新大阪駅から高架道を降りてしばらく行ったところで運転手は車を路肩に止めた。どうしたのかと不審に思っていると，運転手はつぶやくように「ちょっとトイレ」と言って，雨の中に出ていった。辺りはコンクリートの壁が続き人通りは少なかった。「あっそうですか」と私は努めてさりげなく好意的に答えた。彼がどこでどのように排尿したのかあえて追及しなかった。レディとして。

　数分で彼は運転席に戻った。そして，また聞き取れない声で「どうも」とか言って車を走らせた。用を足した後の彼の運転は変わった。年齢相応のスピードとなり，信号も守った。彼の年齢不相応な過激な運転は生理現象がそうさせたのだと私は推察した。会場に到着し，傘をさして出迎えてくれた友人とあいさつを交わしたため，尿意と運転スピードとの関連を聞きそびれた。

「自分を点検し，自分を守る」のが危機管理の基本

　それから2日後，東京で第6回医療の質・安全学会が開催された。私は教育講演「医療安全管理者の品格」の演者を務めた後，ランチョンセミナー「すべての医療者のための患者安全教育」の座長をした。WHO「医学生のための患者安全カリキュラム2009」が「多職種版」として改訂されたことを受け，その訳者である相馬孝博氏（東京医科大学医療安全管理学主任教授）が演者として解説する企画であった。

　カリキュラムでは，すべての多職種の卒前教育として必要な知識・技

術・態度を次のように表している。
・患者をパートナーとして認める。
・「医療の経験」は改善されるべきことを認識する。
・改善を牽引する公正な文化のもとで，データ収集，エラー分析，フィードバックの重要性を理解する。
・職業人として，責任を取り説明責任を果たすことを理解する。
・リーダーシップ，紛争解決，複雑な環境下のチーム協働能力を育成する。
・倫理，正直さ，隠さないこと，共感が，すべての診療現場での希望と信頼の基礎となることを理解する。

　カリキュラムは2部構成であり，パートAは指導者向け指針，パートBはカリキュラムの指針として11のトピックが含まれる。
　トピック1は，「患者安全とは」である。中でも，「医療者のセルフケアの重要性を認識する」ことに注目したい。個人のエラーを減らすためには，(1)自分自身を知る（食べて寝て自身のケアを），(2)自分を取り巻く状況を知る，(3)自分の任務を知る，(4)準備とプラン作り，(5)チェックする仕組みを常に取り入れる，(6)「わからなかったら聞け！」とある（そういえば，わからないから聞いたら「そんなこと，大学でやらなかったのか？」と反論された，と新人ナースが嘆いていたのを思い出した）。ヒューマンエラー防止のチェックリストに挙げられている項目も重要である。それらは，病気，薬物，ストレス，アルコール，疲労，感情であり，空腹，怒り，遅れ，疲れである。自分を点検し，自分を守ることは危機管理の基本であるという。私自身，尿意と運転のスピードと危険度の関連を体験した直後であったので，身につまされた。
　「臨床現場にいる人間は，落ち着きがあって，休養十分で，経験のある人ばかりではない」のだから，人間工学に基づいた良いデザインによってすべての状況に対応することが重要である。失敗が許されないという苛酷な条件下で活動しながらも事故件数を抑えて高いパフォーマンスを上げている組織には，(1)失敗を重視し，(2)物事を単純化せず，(3)業務に対する感性を磨き，(4)弾力性な仕組みをつくり，(5)専門家の意見，知識，技術を尊重しているという。タクシーに乗って街を眺めるだけでなく，安全運転と医療安全を関連させるとよくわかる。学ぶことは多い。

健康日本 21 と保健師のミッション

「21 世紀における国民健康づくり運動(健康日本 21)」の最終評価が,「健康日本 21 評価作業チーム」(座長＝東北大大学院・辻一郎)によって昨年 10 月にまとめられた。これを受けて,厚生科学審議会地域保健健康増進栄養部会(座長＝東大大学院・永井良三,筆者も委員の一人)では,次期国民健康づくり運動プランについて検討が始まっている(ちなみに,「健康日本」は「けんこうにっぽん」と呼ぶのが正しいそうである)。

健康日本 21 策定は,「急速な人口の高齢化や生活習慣の変化により,疾病構造が変化し疾病全体に占めるがん,虚血性心疾患,脳血管疾患,糖尿病等の生活習慣病の割合が増加し,これら生活習慣病に係る医療費の国民医療費に占める割合は,約 3 割となっている」ことから,「平成 12 年に生活習慣病やその原因となる生活習慣の改善等に関する課題について目標等を選定」したものである。健康日本 21 は,平成 17 年度に中間評価を行い,平成 22 年度から最終評価を行って,その後の運動の推進に反映させることになっていた。医療制度改革にかかわる諸計画の計画期間を踏まえ,平成 24 年度まで 2 年間延長することになっている。

指標の達成度

健康日本 21 は,9 つの分野の全指標 80 項目から構成される。分野 1 は「栄養・食生活」の 15 項目,分野 2 は「身体活動・運動」の 8 項目,分野 3 は「休養・こころの健康づくり」の 4 項目,分野 4 は「たばこ」の 4 項目,分野 5 は「アルコール」の 3 項目,分野 6 は「歯の健康」の 13 項目,分野 7 は「糖尿病」の 11 項目,分野 8 は「循環器病」の 14 項目,分野 9 は「がん」の 7 項目である。

80 項目中,再掲の 21 項目を除く 59 項目について,目標値に達した項目は 10 項目(16.9％)であった(表)。その主なものは,メタボリックシンドロームを認知している国民の割合の増加,高齢者で外出について積極的態度を持つ人の増加,80 歳で 20 歯以上・60 歳で 24 歯以上の自分の歯を有する人の増加などであった。目標値に達していないが改善傾向にある項目は 25 項目(42.4％)。その主なものは,食塩摂取量の減少,意識的に運動を心がけている人の増加,喫煙が及ぼす健康影響について

● 「健康日本21」最終評価の結果

評価区分（策定時の値と直近値を比較）	該当項目数（割合）
A　目標値に達した	10項目　（16.9%）
B　目標値に達していないが改善傾向にある	25項目　（42.4%）
C　変わらない	14項目　（23.7%）
D　悪化している	9項目　（15.3%）
E　評価困難	1項目　（1.7%）
合計	59項目（100.0%）

※9分野80項目の目標のうち，再掲21項目を除く59項目について評価

の十分な知識の普及，糖尿病やがん検診の受診の促進，高血圧の改善などであった。変わらない項目は14項目（23.7%）であった。その主なものは，自殺者の減少，多量に飲酒する人の減少，メタボリックシンドロームの該当者・予備軍の減少，高脂血症の減少などであった。悪化している項目は9項目（15.3%）。その主なものは，日常生活における歩数の増加，糖尿病合併症の減少などである。全体の傾向として，健康に関する認識の変化が行動に結び付いていないという状況である。

保健師のミッション

中間評価報告で指摘された課題は，「誰に何を」というターゲットが不明確であること，目標達成に向けた効果的なプログラムやツールが不十分であったこと，アウトカム評価手法の見直し，政府全体や産業界を含めた社会全体の取り組みが不十分であったこと，医療保険者や市町村等の役割分担が不明確であったこと，現状把握・施策評価のためのデータ収集整備が不十分であったこと，保健師・管理栄養士など医療関係者の資質の向上に関する取り組みが不十分であったことなどが挙げられている。

私はとりわけ，最後の課題に反応している。しかもまたもや「資質の向上」という文言が登場している点である。資質の向上は，保健師助産師看護師法（保助看法）第1条「目的」に記されている多少屈辱的な文言である。ちなみに，保助看法第2条には，保健師は「保健指導に従事することを業とする者をいう」と規定される。健康日本21は，まさに保健師のミッションそのものなのである。

代理決定支援における「新しい仕事」

　週刊医学界新聞第2951号(2012年1月16日)の「老衰終末期における代理決定」(連載「老年医学のエッセンス　その13」)は，患者の意思決定支援における新たな方向性を示す注目すべき論考である。

　筆者の大蔵暢氏は，老衰プロセスの高度衰弱期において，患者とその家族に老衰自然死を検討してもらうために行っている臨床家としての取り組みを，文献を参照しながら紹介している。概略はこうである。「高齢患者の虚弱化が進んで，その可動性が車椅子移動やベッド上に限られるようになり，複数のADL障害が出現する高度虚弱期に入ったら」という時期を設定し，「本人や家族，その他のケアにかかわる人と，今後の医療やケアについての相談を開始する」のであるが，その際の要点を筆者は四つ挙げている。

患者・家族とともに老衰自然死を検討するための要点

　まず，「早期から話し合いを行う」ことである。「早期から話し合いを開始すれば，大きな見解の相違も時間をかけて小さくしていくことができる」のであって，誤嚥性肺炎を繰り返すような"追い詰められた状況下"で，家族に胃ろう造設か否かの決断を迫るのは適切ではないと指摘している。「人工栄養をしなければ見殺し」といった雰囲気に押されて，造設を決断せざるを得ないケースが多いという。

　二つめは，「代理決定ではなく意思代弁を促す」ということである。高度虚弱期の高齢者は認知機能低下を伴う場合が多く，近親者が代理決定人の役割を要求されるが，「最も重要なことは，代理決定権を持つ近親者に，自身の希望ではなく，高齢患者の意思を代弁してもらうように促すことである」と指摘する。つまり，次のような会話をすることである。「ご主人の胃ろう造設について，奥さんはどうしたいですか」という聞き方ではなく，「ご主人がもし話せたら，何とおっしゃるでしょうか」と問いかける。

三つめは，「明確な医学的アドバイスを与える」ということである。代理決定は他人の生死にかかわる決断のため精神的ストレスは大きく，長きにわたって「本当にこれでよかったのか」と思い悩む日々が続く。したがって，医師が，「○○さんの現状や事前の意思，ケアのゴールを考慮すると，胃ろう造設をお勧めしません」と明確なアドバイスを行うことで，代理決定人の行う苦渋の決断への罪悪感や責任感を軽減できるのではないかと述べている。筆者は，老衰自然死を決断する責任を肩代りすることも，超高齢社会の医師に与えられた新しい仕事のひとつであるという。私はこの提案に賛同するとともに，そうした「新しい仕事」に看護職や介護職も参画すべきであると思う。

　四つめは，「平穏な最期を約束する」ことである。近親者の「最期に苦しむ姿を見たくない」という願いに応えるために，在宅（施設）での看取りの同意を求める際には，平穏な最期を約束することで，近親者も老衰自然死を受け入れやすくなる。「その後，医療チームは緩和医療の知識と技術を総動員して実際に平穏な最期を提供すべきなのは言うまでもない」と強調している。

　さらに，欧米の臨床倫理ではすでに確立した代理決定の基準がある一方で，こうした考え方はインフォームド・コンセントの流れに逆行するパターナリズムの復活ではないかという批判があるとした上で，「この複雑かつ重要な決断プロセスに最も経験のある医師が深くかかわることによって，意思を表出できない患者の希望や利益を守り，近親者の代理決定の負担を軽減」し，「医療スタッフの終末ケアへの自信を高めることにつながるはずである」と締めくくっている。

決断プロセスへのケア提供者の参画

　私は，「この複雑かつ重要な決断プロセス」に医師だけがかかわるのではなく，患者の日常ケアを行い家族との交流を保つケア提供者が果たす役割は大きいと思う。

　折しも，伝統的で主従的な医療者－患者関係ではなく，双方向的な情報交換により，情報を共有して意思決定を行う協働的意思決定（shared decision making）を促すガイドブックが最近出版された（中山和弘，岩本貴編集『患者中心の意思決定支援』中央法規，2012 年）。そこでも，「高齢

者の胃ろう造設に関する意思決定支援ガイド」が紹介されている。

　また，先日読んだ学術誌の巻頭言では，最近の高齢者の遺体は昔と違って「皮膚が黒ずんでいたり水ぶくれして」いたり，「安置してある寝具がビッショリ濡れて」いたりする例があり，「あたかも溺死したかのような印象を受ける」という葬儀社の人の話が紹介されていた（大塚宣夫．長生きの先にあるもの．医療と社会．2011；21(3)）。これは，経口摂取ができなくなったあとの水分や栄養分の注入に問題があるのではないかと指摘している。

　ケア提供者は，「〇〇はお勧めしません」というアドバイスをする「新しい仕事」を引き受けたい。

自分に貼られたレッテルをはがす

 昨年12月末,「突然のメールにて失礼いたします」という書き出しで,卒業して2年が過ぎようとしている臨床ナースからメールが届いた。それによると,「大学院で看護管理を学びたい。研究課題にしたいと考えていることは新人看護師教育であり,多重課題に焦点を当てて考えていきたい」ということであった。

退職の勧め

 1月に入って,彼女と会った。
 あなたはもっとゆっくり仕事ができるところに行って仕事をするといい,と上司から言われている。落ち着いてそう話し出した。現場は多重課題が多く,それに対処するため「看護」が丁寧でなくなっている。だから,働きやすさに焦点を当てて,新人が課題を克服できるようにしたいと,少し興奮ぎみに語った。
 私は,研究課題が彼女自身の課題なのだと思った。どのようなことが多重課題なのかを具体的に話してもらった。自分の受け持ち患者の輸血を準備している際に,胸痛を訴える患者がいて心電図を取るようにリーダーに指示された。しかもほかに,トイレ介助を頼まれている患者がいる。こんなときはどうしたらいいのかわからなくなる。
 誰かに手伝ってもらいたいと言えないのかと私が尋ねると,2年目になるとそれができるようになったが,1年目は「お願い」ができなかった。「お願い」ができるようになるまで時間がかかったと答える。
 彼女は,顔を上げ,姿勢を正して,きちんと状況を説明することができた。見込みがあると私は思った。しかし,彼女はすでに上司から,ひとつのことに時間がかかると指摘され退職の勧めを受けていた。このことを話すとき,彼女の表情は少し苦しそうだった。

心機一転の春

 その後しばらく,私は現在の勤務状況を聞いた。16時間夜勤をしているが,休憩は夕食時に腰かけるくらいであること,翌日分の内服薬の

セットに時間がかかること，持参薬の仕分けをしなければいけないこと，さらに，病棟のナースたちの異動や退職者のことも説明してくれた。

私は，こう尋ねた。「あなたは病棟はもうまっぴらごめんと思っているの，それともやり残したことがあると思っているの」と。すると，彼女の表情は一瞬輝いた。「まだ，やっていきたい」というふうに。

彼女は，すでに自分に貼られている「仕事ができないナース」というレッテルにもがいているようであった。私は，修士課程への進学はこの先いつでもできるから，3年目のナースとして臨床ですべきことをやった後でもよいと話した。そして，上司と会って退職の意向を撤回し，相談したらよいと勧めた。「そうします」と決然と答えた彼女の表情がよかった。

その後，彼女から何回かメールが届いた。結局，来年度から部署を変えて勤務を継続することになったということであった。「心機一転。頑張っていきたいと思います。井部先生になんとお礼を申し上げてよいかわかりません」というメールの文章がはずんでいるようにみえた。

私はこう返信した。「人生，山あり谷あり，ですから，行き詰まったらまた来てください」と。「ありがとうございます！」というエクスクラメーションマークが付いたメールの返信は，彼女の喜びを表していた。

彼女はきっと「仕事ができないナース」というレッテルをはがし，「あのころは私も自信がなかったのよ」と語ることのできる"先輩"になるであろう。

年度末はこうしたさまざまな波紋の中で，それぞれの新年度を迎える。

パリのナースの勤務

　フランスの病院は，公立，私立（非営利），私立（営利）の3種類に分けられ，公立病院がすべての病院の4分の1を占める。公立病院と私立病院の役割は異なる部分が大きいとされる。OECDヘルスデータ2010によれば，フランスの100床当たりの医師数は48.4人（日本15.6人，以下かっこ内は日本のデータ），看護師数は114.9人（69.1人），急性期の平均在院日数は5.2日（18.8日），GDPに占める医療費の割合は11.2%（8.1%）である。

パリ公立病院協会の就業規則

　看護師の交代制勤務を調査するため，昨年秋にパリの病院を訪れた。その際に入手したパリ公立病院協会（Assistance Publique-Hospitaux de Paris）の就業規則の翻訳が届いた。頁をめくっていると，お国事情がわかり興味深いので紹介したい。

　パリ公立病院協会は，37病院と在宅ケアを担う一部署から成り立ち，パリ市周辺の1150万人の健康を担っている。全体で2万床以上の入院病床があるほか，在宅で治療を受ける「在宅入院」機能を有している。大学病院を中心に東西南北の4つの地域に分けられ，外来・入院患者の3分の1程度がパリ市民である。40%がパリ市郊外からの患者であり，75歳以上の患者の割合は17%である。

　以下，パリ公立病院協会の就業規則の概要を示す。なお，筆者らによる現地でのインタビューでは，パリのナースの日勤と夜勤は分離されていることがわかった。

◆勤務時間
・1週間の勤務時間は，35時間と定める。
・勤務時間は，最長1600時間の年間実働時間を基準として算出し，時間外労働を行う可能性があっても，その労働時間を含まない。
・特定義務（ある人物に課された特定の拘束義務のことを指す）に従事する職員については，この年間勤務時間は短縮される。
・固定休暇職員の勤務時間……標準周期（7週間）に対し週38時間，1日

当たり7時間36分
- 変動休暇職員の勤務時間
  (1)午前シフト：標準周期(7週間)に対し週38時間，1日当たり7時間36分
  (2)午後シフト：標準周期(7週間)に対し週38時間20分，1日当たり7時間50分
  (3)夜間固定：標準周期(2週間)に対し週35時間，1日当たり10時間
  (4)12時間夜間勤務：標準周期(12週間)に対し週35時間，1日当たり12時間

「夜間固定」の勤務体制

　前述の規定はわかりにくいが，ここは勤務シフトのポイントである。特に，「夜間固定」勤務である。1日当たり10時間の夜間固定勤務では2週間の間は週労働時間が35時間，12時間の夜間勤務では12週間(3か月)の週労働時間が35時間とするということである。12時間夜勤は3か月周期となっていることがわかる。

　そのほかの主な就業規則をみてみよう。

◆1日当たりの勤務時間
- 連続勤務の場合，1日当たりの最長勤務時間は，日勤が9時間，夜勤は10時間を超えることができない(例外あり)。
- 連続勤務でない場合，勤務日の拘束時間は10時間30分を超えることはできない。この勤務時間は，1回の勤務時間を3時間以上とし，3回以上の勤務に分割することはできない。
- 1週間当たりの実働勤務時間は，時間外労働時間を含め，7日間につき48時間を超えることはできない。この基準となるのは週単位である必要はない。この措置により，連続する勤務日数は最大で6日間に制限される。

◆勤務周期
- 勤務周期とは，1週間以上12週間以下の標準となる期間のことであり，周期はまったく同様に繰り返される。
- 周期内では，勤務時間を週によって不均等に分割できる。時間外労働を除き，周期全体で週44時間を上限とする。

- 時間外労働は，周期全体の勤務時間から差し引かれる。

◆**休養時間および休憩時間**
- 1日当たりの休養……職員は1日当たり，最短で連続12時間の休養を取るものとする。
- 1週間当たりの休養……職員は1週間当たり，最短で連続38時間の休養を取るものとする。1週間当たりの休養日数は，特定の困難を引き起こさない限り，2週間につき4日間であり，そのうちの2日間は連続していなければならず，日曜日1日と土曜日1日を含むものとする。休暇となる日曜日と勤務する日曜日を交互に配置することは周期内で変えることができるが，2週間続けて日曜日勤務を行うことはできない。
- 就業時および終了時の着替えの時間は勤務時間内に含まれ，特殊な地域事情を除き，合計10分と定める。

◆**時間外労働**
- 時間外労働とは，施設長またはその代理者の指示によって，勤務周期に定められた時間枠の限度を超えて行われた勤務時間を指す。
- 1年間に行うことができる時間外労働の上限は，120時間と定める。
- 時間外労働は，時間補償または手当支給のどちらかの対象となる（双方を同時に受けることはできない）。

◆**夜間勤務**
- 夜間勤務は，21時から翌朝午前6時までの間に勤務帯の一部が含まれる勤務時間，または21時から翌朝午前7時までの間の連続9時間となる全ての勤務時間を指す。これに関係するのは，上記に規定された夜間のみに勤務する職員，または夜間において90％以上の勤務を行う職員である。夜間の勤務時間は32時間30分となる。

*

　パリのナースが，日本のナースに比べて元気にみえるのは，「夜間固定勤務」にあるのではないかと，私はひそかに確信している。

看護界の異変

　新年度がスタートした。先日お会いした病院長は，「いやー，看護師がいない。看護師の募集に苦労しています」と嘆く。ほかの病院の看護部長によると，今年は異変が起きているという。新採用者に占める新卒者の割合が例年になく少なく，既卒者の割合が大きくなっているというのである。

離職率は減少傾向，給与は大幅な改善なし

　日本看護協会の「2011 年病院看護実態調査」結果速報[1]によると，回答病院（N＝2619）の看護職員離職率平均（常勤看護職員）は 11.0％であった。過去 6 年間のデータでは，12.3％（2005 年度），12.4％（2006 年度），12.6％（2007 年度），11.9％（2008 年度），11.2％（2009 年度），11.0％（2010 年度）と，離職率は減少傾向にある。今回，新たに通算経験 3 年，5 年，7 年の看護職員の離職率を調査しているが，通算経験 3 年の看護職員離職率は 12.8％，通算経験 5 年では 12.6％と，看護職員全体よりも高くなっている。通算経験 7 年では 10.6％であった。

　一方，新卒看護職員の離職率をみると，全国平均は 8.1％であった。過去 6 年間のデータをみると，9.3％（2005 年度），9.2％（2006 年度），9.2％（2007 年度），8.9％（2008 年度），8.6％（2009 年度），8.1％（2010 年度）と，離職率は減少傾向にある。

　看護職員離職率を病床規模別でみると，最も低いのは 300-399 床の 9.8％（新卒 6.8％）。都道府県別（東日本大震災の影響を考慮し，岩手県・宮城県・福島県は除外）では，東京都（14.6％），大阪府（13.7％），佐賀県（13.7％），兵庫県（13.4％），神奈川県（13.0％），沖縄県（13.1％）が常勤看護職員の離職率 13％を超えていた。一方，常勤看護職員の離職率が最も低いのは，秋田県（5.6％）で，次いで，島根県（6.1％），富山県（6.3％），山形県（6.4％），青森県（6.8％）は離職率 6％台であった。

　さらに，労働条件に関する調査結果では，看護職員の平均年間所定休日総数が 115.1 日のところ，100 日未満しか休暇を取れていない病院が 7.5％あった。看護職員の月額基本給与額をみると，大卒では 20 万 4281 円，勤続 10 年では 24 万 4718 円であり，前年度調査（それぞれ 20

万 2567 円,24 万 3037 円)とほぼ横ばいであった。夜勤手当(夜間割増し分を除く定額分)のうち,2 交代制夜勤手当の平均は 1 万 1276 円であり,前年度(1 万 745 円)からわずかに上昇した。「育児との両立などで夜勤の減免対象となる職員が増え,夜勤者の確保が難しくなるなか,各病院では夜勤手当の見直しがわずかながら始められたことが考えられます」と日本看護協会はコメントしている。

また,2010 年度に 1 か月以上の長期病気休暇を取得した常勤看護職員数は 7483 人であり,そのうちメンタルヘルス不調者(診断書あり)は 2669 人(35.7%)であった。この数字は常勤者職員全体の 0.8%を占め,一般労働者の 0.3%(2007 年度「労働者健康状況調査」)を上回っている。

景気に左右される看護師の需給

看護師不足は世界的な問題とされてきたが,異変が起きている。米国では,常勤で働く看護師数は 2005 年から 2010 年の 5 年間で 38 万 6000 人増加し,過去 40 年を 5 年ごとに区切って比較すると,同期間の増加数が最大であった。一方で,この期間の失業率は 5.1%から 9.6%に悪化しており,看護師の増加分の約 3 分の 1 はこういった労働市場の状況を反映しているという[2]。景気の悪化により,個人あるいは家族の生計を立てる必要が生じたため,復職する看護師が増えているとみられる。なお,景気回復やベビーブーマーの退職,医療ニーズの増大によって,再び看護師不足が表面化する見通しであるという。

このように,看護師の需給は景気動向や失業率などさまざまな要因が影響を与えるため,看護政策を議論する際には,看護・医療界のみならず,ほかの産業分野についても考慮し,異変を察知する必要がある。米国が看護師不足対策として 1997 年に開始した National Sample Survey of Registered Nurses(NSSRN)のような,大規模データの必要性も指摘されている[3]。

---

1) 日本看護協会プレスリリース(2012 年 2 月 22 日)
2) Staiger D. O. et al. Registered nurse labor supply and the recession-Are we in a bubble?. N Engl J Med. 2012; 366(16): 1463-5.
3) 兪 炳匡,他.看護政策研究に大規模データがなぜ必要なのか.看護管理. 2012;22(4):333-7.

大学のカタチ

2012年5月,「第8回大学改革トップセミナー」(主催＝全私学新聞運営委員会)に,その標題にひかれて参加した。

看護系学部が「まだまだ人気の高い」背景

「志願者が集まる入試と学部の実態」のセッションでは,「まだまだ人気の高い看護系」学部について講師は時間を割いた。この「まだまだ」という表現に,看護系学部の人気がしばらく続くだろうという意味が込められている。

まず,大学選びは「就職」が決め手であるという。全国の進学校の進路指導教諭625人のアンケート調査結果によると,生徒に人気のある大学の条件は,(1)資格が取得できる大学(68.5％),(2)自分のしたい勉強ができる大学(67.8％),(3)就職に有利な大学(65.1％),(4)社会的評価・イメージがよい大学(63.0％),(5)知名度が高い大学(55.5％),(6)家から通える大学(59.9％)がそれぞれ5割を超えている。ちなみに,学費の優待や奨学金制度が充実している大学(26.6％)や,教授の質が高い大学(19.2％),図書館やPC環境など設備の充実した大学(9.3％),授業が面白い大学(6.2％)などのランキングは高くない。つまり,生徒に人気があるのは,資格が取れて,地元で,就職に有利な大学ということになる。

看護系の学部の就職率は,94.6％(2011年)であり,この5年間は90％を超えている。「まだまだ人気の高い看護系」学部の背景には,(1)子どものころから,看護師が白衣の天使としてあこがれの職業であったこと,(2)資格が取れ,就職に困らず,地元での就職が可能,(3)収入が多く安定し,人材不足の分野であることが挙げられている。世間からは,看護師は「収入が多く安定した職業」とみられている。

大学という教育産業の装置

看護学科は日本で最も多く設置されている学科である。しかも47都道府県に設置されたため,地元志向が進んだ理由の一つになっている。

2008年秋のリーマンショック後から，志願者が激増している。志願者数（文科省「学校基本調査」）をみると，1万8000人台(2003-05年)で推移していた時期から，2万5000人台となった2006-09年を経て，2010年は3万4430人，2011年は3万8625人(国立281，公立9959，私立28385)となった。私立の志願者数が73％を占めている。2011年の志願者数をそれぞれ100とすると，2012年の指数は，看護系は114.3と断然トップであり，以下，医療技術107.1，理工系106.0，薬学系104.4，医系104.2，外国語103.2，生命科学103.0，文・人文102.7，農102.3，国際102.2と続き，私立大学全体では100.1となっている。
　一方，看護ブームの問題点も指摘された。それらは，以下の通りである。
1)　3K職場と言われ，景気が回復すると志願者は減る（景気が回復しても，看護系の人気は低下しないという発言もあった）。
2)　設置大学数の激増で，他大学との差別化が求められる（例えば，「薬がわかる看護師を育成する」などは目立つと講師が述べている）。
3)　教員不足のため，他大学から移動してきた教員の派閥ができ，校風になじめないケースがある。
4)　就職先が最先端医療を行っている病院かどうかも今後は問われる（この件は少し考察が必要だと私は思ったが，看護の外部者の認識を知っておくこととした）。
　そのほか，基礎学力の低下，コミュニケーション能力の低下，モラルの低下（汚物を扱うことを嫌う看護師），情緒不安定者などの問題が指摘された。

　看護系の学部の人気が「まだまだ」続くとされている一方，「こども学部」も人気が続くという。保育士，幼稚園教員はあこがれの職業であり，小学校のような学級崩壊，いじめ，モンスター・ペアレンツなどの恐れが少ない。「こどもが好き」「こどもの相手ならできる」という考えがある（これだけではやっていけないことが後にわかるのだが）。働く女性が増えているため今後も十分なニーズがあり，資格があれば就職の不安がない，などが挙げられた。
　ところで，「薬学部人気はどこへ行ったのか」については次のように

分析している。2006年から薬学部が6年制になり，状況は一変した。まず人気の中心だった女子が6年制を敬遠したこと，学費が2年多くかかるのも大きなマイナスとなった。そのため資格人気が支えていた私立大学の志願者が激減した。薬学部人気の終焉により，国家資格と結びついた学部・学科への関心は看護に移行した。

なお，薬学部6年制移行によって，2010-11年の国家試験合格者が激減し人材供給が止まっていたため，2012年春に卒業した6年制の1期生には求人が殺到したと報じられている。

大学という教育産業の装置がどのようにとらえられているのかを知り，私はこう考えた。結局，建学精神を現代にどのようなカタチとして残していくのかを真摯に考えていくことが，大学には求められるのであると。

87 メルケル首相の意思決定

　2011 年 3 月 11 日に福島第一原子力発電所で発生した大事故を受けて，ドイツ連邦議会は，2011 年 6 月 30 日に原子力法の改正案を可決し，遅くとも 2022 年 12 月 31 日までに，原子力発電所を完全に廃止することを決定した。620 人の議員のうち，83％（513 人）が賛成し，法案は 2011 年 7 月 8 日に連邦参議院も通過した。

　「日本から 1 万キロも離れているドイツがなぜ，福島事故をきっかけとして，これほど急いで原発の廃止を決めたのか」について，ドイツ・ミュンヘン市に在住のジャーナリストが伝えている（熊谷徹『なぜメルケルは「転向」したのか―ドイツ原子力四〇年戦争の真実』日経 BP 社，2012 年）。

　なぜ，どのようにして，原発擁護派だったメルケルは「転向」したのかというテーマは，リーダーの意思決定プロセスを知るという点で，私にとっても興味深い。

「転向」演説

　メルケルの「転向」の背景を理解する上で鍵となるのが，2011 年 6 月 9 日に連邦議会で行った演説であると熊谷氏は述べている。

　「……（前略）福島事故は，全世界にとって強烈な一撃でした。この事故は私個人にとっても強い衝撃を与えました。大災害に襲われた福島第一原発で，人々が事態がさらに悪化するのを防ぐために海水を注入して原子炉を冷却しようとしていると聞いて，私は『日本ほど技術水準が高い国も，原子力のリスクを安全に制御することはできない』ということを理解しました。

　新しい知見を得たら，必要な対応を行うために新しい評価を行わなくてはなりません。私は，次のようなリスク評価を新たに行いました。原子力の残余のリスクは，人間に推定できる限り絶対に起こらないと確信を持てる場合のみ，受け入れることができます。

　しかしその残余リスクが実際に原子炉事故につながった場合，被害は空間的・時間的に甚大かつ広範囲に及び，他のすべてのエネルギー源のリスクを大幅に上回ります。私は福島事故の前には，原子力の残余のリ

スクを受け入れていました。高い安全水準を持ったハイテク国家では、残余のリスクが現実の事故につながることはないと確信していたからです。しかし、今やその事故が現実に起こってしまいました。

　確かに、日本で起きたような大地震や巨大津波は、ドイツでは絶対に起こらないでしょう。しかしそのことは、問題の核心ではありません。福島事故が我々に突きつけている最も重要な問題は、リスクの想定と、事故の確率分析がどの程度信頼できるのかという点です。なぜなら、これらの分析は我々政治家がドイツにとってどのエネルギー源が安全で、価格が高すぎず、環境に対する悪影響が少ないかを判断するための基礎となるからです。

　私はあえて強調したいことがあります。私は昨年秋に発表した長期エネルギー戦略の中で、原子炉の稼動年数を延長しました。しかし私は今日、この連邦議会の議場ではっきりと申し上げます。福島事故は原子力についての私の態度を変えたのです。（後略）」

　メルケルを含めたドイツ政府関係者はそれまで、チェルノブイリ事故のような大事故が起きたのは、技術水準が低い社会主義圏に特有の事故であり、西側ではレベル7に達するような原子炉事故は起こり得ないと考えていた。

　この演説は、かつて理化学研究所で研究者として働いたこともある物理学者メルケルと、政治家メルケルにとって一種の「敗北宣言」であり、一国の首相がこれほど率直に「自分の考えが誤っていた」と公言するのは珍しい、と熊谷氏は指摘している。

出来事の「風化」を防ぐために

　一方、メルケルが見せた異例の行動の裏には、政治のプロとしての冷徹な計算があったという。メルケルは、ドイツ社会で原子力擁護に固執することはキリスト教民主同盟にとって政治的な自殺行為に等しいと考えた。つまり自分に迫るリスクと世論の流れを察知するメルケルの正確なレーダーがあった。東日本大震災の約2週間後、ドイツ南西部の保守王国バーデン・ヴュルテンベルク州の州議会選挙で、脱原発を掲げる緑の党が「フクシマ効果」によって圧勝した。緑の党は結党以来一貫して原発の廃止を求めており、有権者は初志を貫徹した緑の党を高く評価したのである。

東日本大震災と福島事故がドイツではどのように報道されたかについても熊谷氏は詳述している。それによると，日独の伝え方には大きな違いがあった。ドイツの放送局では「市民に不安を与えないように」という配慮はなく，市街地で家屋や車が押し流されている映像が繰り返し放映されて視聴者に衝撃を与えた。ドイツのニュース雑誌は，死者の顔まではっきりわかる大判の写真を載せた。大衆紙の第一面には，「世界の終わり」「黙示録」「恐怖の原発」といったセンセーショナルな見出しが乱舞した。花粉症のためにマスクを着けている写真には，「東京の放射能は危険な水準に達していないが，多くの市民が東京を脱出している」と説明文がはりつけられた。ドイツではマスクをつけて外出する人はめったにいないので，「放射性物質を吸い込むことを恐れてマスクをしている」と誤解したに違いないと熊谷氏は述べている。

　今日のドイツ人は世界で最も悲観的で，リスクを最小限にするための努力を惜しまない民族である。一方，日本人は，ドイツ人とは違う意味で完全主義者であるが，細部の完璧さを追求するあまり，「木を見て森を見ない」民族なのである，と熊谷氏は指摘している。

　海外では，日本政府の事故直後の情報公開が不十分だったという批判が強い。事故後の放射性物質の放出量が最も多かった１週間に政府はなぜSPEEDI（放射能影響予測ネットワークシステム）による予測情報を発表しなかったのかと熊谷氏は指摘している。

　メルケルは，政府として原発全廃の方針を確定するに先立ち，「原子炉安全委員会」と「安全なエネルギー供給に関する倫理委員会」に助言を求めた。つまり，技術者だけでなく，原子力技術にずぶの素人たちからも意見を聴いた。フクシマ後のドイツ政府の行動にはっきり表れているのは，原子力リスクの判断は技術者だけに任せず，社会全体で判断すべきだという科学技術への不信感であると熊谷氏は述べている。現に，メルケルは原子力の専門家ではない人々の意見のほうを重視した。

　リーダーの意思決定は，自分に迫るリスクを察知し，人々の意見という世論を把握し，迅速に明確に率直に表明（演説）することである。さらに，出来事の「風化」を防ぐには，マスコミを含めて「世論」が現実に直面することを妨げないようにしなければならない。

論考「迷惑な夫たち」

7月のある日，乱雑に書類が積み上げられている研究室の机の上に，「読売新聞で，今ちょっとした議論が起こっています」というメモとともに読売新聞夕刊(2012年7月5日付)のコピーが置かれていた。この議論は，「わたしの医見」と題する投書欄に投稿された『迷惑な夫たち』(埼玉県，看護師，女性，40歳)から始まる。

看護師の新聞への投書と読者からの反響

それによると，「面会時間を気にせずに，入院する妻に寄り添う夫が多くて迷惑している」というのである。なぜなら，「患者の体をふくなど円滑に仕事を進める妨げ」になっていて，「残業せざるを得ない」状況になるという。しかも，「皆，何をするわけでもない」し，「ベッドサイドで居眠りする人もいる」のである。「病室は暇つぶしの場所ではない」と言いつつ，「伴侶を心配する夫の気持ちもわかる」と書いている。看護師の神聖な職場に侵入してやっかい者とされる夫が哀れである。

翌週(7月12日付)の「わたしの医見」には，看護師ではない二人の意見が掲載された。

「私が以前入院していた時も，入院する妻を時間外にお見舞いに来る夫」がいて，着替えることすらできず困ったので，「不快で迷惑だと看護師に訴えた」(札幌市，無職女性，44歳)。すると，「そうした行為は困るという趣旨の貼り紙をナースステーションの入り口に貼ってくれた」ので状況は改善された。さらに，「投稿した方は時間外労働が増えるという自分の都合ではなく，入院患者の身になって対処してほしかった」とコメントしている。二人目は，「投稿には正直，ショックを受けた」(福岡県，主婦，53歳)と述べ，療養型病院に入院している義母の見舞いでも「看護師に嫌みを言われることがある」という。そして，「優しい言葉はなくても，せめて嫌みは言わないでほしい」とした上で，超過勤務の問題などでイライラすることがないよう，「医療現場の労働環境の改善をお願いしたい」と締めくくっている。入院体験者と，入院患者の家族の立場からのコメントはバランスがよい。

そして，翌々週(7月19日付)の「わたしの医見」には，再び看護師からの投稿が載った。

一人目の看護師（東京都，女性，33歳）は，「患者を一番に思い，自分本意の看護になっていないかを考えれば，おのずと行動すべきことがわかる」と諭した後，「面会する人がいて残業することになるなら一緒に体をふいてもいい」し，「一時的に席を外してもらえばよい」と対策を提示している。さらに，妻の顔を眺めている夫の存在で「妻は安心している」のであり，夫は「不慣れな家事につかれていたりして，面会中に居眠りをする」のだと説明している。そして，「一方的に自らの超過勤務の考えが優先されていることに疑問を感じた」と苦言を呈している。
　「33年間働き，3年前に退職した元看護師」（大阪市，主婦，62歳）は，「超過勤務に八つ当たりする看護師の気持ちが感じられ」て，「同じ職業に携わった者として恥ずかしく思った」という。「40歳の中堅看護師の立場から，職場の労働環境について，リーダーシップを取って改善する方法を考える」べきであり，「患者やその家族にストレスをぶつけるのはいかがなものか」と述べている。

病院の閉鎖性，呪縛からの解放

　議論の発端になったのは「迷惑な夫」のお見舞いからである。例えば，「迷惑な妻」とか「迷惑な娘」の面会というものがあるだろうかと考えてみる。そもそも，「面会」という言葉に象徴されているように，病院は外部からの訪問に閉鎖的であり，対応が不器用である。現代社会において「面会時間」が厳守されるのは病院と刑務所くらいではないか。
　今回の議論は，ほかにもさまざまな角度からみることができる。困っていることを「困っている」と声を上げずにきた看護師が，「病室で暇つぶしをしている夫は迷惑」と投書する行動は，「すべきではない」という規範の多い看護界の呪縛からの解放とみることもできる。
　ナースが善いことを行うためには，善いことを行う権限を持たねばならず，現状では，多くのナースがこの権限を持っていないと感じている。ナースは「神のように振る舞う」ことを求めているのではなく，自分の本来やるべき仕事をしたくて，そのための手段がほしいだけであると，社会学者のダニエル・F・チャンブリスは『ケアの向こう側』（日本看護協会出版会，2002年）で指摘している。自分たちの言い分を聞いてもらうためには，ナースが自らの経験と価値観に基づいて，自らの権限で発言しなければならないと彼は締めくくっている。

「村上ラヂオ」の涼風

　突然ですが，「村上ラヂオ」って，知っていますか。この夏，村上電気が発売したエコ・ラジオです。というのは嘘です。「村上ラヂオ」は村上春樹が書いているエッセイ集です。読書好きでちょっと疲れている方にお薦めです。文体といい，大橋歩の画といい，ほんのりしていて心に涼風が通り過ぎます。

　村上春樹は，雑誌「anan」に「村上ラヂオ」という連載エッセイを書いていました(私は，昔「anan」のファンでしたが，現在は「ミセス」とか「STORY」といった雑誌を美容院で手に取るような年代なので，彼の連載を雑誌では読んでいません)。一年間，雑誌に掲載されたもの(約50編)が，本になり，このたび3冊目の「村上ラヂオ」が出版されたというわけです。

サラダ好きのライオン

　「anan」の読者層の大半は若い女性だし，村上春樹自身は「かなり高いレベルのおっさん」だから共通する話題なんてほとんど存在しないはずなので，腹をくくって気楽に好きなことを書いてきて，ある時点で気付いたというのです。「相手が何を思うかなんてとくに考えずに，自分の書きたいことを，自分が面白いと感じることを，好きなように楽しくすらすら書いていれば，それでいいじゃないか」と「まえがき」に書いています(「看護のアジェンダ」の筆者の心境にぴったりです)。彼が二十歳のころは，「anan」とか「平凡パンチ」が家に積んであり，「自分がいつかいっぱしのおっさんになるなんて思いも寄りませんでした」という感覚は私も全く同感です(「いっぱしのおばさん」というかどうかは別として)。

　というわけで，シリーズ3冊目は，『サラダ好きのライオン　村上ラヂオ3』(マガジンハウス，2012年7月発行)です。「サラダ好きのライオン」って何だ，と思っている方がいるでしょう(私もそうでしたから)。その話は最初のエッセイに出てきます(「忘れられない，覚えられない」)。毎週毎週よく書くことがありますね，と訊かれるが，話の材料

に不自由することはまずない。なぜなら連載を始める前に，50個くらいトピックを用意しておくからだというのです。けれども，新しいトピックを思いつくことがあって，それはベッドに入って眠りに就く前であることが多いため，メモする間もなく眠ってしまい，翌朝目が覚めると何を書くつもりでいたかすっかり忘れている。つまり，寝付きのよい彼は眠れない夜なんてめったにないので，眠れない夜は「サラダ好きのライオン」くらい珍しいというわけです(そもそもサラダ好きなライオンなんて存在するのでしょうか)。

助言や忠告より，温かみのある相づちを

「僕の好きな鞄」も好きです。旅慣れている彼にとっても，旅行にぴったり適した鞄を選ぶのは難しい作業であり，どんな荷物も過不足なく入り安心できる親切な鞄がない。長年，旅行によく使っているのは，サーファー用のビニールバッグ，ヨットの帆で作ったラケット・ケース，ローマで衝動買いした革のショルダー・バッグであり，キャスター付きの小型スーツケースは好きではない。重いし，がらがらとうるさい。そこで生まれた哲学は「便利なものは，必ずどこかで不便になる」というものです(ここを読んで私は，キャスター付きのスーツケースをやめて旅に出ることにしました)。

「そうか，なかなかうまくいかないね」はためになります。自分はこれまで人に何か助言をしてよい結果をもたらした例がないので，ある時から相談されても相手の話を聞くだけにした。腕組みして，「うーん，なるほどね。それは大変だな。いろいろあるんだ。そうか，なかなかうまくいかないね。さてどうしたものか」みたいな相づちを打ちながら，それなりに熱心に耳を傾ける。そしてこう気付いたというのです。「世間の多くの人は，実用的な助言や忠告よりはむしろ，温かみのある相づちを求めているのではあるまいか。(中略)それに結論というのは多くの場合，こちらでむりに引っぱり出すものではなく，向こうから段取りを決めて勝手にたずねて来るみたいだ。だから，こっちとしては，なるべくきれいな座布団を敷いて，それがやって来るのを静かに待っているしかないような気がする。で，来なきゃ来ないで，それはまあ仕方がない」。

「最近の私は心をときめかす出来事が減ったな，やれやれ」と思いつつ，仙台からの仕事帰りに新幹線に乗り，『村上ラヂオ』を取り出して読むことに，いくばくのときめきを感じました。一流のエッセイのエッセンスを書くことは野暮なことだと反省しながら，お気に入りの読書もまた人を癒やすのだと悟った次第です。

「静かなリーダー」に学ぶ

　2012年9月末現在，映画『踊る大捜査線　THE FINAL　新たなる希望』（監督＝本広克行）が上映中である。

　「踊る大捜査線」は，1997年1月にドラマとしてフジテレビで放送を開始し，高視聴率を記録した。連続ドラマ終了後，3本のスペシャルドラマが作られ，その後映画化された。98年に公開された劇場版第1弾の『踊る大捜査線　THE MOVIE』では，観客動員数700万人，興行収入101億円を記録，第2弾の『踊る大捜査線　THE MOVIE 2　レインボーブリッジを封鎖せよ！』は，観客動員数1260万人，興行収入173.5億円を記録した。日本実写映画の動員および興行収入の頂点を樹立した国民的人気映画であるとされる。その「踊る大捜査線」が15年の歴史に幕を下ろし，FINALを迎えた。

　係長に昇進するも現場第一の信念を貫き通す，変わらない青島（織田裕二），警察庁で順調に出世する室井（柳葉敏郎），誰にも相談せずにある決心を固めるすみれ（深津絵里），湾岸署署長に就任した真下（ユースケ・サンタマリア），交渉課課長となった小池（小泉孝太郎）など，15年の時の流れが刻み込まれている。前作から加わった新たなキャラクターに，管理官・鳥飼（小栗旬），故いかりや長介が演じた「和久さん」の甥の和久（伊藤敦史），青島の部下，夏美（内田有紀），SMAPの香取慎吾も重要な役回りで出演している（私は見終わったあとも，彼だと気付かなかった）。

「踊る大捜査線」に学ぶ

　少し長く「踊る大捜査線」を紹介することとなったが，私が取り上げたいのは，『踊る大捜査線に学ぶ組織論入門』（金井壽宏・田柳恵美子著，かんき出版，2005年）である。この本は，「踊る大捜査線」の名せりふを題材にして，組織論やリーダーシップ論を展開している。例えばこのように。「事件は会議室で起きているんじゃない，現場で起きているんだ」「……何がマニュアルだ……」「リーダーが優秀なら，組織も悪くない！」「おめえの信念貫いて，人の希望になってやれ……なんてな」「室

井さん，しびれるような命令をありがとうございました」。

　私は，本学で毎夏に開催する看護管理者研修（ファーストレベル講習）で，2008年から本書をテキストとして用いている。5年も使っているので，書き込みが増え，マーカーが色あせてきているが，私が注目している箇所のひとつに「静かなリーダーシップ」（210頁）がある。「和久指導員のように，昇進とはまったく縁がない生涯ヒラなのだが（野球の監督のようなポジションにはつかないままで），実力では一目置かれていて，実質的には見えないところでリーダーシップを発揮しているという人間も少なからずいる」と述べ，静かなリーダーシップとして注目する学説が生まれている，と簡単に触れている。

「自制」と「謙遜」のブレーキ，「粘り強さ」というアクセル

　私はこの「静かな」リーダーシップに魅了されて本を買った（ジョセフ・L・バダラッコ著『静かなリーダーシップ』翔泳社，2002年）。原書のタイトルは「Leading Quietly」であり，こちらの表現が静けさを表わしていると思う。2002年にハーバード・ビジネス・スクール・プレスから発行されている。

　バダラッコは序章で次のように書いている。「私は経営とリーダーシップの研究を仕事としてきたが，ほとんどの場合，最も実践的なリーダーは大衆のヒーローではなかった。高尚な理想を掲げた人でもなく，またそうなりたいと思っていた人でもなかった。倫理的な使命観を持って周りを率いている人でもない真のリーダーとは，忍耐強くて慎重で，一歩一歩行動する人，犠牲を出さずに，自分の組織，周りの人々，自分自身にとって正しいと思われることを，目立たずに実践している人だった」。さらに続けて，「私はいつしかこのような人を"静かなリーダー"と呼ぶようになった。静かなリーダーは，主にその穏健さと自制心により，素晴らしい業績を成し遂げていた。大きな問題の多くは，小さな努力を積み重ねて解決できるものである。静かなリーダーシップの歩みは一見遅いが，往々にして，組織や世界を向上させる最も手短な方法となる」。

　バダラッコは4年間の研究から，静かなリーダーに特徴的な8つのアプローチを，事例を挙げながら記述している。つまり，静かなリーダー

は，「現実を直視する」「行動はさまざまな動機に基づく」「時間を稼ぐ」「賢く影響力を活用する」「具体的に考える」「規則を拡大解釈する」「少しずつ徐々に行動範囲を広げる」「妥協策を考える」のである。そして，彼らの特徴とは，難問を創造的に解決するための前提条件としての「自制」であり，自分の知識や自分の計画で果たす役割に対して「謙遜」する。しかもそれらとは正反対に「粘り強さ」がある。バダラッコは，こうも述べている。自制と謙遜は車のブレーキにすぎず，これでは長距離は走れないが，粘り強さは車のアクセルである。しかし，アクセルしかない車は危険であり，自制，謙遜，粘り強さの三つは欠かすことができず，「静かなリーダーはこのすべてを発揮して成功を収める」と。

　『踊る大捜査線　THE FINAL』の耳をつんざくような効果音の中で，「静かなリーダーシップ」に思いはせるのもオツなものである。

みんなで作る勤務表

2012年9月に開催した「看護師の健康的な働き方を考えよう」セミナー（日本医療・病院管理学会第308回例会，於：聖路加看護大学）の最後に議論となったのは，「看護師の勤務表は働くスタッフたちによって作る方向にいくべきではないか」ということであった。「勤務表は管理者が（威厳をもって）作るものだ」と確信していた勤務表作成ソフトの開発者は，この考え方を聞いてうろたえたが。

勤務計画表作成の実態

2010年の「病院看護職の夜勤・交代制勤務等実態調査」（日本看護協会）によると，看護単位(n＝409)の45.5％が「二交代制(変則を含む)」で最も多く，次いで「三交代制(変則を含む)」が39.4％，「三交代制と二交代制のミックス」が12.0％となっている。勤務計画表作成時に看護師長(n＝409)が優先する項目は，「本人の希望」が39.9％と最も多く，次いで「人数」26.2％，「職員の経験・能力のバランス」17.4％であった。一方，スタッフからの希望を受け付ける項目は「連続した休日」が89.2％と最も多く，次いで「平日の休日」が88.0％，「週末の休日(土・日)」が84.6％となった。翌月分の勤務計画表を事前提示する時期は，「6-10日前に提示」が52.1％と最も多く，次いで「11-15日前」が17.4％，「16-20日前」が5.9％，「26-30日前」が5.1％であった。「5日前まで」は4.6％である。

勤務計画表作成・支援ソフトを導入している看護単位(n＝409)は74.8％(n＝306)であり，「導入以前より(勤務表作成の)負担が少ない」は24.5％であるが，「以前から導入しているためわからない」が42.5％と最も多く，「変わらない」が29.4％であった。勤務計画表作成・支援ソフトを導入していない(n＝92)が「導入の希望はない」が31.5％，「導入してほしい」が30.4％であった。

組織全体の管理スタイルが勤務表にも反映する

勤務表の革命を起こそうと考えて開催した前述のセミナー提案の実現

可能性を探るために,「看護師個人のライフスタイルを尊重した勤務体制が自慢」(看護部ホームページより)の東埼玉総合病院を訪ねた。看護部のホームページを開くと,看護師の標語が面白い。「仕事と休暇　メリハリつけてマイライフ」(2010年),「バースデー　年休仕様でマイライフ」(2011年)に続き,2012年の標語は「看護師は一人一人がマネジャー」とある。これがいい。

東埼玉総合病院は,5病棟173床を持ち,1看護単位の平均病床数は35床,7対1入院基本料を取得している。田園のなかに,今年5月に新築移転した病院には乳色の秋の陽ざしがふりそそいでいた。

病院の玄関で出迎えてくれた副院長・看護部長の吉倉充子さんは,にこやかに軽やかに「どうぞこちらへ」と看護部長室に案内してくださった。看護師長の加藤加澄さんがPCを開いて勤務表作成のプロセスを説明する。公休(A),日勤(日),有休(B),4週8休の指定休(C),16時間夜勤(JN),16:30-0:30勤務(準),0:00-9:00(深),8:00-12:30(早),出張(出)の記号が画面に並ぶ。この勤務表作成ソフトは「おまかせDATE」といい,何やら魅惑的な名前である。加藤さんは,次のように説明してくれた。

・スタッフは6週間前までにそれぞれの勤務希望を入力します。
・夜勤専従者は基本的にすべて希望勤務を入れます。
・二交代制と三交代制のミックスであり,その組合わせは各スタッフが決めます。
・勤務希望の数に制限はありません。
・だいたい半数のスタッフが勤務希望を入れますが,その割合は5年前と比べて減少しています。重複があればスタッフ間で調整してくれます。
・勤務パターンは50種類くらいあります。
・有休休暇の消化率は80%です。
・「おまかせDATE」は,設定した前提条件に従って勤務表を自動作成します。
・私は,自動作成された勤務表の手直しが煩雑なので,手作りしています。

次に，その勤務表のもとで仕事をしているスタッフのAさんとUさんに感想を聞く。
- 以前，勤めていた病院では「就職したばかりの1年生は希望を出さないように」と言われていましたが，ここではそのようなことはありません。
- 「希望は何回まで」という制限はありません。
- 以前は，勤務希望は「休日」のみでしたが，現在は自由にデザインすることができます。
- 勤務希望をみて，上司や同僚から「ここは何の用事があるの」と尋ねられることはありません。ただ，変更可能かどうかだけ聞かれます（「それがいいです」とにこっとする）。

吉倉さんが取り出してくれた「勤務表作成基準」では，考慮したい事項として，(1)勤務間隔は12時間以上，(2)月1回の連休，(3)深夜明けの翌日は日勤を避ける，(4)月1回は日曜日に休みをとること，などが挙げられている。最後に，「休みがあるから働けるのです。楽しくないと働けませんから」と付け加えた。結局，"自慢の勤務体制"は，組織全体の管理スタイルを反映していることがわかった。よい看護管理はよい勤務表につながるということである。

清水さんの入院経験

　病気がちの清水さん(仮名，50代・女性)から「便りのないのはよい便り」と思っていた矢先，便りがあった。自宅の台所ですべって転倒し，左下肢の脛骨を複雑骨折したという。彼女の左足は，5歳のころの交通事故でかなり重症の複雑骨折とそれに伴う骨髄炎を起こしたという既往歴を持つ。

　清水さんは近くの救急病院に入院し，骨折部位の徒手整復と抗菌薬の点滴を受けた。清水さんは難病のためステロイド剤を長期間服用しており，ステロイド剤服用による軽い糖尿病もあった。そのため担当医師から，「手術を伴う処置はここではできない」と言われ，難病の管理を行っている大学病院への転院を勧められた。受傷から10日後，彼女は寝台車を手配し，夫が準備してくれた空気清浄機とともに転院した。これは，「私が妻にできることは何か」と医師に問うた夫が，感染を防ぐきれいな空気が大事だと聞き購入したものであった。この空気清浄機は清水さんと夫との関係を象徴していた。

　転院した日が週末の金曜日であったため，清水さんが整形外科医の診察を受けたのは翌週の月曜日であった。この間，検査やトイレ等の移動に伴ない，左下肢のシーネ固定がうまくいかず，骨折部に激痛が走り，そのたびにうなった。徒手整復されていた骨折部位がひどくズレてしまっていたためであったと清水さんは言う。ここでも，抗菌薬の点滴投与と創部の洗浄が続けられた。

　清水さんは，部活でいつもお腹をすかせて帰ってくる娘たちの夕食や，ショートステイを利用している母親のことや，あれこれと世話をしてくれる夫のことを私に話した。その間にもシーネ固定がうまくいかず時々襲われる激痛にうなることがあった。

「医師に見放される」という不安

　転院から10日後，医師団から病状とこれからの治療方針についての説明があり，このことが再び清水さんに大きな不安をもたらすことになった。医師団を代表して整形外科のA医師は清水さんと夫に対して

次のように話した。

　「第一の選択肢は（足を）切断することです。これが社会復帰もいちばん早くできます。うまく行けば4週間で退院できますよ。義足であってもリハビリをがんばれば，何の問題もなく機能する左足を持てます」

　「第二の選択肢は，足を残し，創外固定とパック療法を行い，創と骨折を治していくという方法です。ただし，こちらは長期の治療が必要であり足が残ったとしても機能するかどうかはわかりません」

　その夜，これまで親身になって診てくれていた研修医Bが清水さんのベッドサイドにやって来た。Bは熱血漢で正直でストレートである（と清水さんは評する）。

　Bはこう切り出した。

　「さっきの説明を清水さんがどれくらい正しく理解しているかを確かめにきました。どのように理解しているかを話してみてください」

　清水さんは，切断すれば社会復帰が早くできる。今なら膝下からの切断なので装具をつければ十分歩行できる。切断しなければ治療期間が長くなる。創外固定による感染の可能性があり機能が回復するかわからないことなどを答えた。するとBは，清水さんの今の気持ちはどうかと尋ねた。清水さんは，「足を切る勇気がないので，残す方向でやっていただきたい」と答えた。続けてBはこう述べた。

　「あなたは，本当に足を残す治療の大変さをわかっていますか。長期臥床に伴う全身機能の低下がどれほどのものか。その間，あなた自身の気持ちもずっと前向きでいられるのか……」

　返答につまる清水さんに向かってBは続ける。

　「医師がいちばんよいと考えている方法を断って，自分のやりたい方法を選ぶということは，相当の覚悟と強い意思が必要です。そうでなければ医者はあなたの味方になってくれませんよ」

　清水さんはBなりの正義感と強い口調に驚くと同時に，医師チームに従わなければ彼らから見放されるという不安と不信が心の中に広がった。その後，整形外科医たちは清水さんの「決心」を確かめに来るが，骨折部や創の状態には関心を示さなくなった。

身体ケアが患者の尊厳を守る

　清水さんはセカンドオピニオンを求め，切断せずに治療できることを確認して，再び転院した。転院後のある日，こんな携帯メールが私のもとに届いた。
　「こちらに来たら，オムツが外れ，パンツになりました♪　要介護5から要介護3になった気分です♪　さすがです」(私はこのメールであぜんとし，看護のレベルを憂いた)。
　「今思うと不思議です。便は便器で，お小水はオムツでと言われてました。蒸れないパンツでよく眠れそうです。おやすみなさい」とメールの文面が弾んでいる。
　数日後のメール。
　「今日から半介助のもとトイレに行けるようになりました。初めは不安でしたが身体を動かすと血の巡りがよくなる感じがします」
　さらに2日後。
　「43日ぶりにシャワーに入れてもらいました。やはり体を拭くのと洗うのは違いますね！　さっぱりしました。でも顔がツッパリます」

　清水さんの入院経験に伴走することで，医師が患者の味方ではなくなることがあることや，看護師の身体ケアがいかに患者を活気づけ尊厳を守るかを再認識した。

「座長」談義

　秋の学会シーズンでいくつかの「講演」を聴いた。学会プログラムには講演する講師と並んで「座長」が示される。壇上にいて，その講演の口火を切る座長は，これから繰り広げられる1時間ほどの講演を誘導する重要な役割を担っている。ということに，ある退屈な講演を聴きながらはたと思い至った。それに，本稿の編集者からの「"学会座長の心得"みたいなテーマでアジェンダを書いていただくのも面白いかもしれません」というフレーズが頭に浮かんだ。

　もしあなたが講演の演者ではなく座長を依頼され引き受けたとして，どのように振る舞うと聴衆と講師の距離を縮め，期待感にあふれた開幕とすることができるのか。講演中や終了後に座長がやるべきことは何か。私の経験則を紹介しようと思う。

「控え室情報」の活用，場の「解凍」

1）座長を引き受けた時点で

　座長の依頼があり引き受けようと決めた時点で，講演テーマと講師の略歴と業績に関心を持つ。全く面識のない講師の場合はインターネット等で情報を得る。立花隆だったと思うが，自分が対談する相手の著作をすべて読むと言っていた（私もマネしようと思ったことがあったが挫折した）。

2）講演前

　講演が始まる30分くらい前には控え室で講師にあいさつし，簡単な打ち合わせを行う。この「出会い」が大切である。どこからやって来たのか，どんな様子なのか，何に関心を持っているのか，面白そうな人か，講演の内容のポイントをどこに置いているのか，などを探索する絶好の機会である。

　講演時間のぎりぎりまでパワーポイントを修正している踏ん切りの悪い講師もいるので，講師のそばにべったりいる必要はない。座長としての語りに必要な情報を得たら，会場の下見に出かけるとよい。

3) 壇上での振る舞い

　アナウンスにより座長が紹介され，壇上に登り席につく。座長にライトが当たる瞬間である。マイクを引き寄せてスイッチがオンになっていることを確認する。

　講演の始まりとテーマを告げる。そして講師の紹介を行う。講師の略歴や業績は主催者側で準備し座長に渡されることが一般的である。渡されたペーパーに記載されている情報は，公開してもよいものと判断される。この講師紹介をどのように行うか，どのくらいの時間を使うかは座長に委ねられる。「講師の紹介をいたします」と言ってから記載されている情報を長々と読み上げるのは聴衆を飽きさせる。

　聴衆と講演をつなげるためには，座長は「昔からの知り合い」のように講師を紹介しなければならない。棒読みはせず，メリハリをつけて，できるだけ自分のセリフを挿入する。この際に役立つのは「控え室情報」である。控え室で講演内容をつぶさに聞く座長もいるが，座長も聴衆と同様な期待感をもって臨むには，事前の打ち合わせはほどほどにしておくとよい。座長が，これから始まる講演は面白そうだという雰囲気を醸成するのである。そのために座長は，顔の表情，声のトーンを考え，自らを演出するとよい。

　座長は，「大変有名な」講師に圧倒されないことが大切である。コンサートなどで，「みんな元気かい!?」などと盛り上げるのに似ている。あるいは，手術室の外回りナースが手術全体の進行を決定づけるようなものである。変革プロセスでいう「解凍」の段階である。特に，聴衆がよく知らない，頭がよくてまじめそうな講師の場合にはジョークで会場を和ませる。

4) 講演中

　講演は多くの場合，パワーポイントが用いられる。会場は照明を暗くし，座長は闇に沈む（場慣れしている座長の中には，その間仮眠をとる人もいる）。私は，講演中に座長が「合いの手」を入れるとよいと思う。例えば，「そこをもう少し説明してください」とか「それは面白い」とか「その話は本当ですか」とか……。時に，座長から質問を切り出したり，話が長くなったらやんわりと終結に導く。絶妙なタイムマネジメントが重要である。講演が延びると，あとが押している学会側にとっては

死活問題となる。

5）講演の終了

　教育講演や特別講演の場合は，聴衆からの質問を受けないのが一般的である。しかし，時間に余裕があり，講師の了解が得られるならば意見交換をできるだけすべきであると私は思う。そのためには 20-30 分必要であり，短い時間の質疑には限界がある。数分の時間が残ったら，数分で回答できて，しかも聴衆も聞きたいと思っているであろう質問を座長自らがさっと効率よく行うとよい。「質問はありませんか」とフロアに投げかけて，間髪を入れず手が挙がるようになるとよいと，座長をしていて思うことがある。

　最後に，「皆さま，（講師に）拍手をお願いします」と強制するかどうかである。私は聴衆の一員として，拍手の強制はやめてもらいたいと思う。座長が講師に「お礼申し上げます」や「ありがとうございます」と締めくくれば，聴衆は自発的に拍手をするであろう。時間がないのに，やぼな「まとめ」とやらをして参加者を引き留めておくことも不要である。

*

　以上，秋の学会シーズンで得た「座長」談義である。

94 駒野リポート ── 病いの克服

　2013年1月19日付の朝日新聞夕刊，「22人の色紙」（『窓　論説委員室から』）は，聖路加関係者に大きな励ましと若干の自負をもたらした。論説委員の駒野剛氏の約1年にわたる入院生活における看護の評価である。

　彼は，「つらい検査と思わしくない結果の繰り返し」で自暴自棄になり，もう明日を望めぬのではないか（という）不安にさいなまれるなか迎えた誕生日に，病棟の看護師ら22人全員が書いてくれた色紙とともに「ハッピー・バースデー」の歌で祝福された。その色紙は，「言葉はそれぞれだが，人の情けと生きる力が伝わってくる」ものであった。「彼女たちは，なえた心を笑わせ，しかってくれた。私の病気とともに闘い，私の心に巣くった絶望という病も癒してくれた」のである。そして，創設者の米国人トイスラーによる「人の悩みを救うため，愛の力が働けば，苦しみは消え人は生まれ変わる。その愛の力が誰にもわかるよう造られた生きた有機体」という精神が，世紀を超えて生き続けると書いている。

ジャーナリストが患者の立場でみた「看護の課題」

　それから5日後，私は記事の行間を知りたいと思い，駒野氏に会った。彼は私の申し出に心よく応じてくれ，論説委員室の会議のあとだと言いながら，本学にやって来てくれた。

　「（長い療養生活のため）自分は病棟での牢名主でした」と自嘲しながら，看護師たちの働きぶり，担当してくれた医師たちの個性など論説委員らしい冷徹な観察力で率直に語ってくれた。「共同体としてのメンバーが支え合い，応分の責任を果たしている」と述べ，「ここで死んでもいいと思えるような信頼感がある」と言った。

　しかし，ここから先はトーンが変わり，「看護のアジェンダ」となる。
　まず，看護の質を上げるために，看護師の「熟度を上げる」方策が必要であると指摘する。医療の繁雑さの中で，若い看護師たちは追い立てられている。彼女たちが，先輩のやり方や危機管理方法を「盗む」とい

う機会が，個室化によって少なくなっているのではないかというのである。

　二つ目は，看護師たちはPCと向き合う時間が，あまりにも長くなっていること。PCの調子にも振り回されている。どうもPCが主で，患者が従となっているようだという。こうした現象は新聞記者にも顕著であり，最近の総理大臣などの記者会見でも，会見内容のPC入力に専念するため，記者からの鋭い質問や指摘が減ったと苦笑いする。

　三つ目は，国際的な医療機関認証であるJCI受審のためにさまざまな変更が行われたが，その変更がサービスのレベルダウンになっていること。清拭に使うタオルを病室内のシンクで洗えなくなったのは，その一例であると言う。タオルは別の手段で温めざるを得ず，作業に時間がかかり，煩雑になる。その結果，看護師の負担が増し，他の作業に影響が出る。JCI認証を受けるなら，機材や人材も伴わないと，結局人力に頼ることになる。看護は近代化，国際化に翻弄（ほんろう）されていると指摘する。

　四つ目は，医師の処方忘れや処方切れに振り回されている看護業務の在り方である。抗菌薬の処方が抜けているので，看護師はPHSでコールし，医師を探す。こうした作業でタイムラグができて困るのは結局，患者である。「ならぬものはならぬのです。ダメな医師にはNO！」と毅然（きぜん）と言うことができる権限を持つ必要がある。「看護師たちが患者のそばにいて，患者をわかり，患者の味方であると保証すること」こそ大切という指摘は私の胸に刺さった。

　1時間ほどの会談のあと，彼は「病院に立ち寄っていく」と言って去った。

退院後に気づいた看護の価値

　夕方，二つの大事なことを伝え忘れたというメールが届いた。

　そのひとつが，情報処理に関してであった。「患者の情報は，患者が知る前に医師と看護師が把握して，いろいろな治療，看護方針を立て，それらに基づいて患者に説明するべきもの」であり，医師が情報を独占して「情報の上意下達が続けば，看護師の従属的な立場は変えられない」と断じた上で，「そうした不十分な情報処理では医療の質は下落す

る」と指摘する。

　これは治療方針，処方の変更，手術の見通し，検査の判断など，入院中たびたび看護師が口にした「先生はなんとおっしゃっていましたか」に対する批判である。看護師がこのように言うと，患者は，「この看護師は何もわかっていないんだ」と思うのだと言う。患者情報は医師の独占物ではないのであるから「患者の負託を受けた医師と看護師の同時共有というルール，仕組みを確立することが不可欠である」と提言している。

　伝え忘れた二つ目のことは，私にとって大きな感動をもたらした。メールには，自らを鼓舞するように「病いからの克服」が記されていた。「10月31日に退院しました。本来であれば，晴れ晴れとした気分で，ゆっくり眠れそうなところですが，そうではありませんでした。不安で不安で仕方なく，どうにも寝つけません。こんなに強い恐怖心に襲われたのは生まれて初めてでした」。

　そして，彼はベッドの中で自問する。「答えはこうでした。それだけ手厚いナースたちの看護に守られてきたのだ。それがあるのとないのとではこんなに気持ちに差があるのだ」と。最後に駒野リポートはこう締めくくっている。「入院中は当たり前と思っていた看護の重みをあらためて認識するとともに，そうした庇護から独り立ちしていくことが病いの克服であると思いました」。

　まさに，生命を賭けて伝えてくださった看護へのメッセージに，謙虚に耳を傾けたい。

医療安全とノンテクニカルスキル

2011年に世界保健機構(WHO)は,『患者安全カリキュラムガイド；多職種版』を発行した。日本語の翻訳は東京医科大学で行われ2012年に出版された[1]。WHOは,「医療系の学生は,医療システムのあり方が医療の質と安全に影響を与えるということ,コミュニケーションの不備は有害事象やさらに深刻な事態につながり得るということを知っておく必要があり,これらの問題に対処する方法を学んでおかなければならない」と述べている。さらに,このカリキュラム指針は,「世界中の医療教育機関で患者安全教育を実践するための包括的なプログラムである」としている。

患者安全教育のカリキュラム指針

カリキュラム指針は二つのパートから構成される。パートAは,指導者向けの指針であり,指導者による本カリキュラム指針の実践を支援するために作成された。患者安全は,新しい学問領域であり,医療従事者や教員も患者安全の概念や原理に精通していない場合が多いため,このパートは患者安全教育に関連した能力開発の基礎を築く内容としているとWHOは説明する。

パートBは,トピック形式を基本として,すぐに教育・研修に導入することができる総合的な患者安全教育プログラムであり,まとめて導入することもトピックごとに導入することも可能であるとしている。パートB「カリキュラム指針」のトピックは11項目から構成される。それらは,(1)患者安全とは,(2)患者安全におけるヒューマンファクターズの重要性,(3)システムとその複雑さが患者管理にもたらす影響を理解する,(4)有能なチームの一員であること,(5)エラーに学び,害を予防する,(6)臨床におけるリスクの理解とマネジメント,(7)品質改善の手法を用いて医療を改善する,(8)患者や介護者と協同する,(9)感染の予防と管理,(10)患者安全と侵襲的処置,(11)投薬の安全性を改善する,である。これらのトピックは,間違える特性を持つ人間がいかにして「組織的な改善活動」をしていくかが主眼であり,テクニカルスキル(専門技術)より

も，状況認識，意思決定，チームワーク／コミュニケーション，リーダーシップ，個人的要因（ストレスや疲労）などのノンテクニカルスキルに重点を置いている。

休む義務，休ませる義務

　WHOは，「疲労，ストレス，コミュニケーション不足，作業の中断，知識や技術の不足などといった要因が医療専門家にどのような影響を及ぼすかを知っておくことは，有害事象やエラーの誘因となる特性を理解するのに有用である」と指摘する。そして，「機械は適切に保守管理していれば大抵は大いに予測可能で信頼できるが，人間は機械とは異なり，むしろ予測不能で信頼できず，作業記憶の限界のため情報処理能力にも制限がある」と説明している。

　トピックス②（患者安全におけるヒューマンファクターズの重要性）に，次のような記述がある。「人間の実践能力に影響を与え，エラーの素因となる要因は数多く存在するが，最も深刻な影響を及ぼす要因は疲労とストレスの2つである。疲労が実践能力を低下させることは科学的に明白に証明されており，疲労は患者安全における危険因子の1つとされている。また長時間の労働でも，血中アルコール濃度が0.05 mmol/Lの状態と同程度まで実行能力が低下することが示されている」。上記の値は，多くの国で自動車運転が違法行為となる値である。また，ストレスと実行能力の関係の研究から，「強いストレスを受けることは誰にもあるが，ストレスがあまりにないことも非生産的であることを知っておくべきである。退屈してしまい，適度な警戒心を持って業務に臨むことができなくなるからである」と解説している。いずれにしても，医療者は自身の健康に責任を持たなければならずセルフケアが重要となる。

　実は，「医療者のセルフケアの重要性」について，私は以前にも看護のアジェンダ（202頁）に書いている。今回，再びこのテーマに回帰したのには理由があった。それは，「医療事故・紛争対応研究会第7回年次カンファレンス」（2013年2月23日，於：パシフィコ横浜）で，「医療事故と管理監督責任」の講演を聴いたことがきっかけである。つまりこういうことである。労働科学の分野で看護師の交代制勤務が研究され，日本

の看護師の「日勤-深夜」「準夜-日勤」「16 時間夜勤」が疲労との関連で問題視されている。こうしたエビデンスを知っている管理者が危険な勤務体制を継続していて医療事故が起こった場合に，結果回避義務違反などの管理過失を問われる可能性がないのであろうかということである。

　管理者は安全な勤務体制をつくるとともに，働く看護師も，休みを取る，仮眠を取る，休憩時間は休憩するということは義務であると言えよう。

---

1)『WHO 患者安全カリキュラムガイド：多職種版』は下記 URL（東京医科大学教育学講座）から閲覧できる。
　http://www.tokyo-med.ac.jp/mededu/news/detail2.html

行き過ぎた気遣い

「引き継げない」看護師

　今年は3月8日に大学院修了式と学部卒業式が終わり，学生たちは春休みに入った。教員も休んでいるのだろうと世間では思われているようだが，決してそんなことはない。教員たちが年度末に追われている仕事のひとつに，研究報告書の作成がある。

　私が研究代表者として取り組んだ研究テーマは，看護師の夜勤・交代制勤務の在り方であった。ドイツ，イギリス，フランスの病院視察に行った仲間とのディスカッションから得たことは，日本の看護師たちが「行き過ぎた気遣い」をしているのではないかということであった。

　彼女たちは自分の勤務時間内に終わらなかった仕事を，次の勤務帯の出勤者に引き継ぐことができない。この仕事を引き継いだら大変だろうと気遣って残業をする。同僚や上司も，「終わらなかった仕事」を片付けて帰るのは当然と考える。こうした「あうんの原則」は明文化されているわけではない。しかし，新人看護師は自分の受け持ち患者の「清拭」を勤務時間内に行うことができなかった場合，勤務時間が終わってからベッドサイドに立ち戻る。そうして就業時間を大幅に超えて帰宅する。勤務時間の終了間際に救急入院があると，それまでの勤務帯の勤務者が残って対応するのが「正しい」振る舞いとされる。

　われわれ研究班の結論は，日本の美徳である「気遣い」を残し，「行き過ぎた気遣い」を少なくする必要があるということであった。

「他己決定」＊の慣習

　私には気遣いをしたことでひどく怒られたというトラウマに近い経験がある。その昔，米国の病院で院内研修を見学していたときのことである。受講生と講師のために，私は教室の後方に準備されていたコーヒーポットから人数分のコーヒーをカップに注いで準備した。講義が終了したらすぐにコーヒーが飲めるように気遣ってのことである。すると，講師がやって来て，なぜこんなことをしたのかと私を叱責した。余計なこ

とをするなというのである。私にとってこの経験は大きかった。以来，私は他人の飲み物を準備することをやめた。

　銭本隆行さんが私とそっくりの経験をしたことを書いている（『デンマーク流「幸せの国」のつくりかた』明石書店，2012年）。銭本さんは20年前にフランスで廃品回収のボランティアのサマーキャンプに参加し，若者たちと寝食を共にしていた。銭本さんは「いつも，水を全員のコップに注ぎ，取り皿を隣へ回したりするのを特に聞きもせずに自動的にやっていた」のである。「すると，それをみたエストニア人の19歳の少年が Excellent Service と皮肉っぽく笑った」。銭本さんは「日本人の美徳をすべて否定された気分になった。なんでそういわれたのかわからなかった。だが，後々よく考えてみれば，本人の意思も確認することなく，水を注いだり，取り皿を回したりした行為は明らかにヨーロッパでは行きすぎだった」（下線は筆者）と分析している。そして，「自分でほしいものは自分で意思表示して手に入れる。これこそが国際標準なのだ」と結論付けている。つまり，日本人が気を遣い過ぎるのは「相手はなにも言っていないけれど，いまこれを相手にしてあげておかなければ，あとで私の責任のように言われてしまう」からであると。

　日本の社会を不健全にしているのは，「相手を慮（おもんぱか）る」という大義名分を掲げた「他己決定」の慣習である。「大人を対象とするべき大学も，いまの学生は幼いからと，高校並みの学則が存在し，手とり足とり就職支援。高齢者は世を渡ってきた"つわもの"であるにもかかわらず，施設に入れば，喫煙も飲酒も健康に悪いからと禁じられる」と批判している。銭本さんの処方せんはこうである。日本人はもっと「自己決定」すべきであり，自己決定に能動的となることである。自己決定の裏には常に自己責任が伴う。しかし結果はすべて自分のものであり，そうした結果を予測して受け止めることで，後ろ向きに踏みとどまるのではなく前へ進む力になるのだ，と指摘する。

---

* 「他己決定」という言葉は，日本語としては少々変で，著者の言わんとするところを表現すれば，「利他決定」ということであろう。ここでは，敢えて著書の表現を尊重しておく。

そういえば，地下鉄のホームでは，電車がやって来る，白線の内側を歩け，扉が開いたら降りる人が全員降りてから乗れ，空いている入口から早く入れ，乗ったら入口に立たずに中に行け，などと誠にうるさい。あのお節介放送は日本特有のものではないだろうか。
　「明日からは，他人をもっと放っておいてあげてみてはいかがか。相手のためにも，そして世の中のためにも」と，銭本さんは勧めている。夜勤・交代制勤務で疲弊している看護師の働き方にもひとつのヒントとなろう。

学長の式辞

　3月の卒業式，4月の入学式には「学長の式辞」がある。毎年のことではあるが，学長としては式辞を述べる時期になるとひそかにその構想を練るのである。

　丹精を込めて述べた式辞がどの程度学生たちの印象に残っているのだろうと考えていたころ，朝日新聞夕刊(2013年4月18日付)に，「学長の式辞　響いた」という記事が載った。東京造形大学の諏訪敦彦(すわ・のぶひろ)学長の式辞が，入学式の翌日同大のホームページに掲載されると，フェイスブックの「いいね！」は2万5千件，ツイッターでの共有は4千件近くに上った。「これ入学のときに言われたら奮い立つ」などといった好意的な感想が目立ち，「名スピーチ」だと話題になっている，と新聞は報じている。

「経験という牢屋」

　諏訪学長の式辞はこのように始まる。まず，新入生を歓迎し，家族や関係者にお祝いを述べた後，「新入生のみなさん。今，私はこうして壇上からみなさんに語りかけていますが，33年前，私は今のみなさんと同じように東京造形大学の入学式に臨んでいました。本日は，学長というよりひとりの卒業生として，私が学生時代に体験したことを少しお話ししてみたいと思います」。

　諏訪さんは，「大学の授業で制作される映画は，大学という小さな世界の中の出来事でしかなく，厳しい現実社会の批評に曝されることもない，何か生暖かい遊戯のように思え」た。大学を休学し，数本の映画の助監督を経験して満足し，「もはや大学で学ぶことなどない」ように感じた。そして，ふと大学に戻って初めて自分の映画を自信満々で作ったが，評価は惨憺たるものだった。同級生たちの作品は未熟であったが，「現場という現実の社会の常識にとらわれることのない，自由な発想に溢れて」いた。

　そしてこのように続く。「授業に出ると，現場では必要とされなかった，理論や哲学が，単に知識を増やすためにあるのではなく，自分が自

分で考えること，つまり人間の自由を追求する営みであることも，おぼろげに理解できました。驚きでした」。この体験により，「自分が『経験という牢屋』に閉じ込められていた」ことに気づいたという。彼は現場で働くことを止めて大学に戻った。そして，自らの半生をもとに，次のように説いた。「大学においては，まだだれも知らない価値を探究する自由が与えられています。そのような飛躍は経験では得られないのです。それは『知』インテリジェンスによって可能となることが，今はわかります」。

　諏訪学長はこのあと，東京造形大学の「建学の精神」を説明し，さらに，一昨年に起きた東日本大震災と原発事故に触れ，「これまでの経験が通用しなくなっている今こそ，大学における自由な探究が重要な意味を持っている」と締めくくる。約15分の学長の式辞が終わると，新入生だけでなく保護者からも大きな拍手が湧いたということである。

自己開示によるコミュニケーションという手法

　個人的な経験から大学で学ぶことの意義を一般化していくプロセスは見事である。自分の経験を語ることは，とかく自慢話や苦労話に偏りがちであるが，聴衆に響くスピーチとは，個人的な経験をいかに概念化できるかであろう。また，抑制され吟味された自己開示が優れたコミュニケーションとなることも知られている。

　「ワーク・シフト」がもたらす企業と個人の新しい関係を論じたリンダ・グラットンによると，これからのリーダーは，従来のリーダーとは違って，パーソナリティを職場に持ち込み，自分の弱みや欠点をさらけ出して，リーダーがどのような人格であるか多くの従業員が知るところとなる（インタビュー「変わる働き方，変わるマネジメント」，ハーバード・ビジネス・レビュー，2013年5月号）。このことによって，リーダーはメンバーに対してコミットすることになるが，「リーダーがどこまで自身をさらけ出すべきなのか」は試行錯誤の段階であると述べている。SNSを用いるなどしていったん対話を始めたら元に戻れないのは確かであり，自分の発言内容に敏感にならざるを得ないという。

　しかし，私はこの新しいリーダー像を全面的には受容できない。ブログやツイッターになじみのない私は，これらのメディアを使って自分を

「さらけ出す」リーダーは露出的であると思う。リーダーはやはりスーツを着て人前に立つべきであり，自己開示も十分な抑制が必要であろう。

　ところで，私の「学長式辞」の構成は，歓迎のあいさつ，本学のミッション，本学の歴史に続けて，「魅力的で奥の深い看護学の探究の旅に出発いたしましょう」と結んだ。

人手不足を患者に伝えるべきか

「その日はとても忙しい月曜日でした。というのも，病棟は慢性的に採用者の確保困難が続いていて，看護師の4分の3しか充足されていない状況だったからです。加えて，ベテラン看護師で，自分の担当業務をこなしながら経験の少ないスタッフを手伝ってくれていたメアリー・エバンスが病欠したのです。

リンダ・スミスさん(68歳)は股関節置換術の術後2日目でした。彼女の病室に行くと，痛み止めを頼んでから45分経っていたので，彼女はいら立っていました。前よりもいっそう眉間にしわを寄せて表情が固まっていました。数日後，調子がよかったので，彼女にスタッフ不足のことを話そうかと考えました。けれども今日の人手不足をスミスさんに開示することが正しいのだろうかと思ったのです」

こうした書き出しで始まる論文が「倫理的課題」として紹介された (Olsen DP. Telling patients about staffing levels. Am J Nurs. 2013; 113(5): 62-4.)。つまり，人員体制を患者に告げることは，透明性の確保なのか単なる自己満足にすぎないのか，という論点である。

情報を共有する理由／しない理由

内容をみてみよう。前述した状況は，価値観が分かれ葛藤が生じることから，倫理的には難問である。透明性を確保することはよいことであり，患者の知る権利に応えることである反面，ケアは患者の問題に焦点化されるべきものであり，看護師の問題を論ずることではない，と筆者は指摘する。情報を共有する理由／しない理由として下記が挙げられている。

情報を共有する理由
- 適切な情報共有は，患者にとってケアの同意もしくはケアを拒否する際に必要である。
- 患者がほとんどコントロールできない状況において，治療の影響や結果を知らせることは不安を軽減させる。
- 情報を持つことは，患者が経過を理解し，どのような反応が生じるか

を予測させ，医療に参加していることを実感することができる。
・情報の共有は，ケアのパートナーとして患者を尊重することになる。

情報を共有しない理由
・ナースが知っているすべての情報を患者に説明することは不可能である。
・患者が特別な経験を持っていなければ，その説明によって現実に何が生じるかを十分に予期することができない。
・情報によっては，患者に伝えることは適切でないものがある。
・情報によっては，患者のケアに必要としないものがある。

　ナースが人手不足を患者に伝える際には，一貫して患者もしくはナースにとっての効用を考慮しなければならない。以下のような点に留意する。
・なぜ情報提供するのかという動機について正直に内省すること。
・患者にとって潜在的な効用をもたらすものであるかをアセスメントすること。
・治療の決定において情報が有益であること。
・前もって，患者に説明されること。
・より同情を買うような個人的な言い方は避けること。
・人員体制上の問題によって影響を受ける人は誰か，人手不足が患者ケアに具体的な影響をもたらすのか，あるいは単にナースの職務が苛酷になっているということなのか。もし後者ならば，情報開示はおそらく不当である。

倫理的観点からの議論の必要性

　冒頭のスミスさんの事例に戻ると，人手不足を伝えるか否かにかかわらず，次の3点を考えて対応するべきであるという。
1）　対応が遅れたことへのお詫び
2）　十分な謝罪
3）　今後の課題について話し合う

　これを踏まえ，人手不足開示のよい例が次のように示される。

「スミスさん,痛みが続いていたのに鎮痛剤の投与が遅れてしまいました。あなたの期待に添えなくて申し訳ありません。どうしてもやらなければならないことを済ませて,急いでスミスさんのところに来ました。勤務予定のエバンスさんが病欠し,残りの人員でやっているため,いつものようにすぐに対応できないのです。何かほかにご用はありますか。エバンスさんの欠員による影響を最小限にするようにナースマネジャーが対応しています。あなたの退院後の計画については明日話し合いを持つことになっています」

そして,論文はこのように締めくくられる。

「ベッドサイドで正しいことを行うには,自分自身の価値観を認識しておく必要がある。つまり倫理的にケアを行うとはどのようなことか,自身の動機を反映しているか,患者にもたらされる効用を判断しているか,そして,患者にとって最良な選択かどうかを考える必要がある」

わが国では,入院基本料の算定要件のひとつとして,「看護職員配置の病棟内掲示」がある。この掲示を中心に患者とどのような話し合いをすべきかについて,倫理的な観点から議論する必要があることを示唆する興味深い論文であった。

「認定看護師」はジェネラリストで

　私が看護師として看護界で仕事を始めて 40 数年がたつ。最初のころはもっぱら看護師の仕事をすることで精いっぱいであったが，徐々にものを書く機会が増えた。そういえば，ヴァージニア・ヘンダーソンが，専門職業人としてのキャリアは，前半は多くを吸収し蓄え，中盤は少しずつペーパーを排出し，後半は静かに少し語るといったライフスタイルがよいと，さらに「Professional Writing」と題して，専門職業人は誰でも活字になるものを書くべきであると指摘している。

スペシャリストとして位置付けられた認定看護師

　私が"排出したペーパー"の中で改訂をしたいと思っているものがある。私は 2006 年 9 月から 2007 年 3 月まで「日本看護協会における看護職に関する呼称等の定義プロジェクト」の委員長として，『看護にかかわる主要な用語の解説　概念的定義・歴史的変遷・社会的文脈』（日本看護協会，2007 年)[2] をまとめた。この用語解説は，「日本看護協会が看護職能団体として政策提言や意見表明，指針類の作成を行なってきたが，使用する看護の提供者や対象者に関する呼称等がその時々に応じてさまざまであったので，共通認識を図るために呼称等の標準化の必要性に迫られた」ものであった。

　このプロジェクトでは，過去 10 年間に日本看護協会が指針等で使用してきた呼称等を整理した後，看護にかかわる用語としての位置付けを考え，定義の必要な用語を特定し，それぞれの用語の関連図（図）を作成した。さらに，特定した用語の関連図をもとに，それぞれの用語に定義が必要になった経緯やその用語の持つ豊かさが伝わるようにするため，各用語に〈概念的定義〉〈歴史的変遷〉〈社会的文脈〉〈類義語〉を示した。共通見解の得られた用語には，必要に応じて，〈本会における用語の使用方法〉を提示した。

　今回，私が再考したいと考えているのは「スペシャリスト」の項である。まず，2007 年の解説をみてみよう。〈概念的定義〉はこうである。「スペシャリストとは，一般的に，ある学問分野や知識体系に精通して

```
看護の提供者                  看 護                  看護の対象者
  看護職                       看護                    看護を必要とする人
  看護補助者              看護ケア／ケア／ケアリング
                                看護実践                患者／住民／人々
  看護職におけるジェネラリ      看護業務                利用者
  ストとスペシャリスト          看護サービス            患者家族
       ジェネラリスト           看護組織                障がい者
       スペシャリスト

                            看護の管理者
                              看護管理者
```

● 看護にかかわる主要な用語とその関連

いる看護職をいう。特定の専門あるいは看護分野で卓越した実践能力を有し，継続的に研鑽を積み重ね，その職務を果たし，その影響が患者個人に留まらず，他の看護職や医療従事者にも及ぶ存在であり，期待される役割の中で特定分野における専門性を発揮し，成果を出している者である」としている(いささか冗長であることを反省)。〈社会的文脈〉においては，「本会では，<u>資格認定を行っている立場から</u>，専門看護師と認定看護師をスペシャリストと位置付けている」(下線は筆者)と規定される。

　また，専門看護師と認定看護師は次のように定義されている。

　専門看護師は，専門看護師認定試験に合格し，ある特定の専門看護分野において卓越した看護実践能力を有することが認められた者である。専門看護師の教育は，看護系大学大学院修士課程で行われる。専門看護師の役割は，実践，教育，相談，調整，倫理調整，研究の6つである。

　一方，認定看護師は，認定看護師認定審査に合格し，ある特定の看護分野において，熟練した看護技術と知識を有することが認められた者である。認定看護師の教育は，熟練した看護技術および知識を必要とする看護分野の系統的な学習と実習を含む研修を一定期間(6か月600時間)習得する。認定看護師は，実践，指導，相談の3つの役割を持つ。特定の看護分野の熟練した看護技術と知識を用いて，水準の高い看護実践と看護現場における看護ケアの拡大と質の向上が期待されている。

認定看護師を現場スタッフの一員として人員配置計画に反映を

　2013 年 7 月 1 日現在，専門看護師は，11 分野で合計 1044 人である。認定看護師は，21 分野で合計 1 万 803 人と，10 倍の開きがある。認定看護師の特定看護分野は以下である。「救急看護」「皮膚・排泄ケア」「集中ケア」「緩和ケア」「がん化学療法看護」「がん性疼痛看護」「訪問看護」「感染管理」「糖尿病看護」「不妊症看護」「新生児集中ケア」「透析看護」「手術看護」「乳がん看護」「摂食・嚥下障害看護」「小児救急看護」「認知症看護」「脳卒中リハビリテーション看護」「がん放射線療法看護」「慢性呼吸器疾患看護」「慢性心不全看護」。つまり，これらの「熟練した看護技術および知識を必要とする」分野特定は臨床志向であり，各名称の下に，病棟や科をつけると，そのまま現場に採用することが可能である。

　認定看護師は現場に密着して，現場のスタッフの一員として（上級スタッフとして），「水準の高い看護実践と看護現場における看護ケアの拡大と質の向上」に貢献すべきである。例えば，集中ケア部門には，集中ケア認定看護師が 5 割以上，緩和ケア病棟には，緩和ケア認定看護師が 6 割以上，訪問看護科や訪問看護ステーションには，訪問看護認定看護師が 7 割以上などといった人材配置を計画すべきである。

　このように考えると，専門看護師と違って，認定看護師はライン組織の一員であり，あえていうとジェネラリストとして位置付けられる。そのためには，6 か月 600 時間という研修期間は短縮して 1 か月 100 時間くらいにし（もっと短くてもよい），実習は毎日の仕事を通して行うことにするとよい。

　このように考えて，私は，認定看護師をスペシャリストからジェネラリストのカテゴリーに移行させた「用語の解説」を改訂版としたいのである。

---

1) 小玉香津子編訳：ヴァージニア・ヘンダーソン論文集　増補版。邦題「専門職業人として"書く"ことについて」，9-25，日本看護協会出版会，1989
2) 日本看護協会．看護にかかわる主要な用語の解説．
http://www.nurse.or.jp/home/publication/pdf/2007/yougokaisetu.pdf

社会保障制度改革国民会議の議論

　社会保障制度改革国民会議(以下「国民会議」，会長＝慶應義塾長・清家篤氏)は，「平成24年2月17日に閣議において決定された社会保障・税一体改革大綱その他既往の方針のみにかかわらず幅広い観点に立って，第二条の<u>基本的な考え方</u>にのっとり，かつ，前章に定める<u>基本方針</u>に基づき社会保障制度改革を行うために必要な事項を審議するため，内閣に」設置された(社会保障制度改革推進法第九条，下線は筆者)。

社会保障改革の基本的な考え方と基本方針

　「第二条の基本的な考え方」とは，以下の4項目で示される。
1)　自助，共助および公助が最も適切に組み合わされるよう留意しつつ，国民が自立した生活を営むことができるよう，家族相互および国民相互の助け合いの仕組みを通じてその実現を支援していくこと。
2)　社会保障の機能の充実と給付の重点化および制度の運営の効率化とを同時に行い，税金や社会保険料を納付する者の立場に立って，負担の増大を抑制しつつ，持続可能な制度を実現すること。
3)　年金，医療および介護においては，社会保険制度を基本とし，国および地方公共団体の負担は，社会保険料にかかわる国民の負担の適正化に充てることを基本とすること。
4)　国民が広く受益する社会保障にかかわる費用をあらゆる世代が広く公平に分かち合う観点等から，社会保障給付に要する費用にかかわる国および地方公共団体の負担の主要な財源には，消費税および地方消費税の収入を充てるものとすること。

　「前章に定める基本方針」(第5条－8条)を要約すると，次のようになる。
1)　年金制度：今後の公的年金制度については，財政の現況および見通し等を踏まえ，国民会議で検討し結論を得る。年金記録問題への対処および社会保障番号制度の早期導入を行う。
2)　医療保険制度：国民皆保険を維持，国民負担の増大抑制と必要な医療の確保，医療保険制度の財政基盤の安定化等，個人の尊厳と患者の

意思を尊重する医療の在り方を整備し，今後の高齢者医療制度については，状況等を踏まえ，必要に応じて，国民会議で検討し，結論を得る．
3）　介護保険制度：介護サービスの効率化・重点化，保険料負担の増大を抑制し，必要な介護サービスを確保する．
4）　少子化：人生の各段階に応じた支援を行うとともに，待機児童解消策等の推進に向けた法律上・財政上の措置を講ずる．

興味深い歯科医師会の資料

　第7回国民会議（平成25年3月27日）では「関係者を交えての議論」が行なわれ，四病院団体協議会，日本歯科医師会，日本薬剤師会，日本看護協会，全国老人福祉施設協議会，民間介護事業推進委員会が参加した．
　日本看護協会（会長＝坂本すが氏）の提出資料は次のような構成となっている．人々の尊厳を維持し社会のニーズに応える社会保障制度改革に向けて，看護職の確保定着，看護職の資質向上が不可欠である．(1)行政保健師の積極的な配置による健康増進・予防，(2)働き続けられる環境の整備による医療従事者の人材確保，(3)チーム医療の推進（看護師の特定行為に係る研修制度の実現）による医療従事者の有効活用，(4)訪問看護の推進による在宅医療・地域包括ケア，(5)助産師の適正配置の実現による出産の支援，を提言している．(4)については，2025年には51万人分の訪問看護の需要があり，約5万人の訪問看護職員が必要であるとしている．
　日本歯科医師会（会長＝大久保満男氏）の提出資料は興味深い．「国民の健康を守るために」と題された日本歯科医師会の基本方針は(1)健康寿命の延伸，(2)要介護者のQOLの維持と改善，(3)看取りの医療の在り方の3点である．さらに医療・歯科医療が人々の日々の営みとしての生活をどのように支えるかという観点から，「治す医療」から「治し支える医療」へのパラダイムシフトを提唱している．
　次に全国高齢者20年の追跡調査（n＝5715）による「加齢に伴う自立度」の変化，「年齢別平均現在歯数の経年推移——8020運動の成果」を歯科疾患実態調査よりまとめ，「歯の数と健康度との関係」では，都道

府県にかかわらず，歯が多く残っている人ほど医科医療費が少ない傾向を示すとした。さらに，40歳以上の住民5730人を対象とした15年間のコホート研究の結果，男性では60歳以降の年齢層で，「機能歯数が多い群」が「少ない群」に比べて生存率が高まる傾向がみられ，80歳以降では男女いずれにおいても，機能歯数と生命予後との間には有意な関連がみられたことを示している(Fukui K et al. Geriatr Gerontol Int. 2007; 7: 341-7.)。また，認知症の認定を受けていない65歳以上の住民4425人を対象とした4年間のコホート研究の結果，年齢，治療疾患の有無や生活習慣などにかかわらず，歯がほとんどなく義歯を使用していない人は，20本以上歯が残っている人の1.9倍，認知症発症のリスクが高いことや，義歯を入れることで認知症の発症リスクを4割抑制できる可能性を示した(Yamamoto T, et al. Psychosom Med. 2012; 74(3): 241-8.)。さらに，過去1年間に転倒経験のない65歳以上の住民1763人を対象とした4年間のコホート研究の結果，性，年齢，期間中の要介護認定の有無，うつの有無に関わらず，歯が19本以下で義歯を使用していない人は転倒のリスクが高くなり，義歯を入れることで転倒のリスクを約半分に抑制できる可能性があることが示された(Yamamoto T, et al. BMJ Open. 2012; 2(4). pii: e001262.)。国民会議で，職能団体が蓄積している知見を提示し議論することは建設的である。

　国民会議は，「この法律の施行の日(筆者註：平成24年8月22日)から1年を超えない範囲内において政令で定める日まで置かれる」(第十三条)とされており，今年8月には「社会保障制度改革に関する施策を総合的に策定」(第三条)する。

「起立，礼」に関する考察

　その会場には，総勢68人の受講生がいた。講師（である私）が教室に入ると，座席の後方から「起立，礼」という号令がかかった。受講生は全員立ち上がり，頭を下げ，そして腰かけた。彼らにとっては，このコースに入って以来，やることになっている儀式であり慣習であった。彼らの平均年齢は40歳であり，看護師として脂が乗っている「成人学習者」たちである。

　教室に入ると同時に人々が立ち上がる光景に驚いた講師（である私）は，前半の講義を「起立，礼」の考察に充てることにした。本日の授業のテーマである「組織とリーダーシップ」を学習するには生きた教材であると思ったからである。

成人学習者たちに課された「日直」業務

　まず，なぜ「起立，礼」をするのかと皆に問うた。答えは簡単であった。「そのように決められているから」である。つまり，このクラスには「日直」という日替わり当番が決められていて，「起立，礼」という号令をかけることが仕事のひとつであると，その日の日直である男性が，きちんと起立して発言した。「私のせいじゃありません」というメッセージが全身から発せられていた。

　次に，私は，この「起立，礼」をどう思ってやっているのかを問うた。何人かが手を挙げて積極的に答えてくれた。「初めは，学生みたいだと思った」「そういうふうに決まっているから行っている」「やらされている感じが強かった」等という発言に続いて，「私たちは資格を取ることが目的で来ている。その過程でこうしたことがあって，おかしいと思っても，目的を達成すればよいのだから従っている」「教員に，反抗的な学生とみられたら成績に影響するので，教員の目を気にしている」という。成人学習者たちは四方八方を考えての「起立，礼」の実行であった。

　その次の私の関心は号令係である「日直」にあった。日直の仕事はあらかじめ決められていて明文化されている。このコースに入学したら日

直を順番にしなければならないことになっている。当然のこととして。

　日直は2人ずつ交替で務める。まず，教卓のマイクの電源を入れ，机を拭き，講師用の水とおしぼりを準備する。さらに使用する資料を配布するとともに出席簿の準備をするといった「授業前の準備」がある。また，教員からの「連絡事項の確認と伝達」が重要な任務であり，これが不徹底だと教員から注意を受ける。その他，「教室の机・椅子の整理」「空調，照明，プロジェクターの操作，ホワイトボードの準備」「後片付け」など学習環境の調整から，「昼食時のポットの用意」や，「当日締め切りの提出物の確認と提出」「講義日誌をつける」など，受講生の"身の回りの世話"も含まれる。そして，講義終了後の任務も，「電気器具を確認し，研修室の消灯，エアコン，パソコン，マイクの電源を切る」など細かく規定される。むろん，これらの仕事は無給であり，日直には責任だけが課せられる。彼らは，しかしながら，受講料なしで来ているわけではない。教育というサービスを，対価を払って購入している，いわば顧客である。

「顧客」は誰か，「学習の雰囲気」をいかにして形成するか

　継続教育において，受講生が"させられている"講師や同僚たちの強制的な"身の回りの世話"業務を，顧客と成人学習という観点から考察したい。

　ドラッカーの『マネジメント　基本と原則』（上田惇生編訳，ダイヤモンド社，2001年）の第一章で，「顧客は誰か」が論じられる。「『顧客は誰か』との問いこそ，個々の企業の使命を定義する上で，最も重要な問いである」が，しかしこれは「やさしい問いではない。まして答えのわかりきった問いではない」と述べた上で，「しかるに，この問いに対する答えによって，企業が自らをどう定義するかがほぼ決まってくる」という。しかも，「企業の目的と使命を定義するとき出発点は1つしかない。顧客である。顧客によって事業は定義される」とし，「われわれの事業は何か」との問いに答えるには，顧客からスタートしなければならず，「顧客の価値，欲求，期待，現実，状況，行動からスタートしなければならない」と強調している。

　ノールズは「アンドラゴジーとは何か」における〈定義への示唆〉の

最初に,「学習の雰囲気」を論じている(堀薫夫・三輪建二監訳,成人教育の現代的実践,鳳書房,2002年)。成人としての自己概念は,成人学習につながる環境の要件にかかわってくるものであり,成人がくつろげる物的な環境を整えることが重要である。さらに重要となるのが心理的な雰囲気であるとしている。「成人が受容され支持されていると思える雰囲気が大事」であり,「そこには,教師と生徒との間に共同探求者としての相互性の精神がある」。さらに,「しかしながら,他のいかなる要因よりも,学習の雰囲気のあり方により大きな影響を及ぼすのが,教師の行動である」と述べ,「生徒への関心や尊敬の意を示す態度で接しているか」が教師には問われる,と指摘している。さらに,人はある組織に入ると,比較的早いうちに次のようなことを感知するという。「ここは人間のことを考えているのか,物のことを考えているのか。ここは人びとの感情や福祉に関心を示しているのか,それとも人びとを家畜の群れのように思っているのか。成人を依存的なパーソナリティの持ち主として見ているのか,それとも自己決定的な人間として見ているのだろうか」と。

　成人学習者たちを「起立,礼」に従わせ,本来,主催者側がすべきサービスを「日直」に指示して行わせる体制は,成人学習者たちの「学習の雰囲気」の形成に成功しているとは思えない。

　休憩を挟んで2コマ目のクラスで,再び「起立,礼」と号令を発した日直に,ざわめきと苦笑が起こった。

看護と哲学のコラボ

　今回の週刊医学界新聞(2013年10月21日発行3048号)では，村上靖彦氏との対談記事が巻頭で掲載されている。「看護のアジェンダ」を読んでくださっているあなたは，すでにこの対談を読了されているかもしれないし，していないかもしれないと思いつつ，今月の原稿のテーマをやはりこれに決めた。

看護師の語りはおもしろい

　これまで看護師の語りをこのように賛美してくれた文章を私はみたことがない(以下，『摘便とお花見』より引用)。

　「看護師さんの語りはおもしろい。看護師は，私が身につけることのできない技能を持ち，私が決してすることのないであろう経験を重ねている。しかもこのような技能と経験は，同じ人間として地続きのものでもある。それゆえ看護師の語りを聴くとき，私は自分の経験が拡張されるように感じる。しかもそのような語りを文字に起こしてから分析すると，表面のストーリーの背後に，さらに複雑で多様な事象が隠れている」と。そしてこう続ける。

　「看護師は患者と医師のあいだに立つ。つまり病や障害を生きる患者と，科学と技術を代表する医師とのあいだに立つ。複雑な人間関係や医療制度の板挟みになりながら，生と死が露出する場面に，立ち会い続ける。緊迫した職場であり，人間の可能性の限界を指し示している。それゆえ人間の行為とはいかなるものかを考えるために，重要な示唆を与えてくれるのだ」という。

　看護師という人生に少し疲れてきているあなたが，少し元気になれる本が『摘便とお花見』である。もっともこのタイトルはスパイの暗号のようにみえる。そもそも看護師以外の人には「てきべん」という言葉は外国語のように感じるらしい。

深い地層のなかに看護の意味と価値の鉱脈を探る

　現象学者の村上靖彦さんは，看護師の語りを，朝の連続テレビ小説

「あまちゃん」に登場する勉さんが琥珀の原石を磨くように，いとおしんでいる。例えばこんなふうに，がん看護専門看護師Cさんの，「どんどん」「だんだん」「じっくり」という修飾語を意味づける。

　　C　で，う〜ん…なんかあの…お部屋から出て，自動販売機にこういうペットボトルのお茶を買いに行くのが日課だった患者さんがおられるんですけども，その方が，「今日はペットボトルがすごく重く感じた」って言われるんですね。重く感じたっていうのが初めてのその人の衰弱の体験。でとうとう，「これを落っことしてしまうくらいになった」っていう毎日毎日その報告なんですよ。行って普通に買ってくるものが，［手に持ったペットボトルをインタビュアーに見せながら］この重みが出てきて，足の重みもあるんだけど，この重みがまず勝ってる。で，**だんだん**自分で買いに行くことができなくなるっていうような，その，毎日毎日それをお話ししてくださるんですね。なので，そのなんていうか……何をお話しようとしてたんでしたっけ。
　　M　シグナル。
　　C　あ，シグナル。そういうお話をし始めた方っていうのは，必ずお話ししたい方なんですよ。はい。**じっくりじっくり**聴いていくと。そういうできなく……ほんとに毎日少しずつできなくなるっていうご経験をしていくなかで，**どんどんどんどん**死っていうのが近づいてくる。自分に。……だからその怖さがあるんですね。自分のことができなくなるっていう怖さもあるんですけど，それと同時に死も**どんどん**近づいてくるっていう怖さがあって，自分自身ができることは**だんだん**奪われていく。奪われていくっていうお話をしながら，死についてのお話をされる方が多い，ですね。

　　村上さんはこの語りをこのように解説する。「どんどん」は，抗がん剤など新たな出来事，そして最終的には死という未知の外部が近づくテンポである。「だんだん」は，少しずつ一つずつ今までできていた動作ができなくなるという，身体感覚を通して感じる衰弱のテンポだ。「じっくり」は，「どんどん」と「だんだん」という時間についての患者の語りを引き出す，Cさんの傾聴の時間感覚である，と構造化する。

そして村上さんはこのように結論付ける。異なる三つの時間性が交差することで，一つの実践場面を作り上げるさまが，この表現の，意図してはいないが厳密な使い分けのなかに表現されている。複数の時間構造の絡み合いは，Cさんが意識しているものではない。しかし言葉遣いのディテール（シグナル）のなかに表現されるのである。

　断片化を行うグラウンデッド・セオリー・アプローチでは扱わない"ノイズ"が，現象学的な質的研究の手がかりとなり，ノイズにおいてこそ，語り手の意図を超えた複数の大きな文脈が交差していることを発見するのである。看護と哲学のコラボは，深い地層のなかに看護の意味と価値の鉱脈を探る知的な探検である。

103 こんなことが起こっています

　こんなことが起こっていると，やって来た人が語る。
　Aは，あるところで講義をした。受講生である看護師たちは，最近，患者が死ななくなったと話す。何かと倫理的問題の多い胃ろうをやめて，中心静脈栄養に切り替えるという方針の医師が増えたからだという。すると，患者がラインを自己抜去しないようにするため医師の指示で手を抑制する。トイレ介助を少なくするため尿道カテーテルを留置する。こう語る看護師たちはケアの質の低下を自覚している。
　Bは，ワーク・ライフ・バランスをテーマに講演した。聴いていた当該病院の理事長は，「ウチは看護師のために何でもやっている。スタッフの不満はない」と高らかに話すが，現場ではワークとライフのアンバランスのために，看護師の退職率が増加しつつあるのを彼は知らないだけだった。
　Cは，がん検診で受診した専門病院での診断について，セカンドオピニオンを求めようと，組織標本と検査結果の提供を，担当した外来医師に請求した。後日，電話口でその医師は，「あれだけ説明したのに，あなたは何が不満なのですか」と大変なけんまくであったという。
　Dは，こう言う。「患者の転倒転落件数を増やさないようにするための対策として，患者をベッドから下ろさないようにしているのです。そうすると必然的に，ベッド柵を上げる，体幹抑制をするということが行われます。データ主義の負の側面でしょうか」。
　Eは，自分の恩師が入院したのでお見舞いに行った。敬愛する恩師を病棟の看護師たちは次々と「おじいちゃん」と呼んだ。それを聞いて「私はとてもみじめな思いをしました」と告げる。
　Fは，高圧的でチームで協同できない病棟医師に困って，院長に相談した。すると院長は，左手を広げ，右手のこぶしで円を描いた。つまり，「おまえの手の掌で転がせ」ということだった。私は思わずFに，「院長はあなたのことを"おまえ"と言うのですか」と尋ねた。「そうです」とFは答えた。
　Gは，組織コンサルタントとして看護管理者の研修に参加しファシリ

テーターを務めた。「人の強みをみつけよう」というグループワークで挙げられる問題の"人"は看護師だけかと思ったら，医師や薬剤師などがあり，他職種との接点が多く対人関係の苦労が多いことがよくわかったという。

　Hは，新築された看護学校に記念講演の講師として招かれた。学校の入口で，ビニール製の青いスリッパに履き替えるように言われた。「スリッパは，私の今日のファッションには合わないし，靴は泥がついていませんから，この靴で入らせてください」とお願いすると，出迎えた副校長は，一瞬たじろいだが，「そうですね，よろしいですよ」と"許可"をした。

　Hは「スリッパの法則」を思い出したが，初対面の人にその法則は伝えなかった。スリッパの法則とは，外資系の資産運用会社が投資診断のために日本の企業を訪問する際の「注意事項」の一つである。つまり，スリッパに履きかえる会社に投資すると，不思議にもうからない。私はこの法則の「会社」を「病院」に置き換えたことがある（井部俊子著『マネジメントの探究』ライフサポート社，2007年，277-280頁）。看護学校はこの法則の対象外であるかもしれないが。

　Iは，看護学校の非常勤講師になって驚いたことがあると言う。学生たちは実習場では透明なビニール袋に必要なものを入れて持ち運ぶ。デパートの社員が持っているアレである。以前に，盗難が発生したことがあったらしく，それ以降，透明袋のルールになったのだという。「学生たちを信用していないというメッセージが伝わるのに」とIは気にかけている。

＊

　うれしいニュースもある。
　先日，入院中の友人Jからケータイメールが届いた。「先日，母のケアをしてくれているナースで，素晴らしい看護診断をして，母の治療計画を立て直し，母を救ってくれた方がいます。感謝！　感動です」。
　Jは，病院の内科病棟に高齢の母親を肺炎で入院させ，自身は外傷の治療のため隣の外科病棟に入院している。Jは自分のことよりも母親の容態を心配していた。母が入院してしばらく経ったある日，ひとりの

ナースがJに告げた。「(あなたのお母さんの)痰の引きがおかしいと思います。食後1時間も経っているのに痰が多い。私と病棟医と嚥下訓練士の3人で話し合ってみます」と言い，数時間後，Jの病室に急いでやって来て，経口摂取は中止，胃管チューブから薬を注入すること，点滴で栄養を確保することにしたという。すると，Jの母の容態は好転し，現在はケータイを母の口元に近づけると孫に「行ってらっしゃい」と言えるようになった。「一時期，母はもうだめかと覚悟したが，今は呼吸も安定し，酸素吸入もせずに過ごせるようになった。このナースに出会えてよかった。母は命拾いした」とJは話した。

そして，Jは，母の食事介助をする看護師の技術や丁寧さに個人差が大きいこと，若い看護師がベテラン看護師の技を学ぶ機会を日常的につくる必要性があることを力説していた。

日本看護サミット

　第18回日本看護サミットが，2013年10月30-31日に名古屋国際会議場で開催された。日本看護協会の協会ニュース(2013年11月15日付，Vol.556)によると，両日の参加者数は延べ5498人であり，うち看護学生も延べ1350人含まれていた。

看護の新たな価値の創出

　サミット(summit)とは「頂上」である。外務省がホームページで公開している「サミットに関する基礎的なQ＆A」では，サミットの仕組みやサミットの歴史が詳しく解説されている。要約すれば「国際社会が直面する様々な地球規模の課題について，一つのテーブルを囲みながら，自由闊達な意見交換を通じてコンセンサスを形成し，物事を決定する主要先進国首脳会議」のことである。

　看護サミットは，1996年より厚生労働省が後援し，各都道府県の行政と看護協会が主体となって開催されてきたものである。日本看護サミットは，「全国の看護分野における教育・実践・行政を担う方々および関係団体等が一堂に会し，これからの看護の役割や将来の展望について提言や意見交換を行い，看護の質の向上と看護職の確保・定着を図ること」を目的としている。第1回の看護サミットは岐阜県で開催された。以後，石川，神奈川，滋賀，三重，千葉，沖縄，熊本，静岡，岩手，広島，大阪，東京，北海道，香川，福岡，青森，愛知と引き継がれ，各都道府県の看護協会長が看護サミット実行委員会の委員長となり企画・運営を担ってきた。そして毎年，閉会時に「日本看護サミット宣言」を発表する。

　「第18回日本看護サミット愛知'13」は，愛知県看護協会長(中井加代子氏)が実行委員長となり，メインテーマは「看護の新たな価値の創出」とされた。プログラムは，基調講演に続いて4つの分科会が準備された。それらは看護の深まり・高まり・拡がり・継がりと命名された。看護の深まりは「看護の質評価の推進」，看護の高まりは「看護学の発展と魅力ある看護教育」，看護の拡がりは「地域に向けた役割拡大・業務

拡大」、看護の継がりは「看護の継続性と業務改善」というテーマであった。

　分科会に先立つ基調講演は、18回の看護サミットのうち12回に座長もしくは演者として出席したという栄誉（？）により、私が「看護の新たな価値の創出に向けて」と題して講演を行った。分科会後の2日目には、「これからの看護職の未来を語る」というテーマで、鳥越俊太郎氏（ジャーナリスト），有賀徹氏（昭和大学病院長），坂本すが氏（日本看護協会長）による鼎談が行われた。

　今回の「日本看護サミット愛知宣言」は実行委員長によって以下のように宣せられた。

・国民のニーズに応えられるよう看護の質を評価し、さらなる看護の質向上を追究します。
・看護実践活動と連動した研究により、さらなる看護学の発展に寄与するとともに、魅力ある看護教育を行い、将来を担う質の高い看護職の育成に努めます。
・医療施設や在宅などのあらゆる場でチーム医療を推進するため、保健・医療・福祉をつなぐキーパーソンとして役割の拡大を積極的に図り、看護職への期待に応えます。
・看護職がいきいきと働き続けられる環境づくりに組織的に取り組み、看護職の定着促進に努めます。

看護サミットの続き

　看護サミット会議1日目の夜は交流会が開かれた。その席上、ほろ酔い加減の友人が私のテーブルにやってきて「コレエダさんに伝えてくださいよ」と言う。このたび、第66回カンヌ国際映画祭で審査員賞を受賞した映画「そして父になる」は、息子を取り違えられたふたつの家族の物語である。映画のなかで、故意に取り違えた犯人が病院の看護師であったことを残念に思っているというのである。映画の中では福山雅治と尾野真千子が演じる野々宮家の幸せな家族が妬ましかったので「わざとやりました」と元看護師が法廷で告白する。「そして父になる」は、日本でも昭和40年代までは頻繁にあった「取り違え事件」を丹念にリサーチした上で是枝裕和監督がオリジナルの脚本を書き上げたとされ

る。

　看護師がどう描かれるのかは看護師にとって重大な問題であり，今回の基調講演でも「看護の語られ方」に私は言及した。ただ，「そして父になる」での看護師の告白は，映画の1シーンに過ぎないのだと私は考えることにした。余談だが，福山が育ての子に，「慶多，もうミッションは終わりだ」というシーンに私は涙した。

＊

　18年続いた看護サミットは今回で終了する。ただし，開催継続を希望する現場の声を受けとめて，日本看護協会が引き継ぎ，2015年に再開することにしたと，坂本すが氏が宣言した。
　ところで，歴代のサミット宣言はどこがフォローしているのであろうか。

20年の執着

　こういう研究発表を聞けると学会に参加して少し得をした気分になる。それは，台湾「安寧緩和醫療條例（ホスピスケア法）」制定過程における看護職の貢献に関する研究（和住淑子・錢淑君，千葉大学大学院看護学研究科附属看護実践研究指導センター）である。

　私が第33回日本看護科学学会の一般口演32群の座長をするため早めに発表会場を訪れたために出会った31群の発表であった。まさに意図していなかった出会いであったので，「少し得をした気分」になったわけである。そういうわけで，本稿では講演集の抄録とプレゼンテーションの内容をもとに再構成して読者に伝えたい。

　この研究は，台湾の「安寧緩和醫療條例（ホスピスケア法）」の制定に中心的役割を果たした看護職である趙可式氏の活動に関するインタビュー調査データと関連資料に基づいており，看護職の視点からその政策活動の特徴を明らかにし，保健医療政策の策定・実現過程における看護職の貢献について考察することを目的としている（発表者の和住さんは「ホスピスケア法」という言葉を用いていたが，本稿では「安寧緩和醫療條例」が持つ響きを尊重して漢字を用いたい）。

　分析はこのように行われた。(1)同法の制定（2000年）および改正（2002-12年）に趙がかかわる局面を特定する。(2)局面ごとに「着目した事象」「着目した事象に対する認識」「実際の行動」を整理し，趙の問題の構造把握およびその解決に向けた活動の特徴を導き出す。そして，(3)保健医療政策の策定・実現過程における看護職の貢献について考察する。個人は特定可能であるため，個人情報を含め公表を前提としていることを説明し承諾を得ている。

直接的体験から学術的探究，理念の明確化から行動へ

　台湾では，これまで患者の救命のために最大限の医療を行う義務が「醫師法」に明記されていた。そのため末期がん患者にも救命目的の医療が行われていた。趙さんの実父の入院においても積極的な治療が施され，いわゆる「スパゲティ症候群」状態となった。延命治療を望まない

父の医療処置の中止を趙さんは求めたが，醫師法を理由に拒まれた。趙さんは看護師であることから自己責任でチューブ類の抜去を認められ，病院に対して「訴えない」という書状を書いた，と和住さんは口演発表で言及した。趙さんと父親は，穏やかな別れができた。趙さんはこの体験から「醫師法」は問題があることに気付いた。看護師である自分以外の人はチューブを抜去することはできない。

その後，趙さんは専門的な判断力を習得するために米国・英国にてホスピスケアを学び，学位を取得する。そして，終末期専門の訪問看護師として活動し，終末期を安寧に過ごす支援が可能であるという手応えをつかむ。

しかし，家族が救急車を呼んだために望まない延命治療を受けながら亡くなるという事例を経験することになる。専門的ケアがあっても法的な根拠がなければ理念を実現できないと認識した趙さんは，立法権を持つ国会議員の支援が不可欠であると判断した。趙さんの看護実践の講演を聞いた国会議員が心を動かす。趙さんはその人脈を最大限に活用して政治活動を展開する。さらに，医師を対象に終末期患者への医療に関する質問紙調査を行い，法制定の必要性を強く社会にアピールする。こうして「安寧緩和醫療條例」の制定を成し遂げた。

3つの流れが合流したとき，「政策の窓」が開く

研究者は，趙さんの政策活動の特徴を以下の3点にまとめた。
1) 直接的な看護体験から患者・家族にとって何が最善であるかを考え，それを学術的に探究し理念を明確にする。
2) 理念を社会一般へ普及するには法的整備が不可欠であると判断する。
3) 終末期看護実践の特殊性を明確にし，有力者とのネットワークを積極的に活用しながら，理念の実現をめざす。

政策には「問題が注意を引きつけること(problems)」「政策案が形成され生成されていくこと(policies)」，そして「国民のムードを含めて政治的な力が作用すること(politics)の3つの流れがあり，それらの流れが合流して，初めて政策課題として取り上げられる。したがって，流れ

が合流するための「政策の窓」が開く時期を待たねばならないと，政治学者のジョン・W・キングダンは「政策の窓モデル」で説明している。

　看護職は，直接的な看護体験とその特殊性を根拠に，具体的な政策を提言し，保健医療政策の策定・実現過程に貢献できることを示している。

＊

　演題発表後，私は手を挙げて，大変感銘を受けたこと，プレゼンテーションの内容がよく整理されわかりやすかったことを発表者に告げたあと，趙さんの年齢とこの政策過程の実現に費した時間を質問した。趙さんはこの課題に40代から取り組み，実現したのは60代であったから，20年の歳月を費したということであった。つまり，20年の執着があればたいていのことは実現できるという偉大な教訓を，私は得た。

サルの罠

　看護の現場で管理者たちが経験的に獲得している臨床知（暗黙知）を活きた情報（形式知）に変換していく作業をしたいと考え，この1年間「看護管理塾」を本学で主宰してきた。「看護ものがたり」と称して次のようなテーマを設定し，月1回のペースで60人余りの受講生と6人の講師陣が集合した。

序章（5月）　出会い
第二章（6月）　マネジメントに取り組む
第三章（7月）　感情の源泉を扱う
第四章（9月）　効果的な会議
第五章（10月）　人の強みをみつける
第六章（11月）　イノベーションを起こす
第七章（12月）　人に仕事を与える・任せる
第八章（1月）　仕事の意義を考える
第九章（2月）　信頼できる仲間
第十章（3月）　やる気にさせる職場

　3時間のクラスは，20分程度のプレゼンテーションのあと，チームで討議し，チームがプレゼンテーションを行い，皆でフィードバックして成果を確認するという方法を採用した。したがって，たくさんの知識を「講義する」くせのある講師は，「時間です」と切られることになる。
　本稿では，私が担当した「第七章　人に仕事を与える・任せる」セッションで体験したことを伝えたい。

人は「仕事を任されて」育つ

　私のプレゼンはまず，ドラッカーから始まる。ドラッカーは『仕事の哲学』（上田惇生編訳，ダイヤモンド社，2003年）の中でこのように述べている。「通常使われている意味での権限委譲は間違いであって人を誤らせる。しかし，自らが行うべき仕事を委譲するのではなく，自らが行うべき仕事に取り組むために，人にできることを任せることは，成果をあ

げるうえで重要である」(195 頁，下線は筆者)。

　一方，上司はつぶやく(小倉広著『任せる技術』日本経済新聞出版社，2011 年)。

「どうすれば後輩・部下が育つでしょうか，いつまでたってもできるようになりません」

「どうすれば，自分自身のレベルアップができるでしょうか」

「仕事が多すぎて潰れてしまいそうです。どうすれば楽になりますか」

「ずっと昔から手を着けたかった仕事の改善，忙しくてまったく手を着けられません」

「趣味や勉強の時間，プライベートの充実，仕事が忙しすぎて考えることができません」

　しかし，一見バラバラな 5 つの問いの答えは実はたったひとつであり，それは，あなたの仕事を「後輩や部下に任せる」ことであると筆者は断言する。さらに，「任せられない」を「任せられる」にするには，「できるようになってから任せる」のではなく，「できなくてもムリして任せる」ことだという。つまり，人は「仕事を任されて」育つのである。

　人を育てる「任せ方」の 7 つのポイントは，(1)ムリを承知で任せる，(2)任せる仕事を見極める，(3)「任せる」と伝える，(4)ギリギリまで力を発揮させる，(5)口出しを我慢する，(6)定期的にコミュニケーションする(部下の隣を伴走しながら励ましアドバイスする)，(7)しくみを作って支援する(お膳立ては上司の仕事)，である。

マネジャーが部下の「サル」を背負い込む理由

　『1 分間マネジャーの時間管理』(K・ブランチャード他著，川勝久他訳，ダイヤモンド社，1990 年)では，「仕事の割り当て」と「委譲」とは違うと指摘する(142-8 頁)。プロのマネジャーにとっての最終ゴールは，仕事を委譲できるような状態にもっていくこと，つまり，マネジメントとは，他の人を動かして仕事を達成することであると説明している。ここで登場するのが「サル*の罠」である。それは，マネジャーが部下のものである責任(サル)を引き受けるために陥る罠であるという。マネジャーは，サルの罠にはまったときには無力になる。

＊Oxford Dictionary of English によれば，monkey とは mischievous person, especially a child とあり，モンキーが手の付けられない厄介な子供のように面倒な人や問題の隠喩として用いられることがわかる。

　ナースマネジャーは，ナースとして共感の訓練を受け共感能力が高いことが，一方で管理能力の向上を妨げているという指摘もある。いずれにせよ，上司が部下のサルを背負いこむことをやめて，「自らが行うべき仕事」に取り組もうというわけである。

　部下のサルを引き受けている上司には部下から次のような言葉が発せられる。「師長さん，あれやってくれましたか」「あっ，ごめんなさい。まだなの」「早くお願いしますよ」というわけである。こうなると，上司が部下にマネジメントされる逆現象が起きる。こうしてナースマネジャーは多くのサルを引き受けてしまい，本来やるべき仕事がおろそかになっていることに気付く。さらに，部下のサルを引き受けることによって，部下が組織に貢献する権利を奪ってしまうことにもなる。効果的で生産的な看護組織とは，全てのサルが規則正しく，しかるべき持ち主のところについている組織のことである。

＊

　私のプレゼンテーションはここまでである。
　チームでのワークとして以下4点を課した。(1)ナースマネジャーとして「引き受けないサル」を明らかにしチームで共有すること。(2)なぜサルを引き受けてしまうのだろうかを話し合うこと。さらに，サルを返還したら，(3)「自らが行うべき仕事」は何かを考えてリスト化し，ポスターにまとめて発表すること。そして，(4)他のチームからコメントをもらい，発表内容を吟味して，チームの秘伝を作ること，である。
　この作業を通して興味深い現象が起こった。あるチームは，「管理とは何か」を考え始めたのである。このチームは，自分たちがいかに多くのサルを引き受け，忙しがっているかを認識したのであるが，しかしながら，「自らが行うべき仕事は何か」に行き詰まってしまったのである。
　権限委譲せず，部下のサルを多く背負い込んでいるナースマネジャーは，自らが行うべき本来の仕事がわからないため，もがいている姿なのかもしれない。

107

洗濯物の記憶

　いつだったか，旅先のホテルでぼんやりとテレビを見ていたら，宮本信子が役づくりの話をしていた。舞台となる現地に行って，土地の匂いや風や洗濯物が風にはためいている様子を感じてくるのだという。

春の冷たい風にはためいて

　いもづる式に私の脳裏に浮かんできたのは東日本大震災の被災地で見た光景である。

　2011年，われわれNPO法人日本臨床研究支援ユニットと聖路加看護大学福島県災害支援プロジェクト（「きぼうときずな」）の担当者は，いわき市，相馬市，郡山市に4月から6月にかけて複数回現地入りして，保健センターの保健師などと活動内容や看護師・保健師の派遣スケジュールの調整を行った。そして，いわき市には4月29日より，相馬市には5月7日より，郡山市には6月9日より，聖路加看護大学の教員，大学院生，同窓生，認定看護師教育課程修了生などが呼びかけに応じて活動に参加した。本学教員は出張扱いとし，大学院生は指導教官と相談の上，学外からの参加者は休日や有給休暇を利用して，現地での支援活動に参加した。現地での移動には，ペ・ヨンジュン氏寄贈の医療支援車（いわき市，相馬市，郡山市で各1台稼働）と，「きぼうときずな」プロジェクトによる現地採用の運転手が雇用され，われわれの足となった。

　9月以降，避難所から仮設住宅，民間借り上げアパートなどに移住した被災者の間では，避難所で形成されたコミュニティの崩壊が起こっていた。聖路加チームは，入居世帯調査票をもとに，2人1組となって，入居者の家族構成，健康状態，生活と仕事，交友関係などについて尋ね，入居者の語りに耳を傾けた。東北の広々とした家に住んでいた人たちは，狭い住宅に暮らすことで閉塞感を感じていたが，外部者の訪問を歓迎し，話し込んだ。家から次の家に移動するたびに，ペ・ヨンジュン号に乗り降りした。

　そんなとき，住宅の脇にあるちょっとした空き地に物干しがあって，洗濯された白いシャツや下着が，春の冷たい風にはためいていた。窓枠に物干しがあって，そこにも洗濯物が揺れていた。通りを行く人は誰も

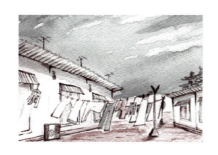

いない。まだ冷たさが残る春の風と，はためく洗濯物が，私の被災地の記憶である。あの洗濯物たちの揺れが，人々の生活の営みを象徴していた。私は，取り戻した日常の平安にかすかな喜びを感じた。

母の日常の変化

　もうひとつの洗濯物の思い出がある。
　一人暮らしをしていた私の母が 89 歳で亡くなり，6 年が経つ。母が地方での一人暮らしを続けるのはこれでおしまいにしなくてはいけないと，私を決断させたのも，洗濯物である。
　東京で忙しくしていた私は，月に 1 回の訪問で母と会話し，母の様子を見ていた。母はだんだんともの覚えが悪くなってきていた。敏感な母は，ある日，「私の頭が崩れていきそうだ」と言った。
　そんなとき，町の訪問看護師として，母の自宅の前を往き来していた山田さんが電話で，このごろ洗濯物が干されていないと私に教えてくれたことがあった。「きちょうめんなお母さんの家の前には，いつも洗濯物が出ていたんですよ」と言う。母が，日常の生活を一人でするのに限界があることを私が悟った瞬間であった。それとともに，訪問看護師の観察力に感動を覚えた。

*

　都会の集合住宅では，ベランダに干す洗濯物は外部から見えないようになっており，広場に洗濯物がひるがえる光景を見かけることはほとんどない。しかし，私は被災地の人々の生命力をはためく洗濯物で感じ，母の一人暮らしに終止符を打とうと決めた洗濯物の記憶を大切に保存している。
　あの 2011 年 3 月 11 日から 4 年目を迎えた。

哲人と青年の対話
目的論と決定論

　2014年3月，大学は卒業式，修了式を終えしばらくの間，学生たちのざわめきが途絶える。この間，桜は開花の準備を整え，花水木も息を吹き返し，紫陽花は緑の葉をつけ始めて，学生たちを待つ。
　このところ，次年度の認定看護管理者ファーストレベルのプログラムを編成し終えたわれわれの目下の課題は，看護管理における問題解決技法をどのように教授したらよいかということである。
　看護教育の基礎概念である「看護過程」も問題解決過程であるが，管理者がこれを十分に習得し，実践の場で活用できるようになるための教育方法の開発が必要であるという認識を，われわれは引きずってきた。問題解決過程では，「問題」を同定し，問題の「原因」を探り，どうなったらよいのかという目標を立て，問題の原因にアプローチして解決策を立案し，実行して，目標が達成されたかを評価するプロセスである。

過去の「原因」ではなく，いまの「目的」を考える

　このように考えながら，私は一方で，「哲人と青年」の対話を読んでいる（岸見一郎・古賀史健著『嫌われる勇気　自己啓発の源流「アドラー」の教え』ダイヤモンド社，2013年）。

＊

哲人　過去の原因にばかり目を向け，原因だけで物事を説明しようとすると，話はおのずと「決定論」に行き着きます。すなわち，われわれの現在，そして未来は，すべてが過去の出来事によって決定済みであり，動かしようのないものである，と。違いますか？
青年　では，過去など関係ないと？
哲人　ええ，それがアドラー心理学の立場です。
青年　なるほど，さっそく対立点が明確になってきました。しかしです

よ先生，いまのお話だと，わたしの友人はなんの理由もなしに外に出られなくなったことになってしまいませんか？　なにせ先生は，過去の出来事など関係ない，とおっしゃるのですから。申し訳ありませんが，それはぜったいにありえない話です。彼が引きこもっている背景には，なにかしらの理由がある。でなければ，説明がつかないでしょう！

哲人　ええ，たしかに説明がつきません。そこでアドラー心理学では，過去の「原因」ではなく，いまの「目的」を考えます。

青年　いまの目的？

哲人　ご友人は「不安だから，外に出られない」のではありません。順番は逆で「外に出たくないから，不安という感情をつくり出している」と考えるのです。

青年　はっ？

哲人　つまり，ご友人には「外に出ない」という目的が先にあって，その目的を達成する手段として，不安や恐怖といった感情をこしらえているのです。アドラー心理学では，これを「目的論」と呼びます。

〈中略〉

青年　問題は「なにがあったか」ではなく「どう解釈したか」であると？

哲人　まさに。われわれはタイムマシンで過去にさかのぼることなどできませんし，時計の針は巻き戻せません。〈中略〉トラウマの議論に代表されるフロイト的な原因論とは，かたちを変えた決定論であり，ニヒリズムの入口なのです。あなたはそんな価値観をお認めになりますか？

青年　そりゃあ，わたしだって認めたくはありません。認めたくはありませんが，過去の力は強いですよ！

哲人　可能性を考えるのです。もしも人間が変われる存在だとするなら，原因論に基づく価値観などありえず，おのずと目的論に立脚せざるえないと。

青年　あくまでも，「人は変われる」を前提に考えよ，とおっしゃるのですね？

哲人　もちろんです。われわれの自由意志を否定し，人間を機械であるかのように見なしているのは，むしろフロイト的な原因論なのだと理解してください。

夜勤がきついから退職するのか,退職したいから理由付けするのか

　管理者研修で取り扱おうとしている問題解決技法をアドラー流に置き換えるとどうなるであろうか。例えば,「夜勤がきついのでスタッフが退職する」といった決定論的な見方ではなく,「退職したいから夜勤がきついという理由を作り出している」ということになる。そこから,「では,スタッフは退職することの意味をどのように捉えているのか」に思考が発展していく。

　フロイト,ユングと並び「心理学の三大巨匠」と称される,アルフレッド・アドラーの思想は,問題解決技法にとらわれていた私の頭を少し揺さぶった。私も長い間「決定論」に漬かってきたから,今のところ,すぐに「目的論」にくら替えすることはできない。ひとまず,アドラー的な見方を知った上で,「原因に基づく問題」という構造に着目することにしたい。ベテランの管理者が,問題を明確にせずに解決法を論ずる傾向があると教員は嘆くが,アドラー流の考え方に基づくと,それは「目的論」に立脚しているのかもしれないとひそかに考え始めている。

ノートをとる

　新入生を迎え，本学の図書館ではこじんまりとした展示会が開かれている。題して「大学の勉強ってどうやってやるの？展」である。続けて，「大学での勉強の仕方，つまりノートのとり方，調べ方，まとめ方，時間管理などを学ぶための推薦本を紹介したいと思います。ぜひ，ご覧になり，自分に合った本を見つけ，それを読んで，大学での勉強の仕方を理解していってください。最初が肝心ですよ!!!」とある。

　そうかと思い，何冊かの本を手にとり，「ノートのとり方」を私も学ぶことにした。

簡潔で明瞭なノートを作成し，識別能力を鍛える

　大学で「ノートをとる」ことは，高校までのノートのとり方よりも，社会で活動するなかで求められるノートのとり方に似ている。つまり，先生が黒板に書いたこと（板書）をノートに写していくことではなく，授業という決められた時間の中で，ノートをとるかどうか，どのようにノートをとるかを自分で判断して進めていくことになるのである。授業方法は講義，演習，実験・実習・実技などがあるが，どのようなスタイルの授業にも共通することは，担当教員による口頭での説明が授業進行の中心にあるということであり，教員が説明する話を聞いて，その内容を理解するために「ノートをとる」ことが求められる。したがって，「ノートをとる」ことの意味は，(1)授業内容を理解するための記録，(2)学習履歴の蓄積，(3)新しい考え方の発見と創造の道具，(4)汎用的なスキルの習得，である。そのため，ノートをとるときの注意点は，(1)自分自身の道具として作る，(2)後で「使える」ノートとして作る，(3)発見や創造の道具として利用できるように作ることである（小原芳明監修，玉川大学編『大学生活ナビ　第二版』第4章，玉川大学出版部，2011年）。

　また，こんな指摘もある。重要なポイントについてメモをとるべきであり，「授業時間が質問と討論に費やされるならば，あまりメモをとってはならない」（A.W. コーンハウザー著，D.M. エナーソン改訂，山口栄一訳『大学で勉強する方法』63頁，玉川大学出版部，1995年）。

『アメリカ式ノートのとり方』(ロン・フライ著，金利光訳，東京図書，1996年)はシンプルである。ノートをとる際に用意するものは，ボールペン1本，中仕切りのある三穴式のバインダー，ルーズリーフ，そして「いきいきとした頭脳」であるという。さらに，こんな記述がある。「二人の学生が授業に出たとしましょう。一人は先生の言葉をすべてノートに書きとりますが，話の内容には注意を払いません。もう一人は，ノートはあまりとらないが注意深く聞いています。授業の最後に抜き打ちテストをやれば，ずっとよい成績をとるのは後者の学生でしょう」。つまり，「ノートをとることは話を聞く能力をアップさせ，大事な知識をしっかり記憶させてくれる」から，積極的に話を聞くこと，注意力散漫にならないためにできるだけ先生の近くに座ること，落ち着きのないクラスメートのそばに座らないこと，正しい姿勢で座ること(腰が座らないと心も座らない)，そして，書き留めるべき内容だと先生が教える言葉を聞きとる，言葉以外の手掛かりを探す，質問をたくさんする，テープレコーダーを使って録音するよりも「いきいきとした頭脳」を使おう，と言っている。ノートをとる戦略として「選択的な聞きとりを身につける」ことに注目したい。つまり，こういうことである。「簡潔で明瞭なノートを作成する作業は，なによりもあなたの識別能力を鍛えます。重要な内容とどうでもいい内容とを区別する能力，重要な概念，事実，考え方をそれ以外のすべてのものから選り分ける能力です。教師の話をしっかり聞き，概念を理解するのに必要な内容だけを書きとめる能力といってもいいでしょう。その内容とは，わずか一文であることもあるでしょうし，細かい実例であることもあるでしょう」(55頁)。

「知識」だけではなく，「知識の獲得のしかた」を学ぶ

梅棹忠夫は『知的生産の技術』(岩波新書，1969年)の中で，学校はものごとをおしえすぎる反面，「おしえおしみ」をするところでもあると指摘している。知識はおしえるけれど，知識の獲得のしかたはあまりおしえてくれないのであるという。つまりそれは，「学問をこころざすものなら当然こころえておかねばならぬような，きわめて基礎的な，研究のやりかたのことなのである」。さらに，「大学をでて，あたらしく研究生活にはいってくる人たちは，学問の方法論については堂々たる議論を

ぶつことはできても，ごくかんたんな，本のよみかた，原稿のかきかたさえもしらないということが，かならずしもめずらしくない」が，自分自身もノートのとりかたひとつにしても「先生から直接おそわったという記憶がない」ので「みようみまね」で先生や先輩のやりかたを「ぬすんで」きりぬけたと書いている。この本が出版された 1969 年は，私が大学を卒業した年である。

　私のバッグにはいつも，表紙が紺色で厚紙でできている小ぶりのボストンノート（マルマン）が入っている。リング製本である。ノートをとるに値する講演やセミナー，インタビュー内容をボールペンで書き留める。ボールペンはパーカーである。ボストンノートの紙質と相性がいいので気に入っている。

　そういえば，最近，学生たちが授業中「ノートをとる」姿をみることが減ったのは，パワーポイントを用いた講義であり，その印刷資料が配布されるせいかもしれない。しかし，その上で「ノートをとる」ことは学習者にとって多くの効能があることを先達が教えてくれている。しかも，「板書」にも意義があることを，展示されている実物の学生によるノートが物語っている。

検閲とお姉さん

　先日，ある会合で，看護系大学院の教授をしている友人が，修了生が勤務している病院の看護部による発表論文への不当な介入に憤慨していた。友人が共同研究者として名前を連ねている抄録の，標題，用語の使い方，カテゴリーの数，考察の内容の記述の4点について，看護部から修正されて本人に返却されてきたというのである。聞くところによると，公的な病院では，抄録申請書（院外発表申請）なるものがあり，学会発表等ではそれを提出して，副部長から看護部長へ稟議書が回るところもあるという。その理由は，病院の情報のみならず，病院職員が「ヘンな発表」をしては困るからだそうだ。後段は，ヘンな発表をしないように指導をするのだという意味合いであろう。いわば組織防衛と論文指導という名目である。

看護部による「論文指導」

　以前，雑誌の編集会議で，「自分は既に原稿を書き終えたが，看護部長の手元に長くとどまっていてまだ返ってこない」と嘆いている専門看護師がいた。私は，看護部長室の書類の山に埋もれている彼女の原稿を想像した。

　このような事態は常態化しているらしい。大学院を修了している看護管理者の文章を看護部長が「修正」し，その修正内容に疑問を持ったという例は少なくない。つまり，看護部というところで行われる強制的"指導"は，場合によっては，看護部の知的レベルや見識に疑いを持たせるような事態を生じさせているということである。しかも，当の看護部はそうした本当の姿を知らず，してやったりと，意気揚々としているのが少々滑稽である。不合理な"指導"だとスタッフが認識しても，そのように反論できない上司－部下の関係があることも確かである。

　こうした傾向を世の編集者たちも強化している。私は1993年から10年間，看護部長として仕事をしていたとき，月に何通も舞い込む「承諾書」に辟易とした。「あなたのところの○○さんに，××という原稿を執筆してもらおうと計画しているがよいか」という類の文書である。こ

れらの文書も，うずたかくなる書類の山のひとつとなるのである。そこで私は思い立ってその出版社に次のような内容の手紙を書いた。あなた方が選定した優れた執筆者を，看護部長がとやかく言うことはない。本人の責任で世に問うものであり，いちいち許諾を求めてくるのは不要であると（もう少し上品な文章であったと思うが）。すると，先方から間もなく返事が届いた。そのような考えを持っているのは貴方（つまり私）くらいであり，世の中の他の看護部長の多くはそうではない。看護部長への文書を出しておかないと，原稿が差し押さえられたりして出版に影響が出ることがあるというのだ。10年以上前のやりとりなので現状はどうなっているのか定かではないが，前述の事態から類推すると，あまり変わっていないようである。

ブラックボックスの看護部からの脱却

　部下の院外発表記事や論文が看護部（ここがブラックボックスである）を通過しないと公表できない仕組みを，われわれはどう考えたらよいのであろうか。本当に組織防衛や論文指導の機能を必要としているのであろうか。看護部は言論統制のための「検閲」を行っているのではないだろうか。と私は思うのである。

　日本国憲法第21条には，「集会，結社及び言論，出版その他一切の表現の自由は，これを保障する」とあり，さらに「2　検閲は，これをしてはならない。通信の秘密は，これを侵してはならない」と明記されている。

　そもそも，執筆者や演者として一定の評価を受け選ばれた人物が「ヘンな発表をする」とか「ヘンなことを書く」という疑いを持つこと自体，部下を信頼していないことになる。組織は基本的に信頼によって成り立っているのであるから，看護部（その中心にいる看護部長）は部下を信頼する太っ腹さが求められる。

　また何事にも看護部という公権力が介入することは，部下の自律心を奪うことにもつながる。看護の社会では，看護師一人ひとりの自立・自律を認めない風潮がある。それは端的に彼ら・彼女たちの呼び方に表われる。「うちの子」「新人さん」「夜勤さん」「学生さん」と言う。最近では「うちの子」という呼び方はやめましょうと言いながら，「お姉さん」

たちという呼称が残っていたりする。私の友人は，このお姉さん呼ばわりには，背中がぞっとすると嘆く。看護管理者は率先して，相手を名前で呼ぶ努力をしなければならない。病棟に出入りするすべての仲間，つまり，搬送の人，お掃除の人，業者，患者の家族（「長男さん」という呼び方は奇妙である）も含まれる。
　「相手を名前で呼ぶことは，自分が認められているという実感を持つことにおいて意味がある」と，私は平成 15 年版看護白書「倫理的環境としての看護管理者」の項に書いた。およそ 10 年前のことである。検閲と「お姉さん」呼ばわりは根っこが一緒である。看護部は「ヘンな発表」を検閲することをやめて，真に教育的な機能を果たさなければならない。看護部長室のドアを開け，看護師たちが自由にアドバイスを求めてやって来れるように，そして部下に「さすが」と評価されるような"指導"を行うことができるように，看護部も共に切磋琢磨することが健全な組織であろう。

にが笑いの反動

　2014年6月18日，東京都議会定例会の一般質問において塩村文夏都議が一般質問を行った。

　YouTubeで確認すると，彼女は4つの論点を述べている（原稿を読みあげた）。1つ目は，受動喫煙対策の必要性についてで，防止条例の制定を訴えた。2つ目は，ペットショップの劣悪な環境で行われている「生体販売ビジネス」の現状。続けて3つ目として，動物愛護法違反となるような販売実態を指摘し，動物愛護の強化を訴えた。そして4つ目が，「女性のサポートと子育て支援について」であり，東京の女性の晩婚化を指摘し，不妊治療を受ける女性のサポートを都は手厚くすべきと訴えた。「東京が成熟都市になるためにこれらの施策が重要であると思うが，知事の見解はどうか」と問うた。

「都議会ヤジ」の波紋

　"事件"はそのとき起きた。「お前が早く結婚すればいいじゃないか」などのヤジが相次ぎ，「議場に笑い声が広がるなか，働く女性の支援を掲げる舛添要一知事も笑みを浮かべ，塩村氏は議席に戻ってハンカチで涙をぬぐった」（朝日新聞2014年6月20日付）。

　6月20日，塩村都議とみんなの党女性局長の薬師寺道代参議院議員は，発言者の特定と処分を吉野利明議長に申し入れた。申し入れ書では，「女性の尊厳に関わる重大な発言。すべての女性の人権にも深刻な被害を与える」と指摘した。「都議会ヤジ」と命名されたこの事件は波紋が広がり，都議会には1千件を超す批判が寄せられ，塩村氏のツイートには約2万回のリツイートがあったという。

　6月23日，発言の主が特定された。全面否定から一転して名乗り出た鈴木章浩都議は記者会見で「配慮がなかった」と陳謝したが，議員辞職は否定した。彼は「深く反省しております」と塩村都議に謝罪した上で記者会見に臨み，反省の弁と，会派を離脱し「初心に戻って頑張りたい」と述べた。都議会自民党を離脱し，無所属議員となった鈴木章浩都議は同日，新たに「都議会再生」という名称の会派結成届けを議長宛て

に提出した。

　6月24日，塩村氏は日本外国特派員協会の要請で会見した。海外からはロイター社など10社が参加した。デンマークのユランズ・ポステン紙の記者によれば，北欧の議会なら「性差別的な発言をすれば議員のキャリア（経歴）は完全に終わり。同じ党の議員がすぐに発言者を公にし，メディアが厳しく非難するだろう」という。「私自身，驚かなかった，ずっと日本の男女差別を報じ続けてきたから」「この事件は日本が変わるのに必要なステップ」（シンガポール「聯合早報」紙）という感想のほか，「ドイツの議会でもヤジはすごい。でもセクハラや人格否定の発言は許されない」「女性に敬意を払うのは最低限のマナー。女性への差別は議論していかないと変わらない」（ドイツ・フリー記者），「プライベートに踏み込むヤジはあり得ない」「日本で物事の解決に時間がかかるのはわかっていたが，自らの発言に責任をとらないのにも驚いた」（ハンガリー・フリー記者），「日本の政治は男の世界。女性を見下し，芸者のようなエンターテイメントを求める風潮が今もある。今回の一件が日本社会の革命の転機になってほしい」（フランスRTL放送）など，特派員の目は厳しい（朝日新聞2014年6月25日付）。

女性発言者の振る舞い方

　私は塩村氏のインタビュー記事（朝日新聞2014年6月22日付）に注目した。次の部分である。
——塩村さんもヤジを受けて一瞬笑った。
　苦笑です。えっ，なんだよと。笑ってごまかそうと思ったが，別のヤジも飛んできてボディブローのように効いてきて，ごまかしきれなくなった。
——その場で反論しなかったのはなぜか。
　本当に不意打ちだった。返せなかった。不規則発言だと議長にアピールして議事録に残す方法は知らなかった。

　都議会ヤジ事件から，女性発言者の振る舞い方をまとめてみた。
1）　不当もしくは不愉快な発言があったときは「笑ってごまかそう」としない。意味のない笑いが意味を持つことになる。できるだけ「うす

ら笑い」「にが笑い」「愛想笑い」などをせず，毅然として立つこと。
2)　怒りがあるときは「怒っている」ことを，感情的にならずに言葉で表現すること。
3)　不当もしくは不愉快な発言をした相手の発言の不当性を指摘し，反論の機会をつくる。
4)　発言の仕方を変える。原稿を棒読みするのではなく，会場を見渡しアイコンタクトをとりながら，自分の言葉に力を込めること。
5)　女性の武器といわれる涙は公の場では使わないこと。
　健全な社会の構築をめざす女性のリーダーシップの発揮には，古めかしい「女の笑みと涙」は用いないようにしたいと自らを戒めた。

管理者のコンピテンシーを磨く

エクセレント・リーダーに変身させるために必要な能力

「あらゆるタイプとレベルにおいて,すぐれた管理者はコンピテンシーの一般的プロフィールを共有している。仕事のタイプによって従事する人々のコンピテンシー要件はさまざまに異なるが,彼らを管理する管理者のコンピテンシーになるとかなり共通性がみられる」(参考文献1),253頁)という。

訳者らは,まえがきで,「コンピテンス」と「コンピテンシー」について簡単な解説を記している。それによると,これら二つの用語はともに「卓越した業績を唆別する人材の能力」を指すとし,コンピテンスは総称名詞であり,コンピテンシーは分析的思考やイニシアティブといった個別のコンピテンスを表す場合に使われ,「コンピテンシーズ」というように複数形での表現が可能となる。看護管理者に当てはめると,「看護管理者として,仕事をそれなりにきちんとこなせる勤勉かつ有能なリーダーたちを,際立った長所を備えたエクセレント・リーダーに変身させるために必要な能力」ということになるだろう。スペンサーらは,管理者の一般的コンピテンシー・モデルを示している(表)。

8つのモジュールから成るコンピテンシー研修

日本看護管理学会教育委員会(委員長＝井部俊子)では,「コンピテンシーを基盤とした看護管理者研修プログラム」(略して「コンピテンシー研修」とする)を開発し,本年6月から7月の毎週末,33人の受講者を対象に試行事業を行った(正確にいうと,来年1月に実践報告のセッションを残している)。

「コンピテンシー研修」は,8つのモジュールから構成される。教育委員会の委員8人が分担して各モジュールの運営計画を立て,吟味して臨んだ。60時間のコンピテンシー研修は,一方で,プログラム評価を行う評価研究として位置付け,受講生によるプログラム評価を定量的,定性的に実施する。

モジュール1(1日間)は「導入」である。ここでは各コンピテンシー

の定義を理解し自己診断が行われる。コンピテンシーとは，ある職務または状況に対し，基準に照らして効果的あるいは卓越した業績を生む原因としてかかわっている個人の根源的特性とされ，個人の性格のかなり深い永続的な部分を占め，広い範囲の状況や職務タスクにおける行動の予見を意味すると説明される。つまり，ある職務や状況において，高い成果・業績を生み出すための特徴的な行動特性である。コンピテンシーの定義が明らかになった1991年

●管理者の一般的コンピテンシー・モデル
（参考文献255頁より）

ウエイト	コンピテンシー
XXXXXX	インパクトと影響力
XXXXXX	達成重視
XXXX	チームワークと協調
XXXX	分析的思考
XXXX	イニシアティブ
XXX	人の育成（ほかの人たちの開発）
XX	自己確信
XX	指揮命令／自信
XX	情報探究
XX	チーム・リーダーシップ
XX	概念化思考
最低必要要件	（組織の理解と関係の構築）
	専門能力／専門知識

以降，24か国で100人以上の研究者によって20年間活用された結果，「コンピテンシー・ディクショナリー」が生まれた。

　ディクショナリーでは，20のコンピテンシーが6つのクラスター（群）に分類される。クラスター①〈達成とアクション〉は，業務改善や達成すべき課題について目標を明確に立て，その目標に向かって行動することである。そのクラスターには，「達成重視」「秩序・クオリティ・正確性への関心」「イニシアティブ」「情報探究」の4つのコンピテンシーが含まれる。

　クラスター②〈支援と人的サービス〉は，他者のニーズに応える努力とされ，他者の感性や懸念，興味やニーズを聞き取り理解することやそのニーズを充足させることに努める能力を指す。このクラスターには，「対人関係理解」と「顧客サービス重視」が含まれる。

　クラスター③〈インパクトと影響力〉は，周囲の人や組織の特徴をよく理解し，その長所を踏まえた上で，自分の職位や権限を利用し，効果的に自分の考えを伝える能力である。このクラスターには，「インパクトと影響力」「組織の理解」「関係の構築」が含まれる。

　クラスター④〈マネジメント能力〉は，管理的な行動力・実行力であ

り，他の人を教育する，指示する，チームを築き上げるという意図を持った行動力が求められる。このクラスターには，「ほかの人たちの開発」「指揮命令 ── 自己表現力と地位に伴うパワーの活用」「チームワークと協調」「チーム・リーダーシップ」が含まれる。

　クラスター⑤〈認知力〉は，混沌とした状況や重大な問題を理解するときに表面的な情報や他人の見方・解釈をそのまま受け入れるのではなく，それらも情報のひとつとし，自分自身の考察も加え，もっと深い理解に到達するための能力である。このクラスターには，「分析的思考」と「概念化思考」が含まれる。「技術的・専門的・経営的能力」はモジュールに含まないことにした。

　クラスター⑥〈個人の効果性〉は，目的に向かって特にそうしようとするというよりは，個人が持っている優れた能力や性質を指す。成熟度を反映し，プレッシャーや困難に立ち向かうときに発揮される。このクラスターには，「セルフコントロール」「自己確信」「柔軟性」「組織へのコミットメント」が含まれる。

　モジュール2(2日間)「達成とアクション」は，課題設定と解決のための戦略立案。モジュール3(2日間)「支援と人的サービス」は，コーチングの理解。モジュール4(1日間)「対人影響力」では，自部署の組織図をもとにパワーバランスの分析を行った。モジュール5(2日間)「マネジメント能力」では，病棟会議とスタッフとの面接といった日常的な場面でのマネジメントとプレゼンテーション。モジュール6(2日間)「認知力」では，データの分析と概念化を行った。モジュール7(2日間)は「統合」として，受講生各自が抱える課題を分析しアクションプランを作成しプレゼンテーションを行った。モジュール8(2日間)「実践評価」は半年後の来年1月に行われる。

　各モジュールの大半は，チームを基盤とした学習(TBL)によって進められた。ここまでの出来栄えを受講生に三段階(松竹梅)で問うたところ，竹が5人でその他は松であった。工夫したプログラム運営も含めて，研究結果は学会で報告する。

---

1) ライル・M・スペンサー他著，梅津祐良他訳．コンピテンシー・マネジメントの展開〔完訳版〕，生産性出版；2011年．

しんちゃんの生涯

「本の虫」の居場所

　しんちゃんは山本信昌という名前でした。信昌の信の文字から家族は「しんちゃん」と呼んでいました。しんちゃんは男2人女3人の5人兄弟の末っ子でした。小さいころから泥んこ遊びなど見向きもせず，いつも部屋の中で本を読んでいるという子でした。将来は大学で文学を学んで文学者になりたいと言っていました。父親は昔気質のいわゆる頑固おやじで，こんなしんちゃんを白い目で見ていました。

　しんちゃんは20歳近くなってようやくある工場で働き口を見つけ，実家を出て結婚し借家での暮らしが始まりました。勤め先の工場が近いので，しんちゃんはお昼休みには自宅に戻り，食後はいつも読書をしていました。

　ある日，しんちゃんはこたつの火を消し忘れて職場に戻り，火事を出し，新婚家庭を焼失してしまいました。新妻はしんちゃんのもとを逃げ出し，しんちゃんは実家に戻ることになりました。しんちゃんは，相変わらず本にかじりついていて文学を学びたいという思いが募っていくばかりでした。ついに父親と大げんかとなり勘当されました。こうしてしんちゃんは家を出ていきました。

　しんちゃんはその後，簡易宿泊所に寝泊まりしながら日雇い生活をしていたらしく，フーテンの寅さんのようだったということです。

　しんちゃんは52歳で亡くなりました。千葉県西部の街にある図書館の入り口で倒れていたのです。いくつかの病院を転々と回され，最終的に東京都墨田区の病院に搬送されました。身元不明だった人物に積極的治療が施されることもあまりなく，点滴と尿道カテーテルが入れられていました。

　お骨になったしんちゃんは実家のお墓に入ることになり，身内の数人だけが集まりました。「若くして定職を捨て放浪生活に入り……」「明日の当てもない日雇い暮らしで……」「家族も持たず，ずっとひとりきりで暮らし……」「たったひとりで寂しく死んでいって……」などと，し

んちゃんを哀れみました。

　納骨が終わって，兄弟たちはしんちゃんがお世話になった図書館にお礼に出掛けました。ところがそこでしんちゃんのまったく知らなかった一面を知らされたのです。「あの方はよく覚えていますよ，ほとんど毎日見えていましたから」「ここで本を読んで借りて帰られることもあったのですが，延滞することもなくきちんと返しておられました。古典の原文などを読んでおられましたよ」「来館のときと帰るときは必ず私どもにあいさつをされていました」「毎日自分の好きな本を，ここで倒れる数時間前まで読まれていたんですからね。しかも最後は大好きな本が集まった図書館の前で倒れられたわけです。好きなことだけに熱中できたわけですから，うらやましい気さえしますよ」。そのとき初めて，兄弟たちの中でしんちゃんの「哀れな死」「惨めな死」のイメージが「幸福な生涯」に変わる大転換が起こったのです。

　しんちゃんのストーリーは，奥野滋子著『ひとりで死ぬのだって大丈夫』（朝日新聞出版，2014 年）の第 1 章で語られる。しんちゃんは著者の叔父である。

ゆるやかで人間らしい看護外来

　慢性疾患看護専門看護師の米田昭子さん（山梨県立大）が主導する看護外来も，"フーテンの寅さん"のような人生観を持つ梨本さん（72 歳，男性）が「ふらっと」やって来る（「看護管理」誌 23 巻 11 号 954-9 頁）。

　梨本さんは，A 病院の呼吸器内科と循環器内科に 10 年来通院して 2 人の主治医がいる。梨本さんは「指示通り」に内服したり，予約日に来院したり，体調を報告したりすることは苦手である。しかし，薬がなくなったときや便秘でつらいとき，眠れないとき，息切れがするときなどに「ふらっと」米田さんの外来を訪れる。米田さんは，その「ふらっと」にもパターンがあることを見抜いている。天気のよい日で，主治医のどちらかが外来診察の日である。

　米田さんは，彼のとらえどころのない「語り」（「訴え」ではない）に耳を傾け，彼の生活のなかで可能な，問題解決のためのアドバイスを行う。まるで梨本さんの人生の伴走者のように。梨本さんの価値観や生活様式をいくつかの手掛かりをもとにイメージする。そこには広い人間理

解と寛容，優れた傾聴スキルがある。

＊

 ゆるやかで人間らしい看護外来は，梨本さんのような自由人にとって福音である。しんちゃんの人生にも似合う外来であったと思う。地域包括ケアシステムの要素に，公共図書館とフーテン外来を加えることにしたい。

松山城と地域包括ケア

　夏が終わるころから学会シーズンが始まる。第18回日本看護管理学会学術集会(大会長＝愛媛大・中村慶子)が2014年8月29-30日に愛媛県松山市で開かれた。会期前夜の理事会・評議員会から出席したため，私は道後の湯に4回もつかることができた。

　学会のメインテーマは，「地域包括ケア時代の看護マネジメント」であり，第1会場では会長講演「看護の力を示す時代」を皮切りに，基調講演「我が国の医療，介護の行方」(慶大・権丈善一)，教育講演「大学改革を推進するための組織マネジメント」(愛媛大・柳澤康信)，教育講演「日本の社会保障制度の地殻変動を支える看護管理者」(井部俊子)，シンポジウム「地域包括ケアと看護」(座長＝慶大・小池智子，尾道市立市民病院・山田佐登美)と続いた。準備された11の会場では同時並行で研究発表やインフォメーション・エクスチェンジが行われた。近年，看護系の学会はマンモス化する傾向があり，学会発表等の全体を把握することが不可能となっている。一方で，特定のテーマを追究する学術的・実践的な研究会を形成する方向性を模索する時が来ている。

まちづくりとしての築城

　学会2日目は，前日の小雨模様の天候とはうって変わって晴天となった。特別講演「俳人子規は病臥の日々をいかに生きたか」(愛媛大・青木亮人)を堪能したあと，私は「坂の上の雲」に導かれるように松山城の見学を挙行した。明治24(1891)年，「松山や　秋より高き　天主閣」と正岡子規は詠んでいる。

　日本三大平山城(ひらやまじろ)のひとつ，松山城は加藤嘉明の手により，慶長7(1602)年から築城を開始し，寛永4(1627)年にほぼ完成した(ちなみに日本三大平山城は，松山城，姫路城と，3つ目は熊本城とも和歌山城とも言われている)。平山城とは，丘陵に築かれ，周囲に平地を取り入れた城のことを言う。加藤嘉明時代の天守は五層であったが，蒲生忠知，久松松平家と城主は変わり，寛永19(1642)年に松平定行が三層の天守に改めた。天守はのちの松平定国の代，天明4(1784)年に落

雷で焼失したが，安政元(1854)年，松平勝善の代に再建され現在に至る。日本に現存する天守のうち，最も新しい時代につくられている。こんもりと茂る城山の上にそびえ立つ天守は松山のシンボルとなっている。また，天守の地下1階は八百石の米俵が積める米倉で，1年の籠城に耐えることができる。倉の周囲は，防虫のためにクスノキ材でつくられ，床には素焼きの瓦が防湿のために敷きつめられている。階段は観光用に後でつけられたものである。観光客用の入口はここから始まり，天守までいくつかの急な階段を昇降しなければならない。

　嘉明は，慶長7年3月から三之丸をはじめとする武家屋敷，6月には城西・東・南の町家の地割りを行い，城下町に松前や道後からの商家や住民を移り住ませた。嘉明は寺院を城北に移し寺町をつくり，火事の類焼を防ぐという軍事上の目的を考えた。また，毎年繰り返される伊予川の氾濫に嘉明は悩まされていた。これを防止するように，と家臣の足立半右衛門重信に命じた。重信は，伊予川の流れを高井あたりから北へと変え，河口を今出の南につけ替えた。その結果，沿岸の田畑への水害は少なくなり，多くの良田が誕生した。この功績により，伊予川は重信川と呼ばれるようになった(土井中照著『松山城の秘密』アトラス出版，2011年)。

　つまり，城主はお城をつくるだけではなく，人々の暮らしを守る「まちづくり」をしたのである。ここに思い至ったとき，私は松山城を訪ねた意義を見いだすことができた。地域包括ケアシステムをつくるということは，地方自治体の首長が「平成の地割り」を行い体制を整えるということであり，天守とは首長室であり作戦司令部となる。

地域包括ケアの担い手たち

　ケーブルカーではなく，リフトで夏風に吹かれながら松山城を後にした私は学会場に戻った。学会最終の第18群実践報告で，私は再び感動を覚えた。

　発表者の前野かつ子さん(青仁会池田病院)は，気負うことなく率直に「A地方における新人看護職員の就職先決定に影響を与える要因」を述べた。「A地方では，1施設当たりの新卒看護師は5人以下がほとんどであり，地域全体でも40人に満たなかった」ので，2011年度から新人

看護職員多施設合同研修を開始した。A地方の新卒看護師を確保するために何が必要かを探るために，この合同研修に参加した新卒看護職員(n＝104)を対象に調査した。その結果，A地方に就職した理由の第1位は「奨学金の貸与」であった。新卒看護師を増やすには，「継続教育の充実」と，「実習時の対応・環境の充実」が必要とされた。さらに，A地方への就職を推奨する理由として，「先輩看護師の優しさ」があった。「A地方の看護管理者としてこれらの要因を実現し，新卒看護師を確保したい」と前野さんは結んだ。

　この発表は，日本の一角で良い看護を提供しようと地道に努力している地域包括ケアの担い手たちを認め，讃える機会となった。

クリーブランド・クリニックの実践

　先日，ある会合で某大学病院の副院長がマイクの前で，ウチの診療科は論文数が院内で最も多く優秀だと力説していた。医療の評価のひとつに研究論文の数が挙げられるのかもしれないが，本稿では患者体験，つまり顧客満足を高めることに成功した「クリーブランド・クリニックの実践」を取り上げたい。この論文は"Health Care's service Fanatics"として 2013 年 5 月に Harvard Business Review 誌に発表され，2014 年 11 月に Diamond ハーバード・ビジネス・レビュー誌に紹介された 14 頁の記事である（日本語タイトル「一流の医療は技術もサービスも満足させる」）。著者は，ジェームズ I・メルリーノ（クリーブランド・クリニック外科医）とアナンス・ラーマン（ハーバード・ビジネス・スクール教授）となっている。

組織全体で問題認識を共有し，患者ニーズを理解する

　クリーブランド・クリニックは長い間，高度な医療レベルを保ちつつ，コストを抑制している点で高い評価を得てきた。しかし 2009 年，CEO のコスグローブは自院の実績を他と比較したところ，入院患者が自院での体験をよく思っていないと認識し，何か手を打つ必要があると考えた。変革に際して，患者体験の改善を戦略的優先事項とし，屈指の直腸外科医であるメルリーノに改革の指揮を任せることにした。

　メルリーノは，課題を体系的かつ継続的に示すことで，患者の不満が重大な問題であることをクリニックの全従業員に — 重要なのは治療結果だけだと考えてきた医師も含めて — 自覚させた。クリニックは，アンケート調査や観察，患者からのヒアリングを通して患者のニーズを深く理解し始めた。組織が継続的な改善に取り組めるよう，メルリーノには専任スタッフと十分な予算が与えられ，意識改革，プロセスの構築と実施，評価指標の設定，成果のモニタリングが進められた。業務を進めやすいようにと，コスグローブは「患者体験室」を設定してメルリーノに任せることにした。

　メルリーノ率いる患者体験室が最初に着手したプロジェクトの一つ

は，CMS（メディケア・メディケイド・サービス・センター）の調査結果の詳細について，クリニック内に広く公表することだった。スタッフはこのスコアにショックを受け，この問題が重要であると認識した。しかし同時に，スコアを上げるために個々人で何ができるのかがわからず困惑も広がった。メルリーノは進展の度合いを測る指標として「病院利用者による医療機関および医療システムの評価」（HCAHPS）を利用することを決めた。

病院側は，実際に患者が一連の医療の流れでどんな体験をしているのかをほとんど理解していなかった。そこで，メルリーノは二つの調査を実施した。一つ目の調査はCMSの電話調査に回答したことのある元患者から無作為に選ばれ，調査員が対象者を追跡調査した。二つ目は，CMS調査において病院内で最低のスコアを出した分野の一つである看護部門を対象に，調査員が患者とスタッフのやり取りを観察し，そこで起こった事柄について両者に質問した。

この二つの調査によってさまざまなことがわかった。患者は，世話をしてくれる人が自分たちの気持ちを本当に理解しているという確認を欲しがっており，もっとコミュニケーションを密にしたいと望んでいた。患者は一面をとらえて全体的な評価を決めてしまいがちであることもわかった。例えば，病室が汚れていると，病院のケアの水準が低い証拠だと見なしてしまう。注目に値する発見として，医師や看護師の表情や振る舞いが重要であり，ケア提供者が生き生きしていると患者は満足する傾向にあった。また，一人の患者が通常接するスタッフの数を調べたところ，5日間の入院で，8人の医師と60人の看護師のほか，患者本人が把握しきれなかった大勢の人々（採血者，環境整備係，運搬業者，食事係，病棟スタッフ）がかかわっていたことがわかった。入院していた120時間のうち，医師と過ごした時間はごくわずかであった。このことからメルリーノは，スタッフ全員がケア提供者であり，医師中心の関係をケア提供者中心の関係に変えていく必要があると認識した。

スタッフ全員がケア提供者

病院内の全員がこれに応じた考え方や行動ができるよう，メルリーノは4万3000人のスタッフ全員を半日講習に参加させ，患者第一主義と

クリニックのケアを世界トップクラスにするために何ができるかを話し合うこととした。プログラムは2010年の後半から始まり，全員が受講し終えるまで丸一年かかった。免除してほしいと願い出た医師もいたが，全て却下された。プログラムの効果は絶大だった。医師以外のスタッフは，医師と同じテーブルに座り，自分も同じケア提供者としてどうあるべきかを議論する体験に驚いていた。参加者たちは，必ずしも十分なケア環境を提供できない場合があることに対する葛藤を分かち合った。懐疑的であった医師でさえ，プログラムは実施するだけの価値があったと痛感したのである。

　変革を継続し，新たな仕事のやり方を定義させるために，クリニックではさまざまな取り組みが採用された。看護師は1時間ごとの巡回において次の5つの質問をすることが求められた。「何か必要なものはないか」「どこか痛みはないか」「体の向きを変えてほしいか」「近くに持ってきてほしい身の回り品はないか」「トイレに行かなくてよいか」。このプロジェクトの結果，CMS調査の看護関連分野で上位10％にランクインした。

　「真に患者中心の組織を運営することは『施策』ではなく当然の習慣として根づくべきものである。患者にとっての最善を尽くすとは，たえず何ができるか分析し，その具体的方法を考え出すことを意味する。これから先もやるべきことは常にあるのだ」とメルリーノは結んでいる。

感心した話

　ヘェー，こんな本の作り方もあるんだと感心しながら読んでいる面白い本があります（『丁先生，漢方って，おもしろいです。』朝日新聞出版，2014 年）。生徒が先生にいろいろ質問して，先生がそれはこういうことですと答える。そういう構成になっている本です。生徒は，南伸坊さん，先生は，丁宗鐵（てい・むねてつ）さんです。丁先生は南さんの実際の主治医だそうです。丁先生は日本東洋医学会漢方専門医・指導医であり，現在，日本薬科大学学長です。お二人とも 1947 年生まれです。この面白い本を作ったのは編集者の矢坂美紀子さんです。矢坂さんは私のちょっとした知り合いです。

　生徒の南伸坊さんと先生の丁宗鐵さんが出会ったのは 7 年前，南さんは当時「肺がん」の疑いありとされて大きな病院で治療を受けていました。南さんは「治療というより，正確には検査，検査，検査でしたね」と言っています。CT で肺にカゲが見つかったので十中八九はがんだけれども，がんでない可能性もある。「手術すればハッキリしますから切りましょう」と言われた南さんは，手術を断って，その後も検査だけを継続していました。その後，南さんは丁先生にセカンドオピニオンとしてかかるようになったわけです。

　南さんは，手術も放射線治療も抗がん剤もやらないで，自己の免疫力で治ってやれ，ストレスのない生活を送って副交感神経を優位にしてとか，けっこう「マジ」に患者生活を送っていました。それで「シリアス」な顔をしていたそうです。病人というのは，自分の病気にはものすごく興味があるので，「病気本をみつけてきちゃあ，ぐんぐんどしどし読んで」いました。月 1 回の診療日にはそうやって取り入れたニワカ知識でもって，専門家の先生に対して，さまざまな「主張」を述べたわけです。すると先生はニコニコ素人の主張を聞いてくれて，それだけでなく，火に油を注ぐような初耳の情報を次々吹き込んでくる。しかもその話は意外な話ばっかりなのでした。

　今回は，その意外な話の中からよりすぐって，私がほほーっと感心した医療制度関連情報を短報したいと思います。

漢方薬の「上品」と「下品」

　日本の医療というのは、例えば、ただの健康不安の虚証（漢方で、病因と闘う生体反応が弱々しい状態）の人と、がんを抱えた人が同じラインで待っている。みんな辛抱強く待たされている。しかし、台湾に行くと違うというのです。クリニックによっては診療室のドアが二つあって、実証（漢方で、病因と闘う生体反応が旺盛な状態）の人や急いでいる人は「特急券」を買います。特急券を買うと、虚証の人は待たせて、片方のドアから特急券を持っている人が入っていく。「診る医者は同じですから医療は公平です。入ってくるドアが違うだけです」というのです。

　この話も感心しました。

　外国の多くではインフルエンザのワクチン接種は病院では行わず、薬局で薬剤師が接種するというのです。「考えてみれば、インフルエンザの患者も来る病院で健康な人が予防接種を受けること自体、非常にナンセンスです。日本では、薬局でワクチン接種をすることは禁止されていますが、本来はまっ先に改善されるべきことの一つ」と丁先生は話しています。そもそも、「風邪は体を温めて安静にして休息をとり、卵酒やネギやニンニクを焼いたものや、大根をおろして食べるなどの民間療法や、最近はやっている生姜紅茶などでも十分に治ります。ごく軽いうちに対応すれば心配はないのです。風邪の患者までが大挙して病院に殺到することにより、日本の国民医療費は膨張し、医療スタッフは疲弊し続けています」というのです（そうですね）。

　この話にも感心しました。

　漢方では、薬は一つの定義では収まらず、大まかに上品、中品、下品の三種類に分類されます（上品はジョウホンと読みます）。この分類が漢方薬の開発理論の基礎であると丁先生は言います。ちなみに西洋医学における薬の分類は、心臓に効く薬、胃腸に効く薬、血圧を下げる薬など薬理作用によって分類される作用別分類です。一方の漢方では、分類で一番大事になるのが「副作用があるかないか」だということです。病気を治す力が強い薬は副作用のある薬で、漢方では薬としてはレベルが一番低い下品に分類されます。一番良い薬「上品」な薬とは、作用が弱く

ても，長時間飲んでいて副作用が起こらない薬です。つまり，「上品は命を養う」，「中品は新陳代謝を高める」，「下品は病気を治す」。西洋医学の薬のほとんどは下品に分類されるのです（下ネタをいかに上品に語るかに腐心している私にも参考になりました）。

　漢方では診療をするときに特別な検査をするのではなく，五感を駆使して患者に接し，患者の不調や悩みを聞き出して，食事や生活習慣にまで立ち入って，患者の目で回復力を引き出そうと努めるのです。治療の手段もマイルドな効き目のものですが，「人間と人間とのふれあい」を尊ぶのです，と丁先生は結んでいます（漢方と看護は土台は同じですね）。

受講生からの贈りもの

　2014年8月から9月にかけて開催した看護管理者研修の修了式を12月半ばに行った。日本看護協会認定のファーストレベルプログラムである（ちなみに，ファーストレベル150時間，セカンドレベル180時間，サードレベル180時間の課程を修了すると，日本看護協会認定看護管理者の資格試験を受験することができる。この資格は5年ごとに更新）。

　3か月ぶりに会ったファーストレベルプログラムの修了生たちは，開講式のときとは違って，皆リラックスしていた。チャペルでの感謝礼拝の際，「自分を送り出してくれた職場の上司や同僚，支えてくれた家族に感謝している」と数人が語った。チャペルでの礼拝は気持ちを奮い立たせ，自らを謙虚にさせるという。

管理者研修後の行動変容

　これまでの間，受講生が何を学び，どのような行動変容があったのかが研修の主催者として気になるところであり，フィードバックを彼らに求めた。すると，一枚の「ファーストレベル研修後の報告」が届いた。

　書き出しはこのように始まっている。「研修後現場へ戻り2か月が経ちました。研修の成果が出ていると感じるのは，起きた事柄について何が問題か，なぜうまくいったかということを意識して考えるようになったことです」という。「以前ならそのままあやふやにしていたことも，答えが出せないにしてもスタッフと共に考えることができるようになりました」。このことは「意図的な実践」が強化されたといえよう。

　次に，「レポートの書き方で教わったことも役立っています」という。つまり，「スタッフのレポートを読むとき，何が一番言いたいことかを意識して見つけています。そしてそれをフィードバックして，違っていれば一緒に考えることもできるようになりました」。そしてこのことは，「相手に言いたいことを簡潔に伝えられることにもつながっています」とした上で，「いまだに結論にたどり着くのに遠回りをすることも多いですが，その言動に気付けるようになりました」と省察している。私がファーストレベルプログラムで重要視している「記述力の強化」の成果である。研修では，一文の長さは50文字程度に，段落の構成（トピック

センテンスと展開部），段落の文字数，段落の接続などの原則を提示し，自分が書いた「受講の動機」を自分で添削してもらうことにしている。このやり方で彼らは「仕事の文章」をどう書くかを体得するのである。文章の書き方の最後に，「発表の仕方，質問の受け方」も学ぶ。それはこうなる。「毎月主査会議があり（中略），ひと言で何を伝えようか悩みましたが，自分の言葉で表現する重要性を再認識したことを伝え」，さらに「これからは看護部の方針を自分の言葉でスタッフへ伝えていきたい」と発表したところ，他部署の師長数名から，「研修でいい学びをした」と声を掛けられたと記している。

怒りは導火線

　問題解決における「パワー」についても言及している（彼はこの点は今後の課題であると考えている）。「研修後は明らかに自分のアンテナの感度がよくなったと感じ，問題をとらえるコツをつかんできた」のであるが，「しかしそれを解決する力が足りないと感じている」。私は研修の中で，問題を解決するための導火線になるのは管理者の怒りであり，極論すれば，「もうやってられない」ときちんと怒ることが必要であると述べた。このことについて彼は「怒りのパワーが足りない」「まあいいか，と流してしまう」と反省している。そして「これだけは譲れない，という信念を持ち，より良い病院をめざしたい」と述べている。

　「患者への対応にも変化があります」とも語ってくれた。小児科病棟で，看護師によって説明が異なるとお母さんが指摘してきた。面会時間を看護師Aは19時，Bは20時までと言った。どうなっているのかと追及してきた。これまでの自分なら「申し訳ありません」と言うだけであったが，研修でアサーティブ・コミュニケーションを学んだので活用した。つまり，「病棟の面会時間は決まっているのですが，看護師はお子さんの状況を判断して"20時までどうぞ"とお母さんに伝えたのだと思います。一律ではなく，個々に状況を判断して看護師は対応しています」と応えた。こうして「クレーム」は「納得」へと質を変えたのである。

　看護管理者研修で何を学び，受講者のその後の仕事にどのような影響をもたらしているのか。ナラティブな報告は来年の研修プログラムに活かされる。そして彼らから「先生」と呼ばれる人たちに適切な刺激と喜びをもたらす最高のプレゼントである。

キャリアははしご(ラダー)ではなくジャングルジム!?

　年度末は多かれ少なかれ自分のキャリアを考える節目のひとつとなる。日本の「働く女性」は2406万人で，雇用者総数の43.3%を占める(2013年)。年齢階級別労働力をグラフ化した際に描かれる"M字カーブ"は年々緩やかになっているが，欧米諸国に比べると，就業率自体の低さ，カーブのへこみ度合いが目立つとされる(総務省統計局「労働力調査」)。

決断のときが来るまでアクセルを踏み続けよう

　フェイスブックCOOのシェリル・サンドバーグは，キャリアをマラソンに例えている(村井章子訳『LEAN IN』日本経済新聞出版社，2013年)。マラソンは「長い距離を苦労しながら走りつづけ，ようやく最後に努力が報われる」のであるが，マラソンのスタートラインにつく男性ランナーと女性ランナーの道程を次のように表現している。「どちらも同じだけ練習を積み，能力も甲乙つけがたい。二人はヨーイドンで走り出し，並走を続ける。沿道の観衆は，男性ランナーに"がんばれー"と声援を送りつづける。ところが女性ランナーには"そんなに無理するな"とか"もう十分。最後まで走らなくていいよ"と声をかける」。そして距離が伸びるほど，この声はうるさくなる。「女性ランナーが喘ぎながらもなんとかゴールをめざそうとすると，見物人はこう叫ぶのだ──"どうして走りつづけるんだ。子供が家で待っているのに"」と。

　サンドバーグはこう続ける。子供を預けて仕事に復帰することは誰にとっても厳しい選択であるとした上で，「自分が夢中になれる仕事，やり甲斐のある実り多い仕事に打ち込むことだけが，その選択の正しさを自分に納得させてくれる」。それゆえ，「仕事を始めるときから出口を探さないでほしい。ブレーキに足を載せてはいけない，アクセルを踏もう。どうしても決断しなければならないときまで，アクセルを踏みつづけよう」と(この件を書きながら，私は今年届いた年賀状の一枚を思い

出した。4人の子育てをした内科病棟時代のスタッフから、末っ子が就職してようやく全員が巣立ちしたという報告とともに、「長女を妊娠したときに、やってみたら？（仕事を辞めずに続けるとよい、の意）と背中を押していただいたことを思い出します」とあった。つわりがひどく休みがちとなる彼女への同僚からの批判に、婦長として対処したことが間違っていなかったことを、30年近くたって確信した）。

キャリアに一本のはしご(ラダー)は適さない

ここに、「いいキャリアを歩むとはどういうことか」を考えるヒントがある（金井壽宏著『キャリア・デザイン・ガイド』白桃書房、2003年）。

1) 節目がしっかりデザインされているキャリア
2) キャリアを長く歩めば歩むほど、より自分らしく生きていると実感できるようなキャリア
3) 〈わたしが選んだ道だ〉という自己決定の感覚と、〈皆とともに生きている、生かされている〉というネットワーク感覚を感じさせてくれるキャリア
4) 自分より若い人にキャリアについて聞かれたときに話せる物語の多いキャリア
5) 知識創造や知恵につながるキャリア
6) 自分のキャリアから若い世代がいい影響を受け、自分もそれを自己肯定しているキャリア
7) 個人のニーズと組織のニーズが今の時点でうまくマッチングされたキャリア
8) 流されること（ドリフト）さえも楽しめる余裕を持ったキャリア
9) 選んだ後、これでよかったかとくよくよせずに、次の節目まではしっかりと歩み始めることができるキャリア
10) 緊張とリラクゼーションが絶妙に入り混じったキャリア
11) よいガマン（仕事がおもしろくなるまでに必要な最低限以上の努力）はしているが、わるいガマン（他の仕事を試してもいいタイミングなのに現状に辛抱）は排しているキャリア
12) ちょっとのずれや背伸びするような課題が今の仕事環境にあるキャリア

13) いくつになっても一皮むけて発達を続けるキャリア

　サンドバーグも指摘しているが,「一つの企業なり組織なりに就職し,そこで一本の梯子を上っていく時代はとうの昔に過ぎ去った」と考えることができよう。看護界でも転職(場)をする看護職が一般化している。一般大卒社会人経験者の看護界への参入も増加している。つまり多彩な人材が多様なキャリアを歩む時代となっている。そうなると,「一本のはしご(ラダー)」(キャリア・ラダー)は適さないということになる。つまり,はしごには「広がりがない。上るか下りるか,とどまるか出て行くかどちらかしかない」のである。しかし「ジャングルジムにはもっと自由な回り道の余地がある」という。「これなら,就職,転職は言うまでもなく,外的な要因で行く手を阻まれたときも,しばらく仕事を離れてから復帰するときも,さまざまな道を探すことができる。ときに下がったり,迂回したり,行き詰まったりしながら自分なりの道を進んでいけるなら,最終目的地に到達する確率は高まるにちがいない」のである。しかも,「ジャングルジムなら,てっぺんにいる人だけでなく,大勢がすてきな眺望を手に入れられる。はしごだと,ほとんどの人は上の人のお尻しか見られないだろう」という(最後のフレーズは私のお気に入りである)。

　昨今,看護界における転職ナースの働きにくさは,キャリア・ラダー神話に固執している既得権益者たちの価値観にあるのかもしれない。今や時代は,キャリア・ラダーからキャリア・ジャングルジムへと,発想の転換を必要としている。

セルフケアと自助・共助

2月終わりの肌寒い日曜日の午後，世界的指揮者チョン・ミョンフン氏のピアノコンサートに出かけた。聖路加国際病院の多目的ホールで開催されたこじんまりとしたコンサートは，彼の社会貢献活動の一環であり，日本で最初の活動であった。

マエストロは体調が万全でなく，首から左上肢にかけて痛みがあり，このところピアノを弾くことができなかったそうだが，コンサートではシューマンの小品を二曲演奏した。苦手であるというトークの中で，音楽と料理以外は全て妻がやってくれていることや，孫たちのためにピアニストとして初めてのCDをリリースしたことを司会者の質問に答えて語った。韓国で生まれて，イタリア料理に魅せられてイタリアに移住し，現在はフランスに住んでいる。だから韓国語・英語・イタリア語・フランス語は話せるが，日本語は話せなくてごめんなさいと言って会場を沸かせた後，「世界がひとつの言葉で話ができたらいいのに。それができるのが音楽なのだ」と話した。

「セルフケア看護」理論を地域包括ケアの共通用語に

私はコンサートに出かける前に読んでいた『セルフケア看護』(本庄恵子監修・執筆，ライフサポート社，2015年)を連想した。地域包括ケアの中で重要とされる自助・共助は方法論として「セルフケア看護」理論が共通用語として適用できるというひらめきである。しかも，セルフケア看護は看護職の範囲にとどめるべきではなく，セルフケア看護を当事者と全てのケア提供者に普及し，共通のツールとして使おうという発想である。

『セルフケア看護』における著者の主張をみてみよう。セルフケアは直訳すれば，「自分のために自分自身で行うケア」。しかし「セルフ」のとらえ方には文化的特徴があり，日本では「セルフ」の範囲が「個」というより「内」「身内」まで含めることがあると指摘する。著者はセルフケアを「一般の人々自身が自分たちの健康問題に主体的に対処していく積極的役割」であり，核となるのは，「意図的な行動」と「主体的な取り組み」であると定義している。セルフケアは，「専門家から自立するセルフケア」から「専門家の指示を守るコンプライアンス行動として

のセルフケア」へと移行し，さらに「自らの健康問題を，自ら利用し得るケア資源を活用して解決しようとする行動」に進化している。

著者らは研究を通して，セルフケアの5つの構成概念を抽出している。それらは，(1)健康に関心を向ける能力，(2)健康管理方法を選択する能力，(3)体調を整える能力，(4)自分の生活に合った健康管理の方法を身につけ続ける能力，(5)自分の健康管理を支援してくれる人を持つ能力，である。そして，30項目から成る評価指標(Self-Care Agency Questionnaire, SCAQ)を開発している。SCAQに回答することによって，得点が高い項目を承認し，得点が低い項目について話し合うことができる。つまり，SCAQを活用して看護支援を考えていくことができる。本書では，セルフケアは，ADLで重視される「行動ができる」ことにとどまらず，その人が行動する前提として「どうありたいか」という動機付けや意思決定を大切にしているところが特徴であり，「どのように生きていきたいのか」「そのためにどんな行動を取るか」という点からとらえることが大切であると繰り返し説明される。

自助を「保証し見守る」文化

先日，ある会合でこんな"嘆き"があった。区の主催で高齢者の自立に関する研修会を行ったときの様子である。会場のボランティアの女性が入口で「ようこそいらっしゃいました」と声を掛けながら参加者のコートのボタンを外してあげているんです，と言う。その嘆きを聞きながら，私の脳裏に，ある回想シーンが浮かんだ。

30年くらい前，ニューヨークのセントルークス・ルーズベルト病院で研修をした際，看護部長が私を自宅へ招待してくれた。彼女は夫と高齢の両親と暮らしていた。翌朝，街に買い物に行こうということになった。年老いた両親は自宅から歩道に通じる数段の階段を下りるのに時間がかかっていた。日本の家庭なら「早くしてよ」と手を引いたりすることだろう。あるいは手間がかかるからと外出に連れ出さないかもしれない。階段の下で，両親の安全を確認しながら，彼女は辛抱強く，のろのろと階段を下りてくる彼らを待った。つまり，「自分でできることは自分で行う」。そうすることを「保証し見守る」という原点がここにあった。

自助・共助の方法論として「セルフケア看護」理論を普及していくには，文化的影響についてさらに考察を深めていく必要がある。

「ユマニチュード」が聖路加に来た日

病棟で起こった「大変なこと」

2015年2月，最後の木曜日は雨であった。イヴ・ジネストさん(ユマニチュード創始者，ジネスト・マレスコッティ研究所長)はトレードマークの赤いつりズボンではなく，白のワイシャツと黒色の革製つりズボンでやって来た。寒い地方での講演会のために新調したという。2か月ぶりの再会であったが，両手を大きく広げて包み込むあいさつはフランス流であった。雑誌「看護管理」の座談会[1]でお会いしたときの，「今度は聖路加に行きます」という約束を果たしてくださった瞬間であった。

当日は，午後から病棟訪問と2時間の講演会を予定していた。私は学外の会合に出席するためしばらく不在にするが，夕方の講演会で再会することを告げた。数時間後，私が大学に戻ると，講演会の会場入口で受付をしていたナースが私を見つけるなり，「大変なことになっています」と興奮して駆け寄ってきた。ジネストさんと盛真知子さん(国立病院機構東京医療センター／ユマニチュードインストラクター)のかかわりで，大変なことが起こり，それをみていたある医師は「これは医療の革命だ」と驚いたというのである。

ベッドから起き上がり，「友達」とダンスを

その「大変なこと」を以下に再録しようと思う。

ジネストさんたちの病棟訪問は内科病棟から始まった。「93歳のキクエさん(仮名)は，誤嚥性肺炎という診断です。厚揚げを詰まらせ呼吸停止となり，蘇生された後，介護施設から搬送されてきました」と，病棟のナースは紹介した。ナースステーションのいすに腰掛け，(通訳を介して)ジネストさんは10分ほど「情報収集」をした。「何に困っていますか」とナースに尋ねる。「点滴の自己抜去で，再挿入すると拒否され

る」とナースは答えた。付き添っていた娘にあいさつし，患者訪問の了解を得た。彼女はジネストさんと英語で会話し，打ち解けた。

　一行はキクエさんの病室へ移動した。十数人のギャラリーはこれから起こることに興味津々で，ぞろぞろと従った。まずナースの盛さんがキクエさんにアプローチする。盛さんは，病室入口でノックを3回した。3秒置いてもう一度ノックを3回して，部屋に入った（これはユマニチュードの作法である）。

　「キクエさん，こんにちは。私はモリと言います。○△(地名)からキクエさんに会いに来ました。顔色がよいですね。私の友達がフランスから来ているので紹介していいですか」

　盛さんのこのあいさつの仕方にも特徴があった。入口で距離を置いて立ったまま，（通常のやり方で）あいさつしたのではなかった。盛さんは，背もたれに寄りかかってベッド上に起きているキクエさんに真正面から近付き，顔がほとんどくっつきそうな距離から，大きな声でゆっくりと話しかけた。後ろからみると，それはまるでキクエさんを抱きかかえているようだった。

　盛さんは，キクエさんが耳が遠いことを知り，紙コップを用いて，左側から声を掛けるとよいと判断した。点滴の自己抜去を防ぐためにしていたミトンを外しながら，パジャマの花柄がすてきだと言った。

　そしてジネストさんが近付いた。「こんにちは。はじめまして。キクエさんのもう一人の友達，フランスのイヴです。お会いできてとてもうれしいです」と通訳を介してキクエさんに伝えた。

　キクエさんは顔の近くで話しかけられたことに反応し，ジネストさんに触れようと手を伸ばした。

　「足を動かしてください。左，右」

　「布団を蹴ってください」

　「ベッドに腰掛けてみましょう」

　「車いすに座ってください」

　廊下に出てきたキクエさんは生き生きした表情に変わっていた。

　「では立ってみましょう。私とダンスしませんか」

　キクエさんは，ジネストさんと盛さんに両腕を支えられて，最初は引きずられるように，次第にスタスタと歩いた。ギャラリーから大歓声と

拍手が沸き起こった．

　一部始終をみていた娘は，母親が「こんなに歩けること」や，「こんなにおしゃべりすること」に感激していた。ジネストさんは，「ベッドに寝かせておくのは最小限にするとよい」「天井をみていてもハエさえ飛ばないので刺激がない」などという"指導"をしていた。医療スタッフには，立位にするときの両腕の保持の仕方，車いすはフットレストを用いずに両足を浮かせるとよいことなどを助言した。

　この間およそ60分，ジネストさんたちは多くの余韻を残して次の病棟に移動した。ベッド上安静が大切という考え方や，高齢者の不活発はどうしようもないという通説が覆されたと誰もが思った。

---
1) 井部俊子，イヴ・ジネスト，本田美和子. ユマニチュードの哲学と技法　ユマニチュードは急性期病院から始まった．看護管理. 2015；25(1)54-64.

世界を学ぶ

　今年の入学式後の保護者懇談会では「海外研修」が注目のひとつであった。どのようなことをするのか，費用はどのくらいかかるのか，ウチの子はやっていけるだろうかなど，さまざまな懸念が示された。

　昨今，グローバル化の名のもとに，多くの大学では在学中に海外での研修をプログラムしている。本学の大学案内は，国際教育（Globalization）の頁で次のように説明する。「さまざまな分野で国際化が進む時代，異なる文化や言語に触れ学ぶ機会を得ることは，国際社会を生きる上で大きな糧になります。本学は，国際的視野から社会に貢献できる人材の育成に取り組んでいます」。続いて，「看護という共通語を通して国際的に貢献できる人材を育成するため，学生の視野を世界へと広げる多様な機会を図るほか，国際学会に参加する学生を支援し，キャンパス内においても留学生とともに自国の看護について意見交換するチャンスを設けています」とうたっている。在学中に一度は海外研修に参加するのを支援するため，奨学金制度（学生国際奨学金）を設けている。

ミシェル・オバマから現代の若者へのメッセージ

　ミシェル・オバマ（第44代アメリカ合衆国大統領夫人）の北京大学でのスピーチ（2014年3月22日）は，現代を生きる若者たちへのメッセージとしてわかりやすい。（『ENGLISH JOURNAL』誌2015年5月号99-109頁「つながりと多様性への温かいまなざし」）。

　彼女のスピーチのいくつかを紹介したい。

　「夫と私が海外を訪問するときには，宮殿や議会を訪れて国家元首とお会いするだけではありません。こちらのような学校にも伺って，皆さんのような学生の方々ともお会いします。なぜなら私たちは，国家間の関係について重要なのは，単に政府間や指導者間の関係だけではなく，人々の間の，とりわけ若い人々の間の関係である，と信じているからです。従って，私たちは，海外留学プログラムを，学生の教育機会であるだけでなく，アメリカの外交政策の非常に重要な一部であると考えています」

　「はっきり申し上げておきたいのは，海外留学は，自分自身の将来を向上させるよりも，ずっと大きな意味があるのです。それぞれの母国や私たち皆が

共有している世界の，将来を形づくるものでもあるのです。現代を特徴づける難題に関して言うなら──それが気候変動であれ，経済機会であれ，核兵器の拡散であれ──(世界に)共通する難題であるからです。それらに一国だけで立ち向かえる国はありません。前進する唯一の方法は，協力することなのです」

「だからこそ，あなた方のような若い人々が互いの国で暮らし学ぶことが，非常に重要です。そうすることで，協力する習慣が養われるからです。互いの文化に身を浸し，互いの歴史を学び，私たちを隔てることがあまりにも多い固定観念や誤解を乗り越えることによって，協力の習慣は養われるのです」

「市民外交という新たな時代。(中略)一般市民が世界と触れ合う，ということです」

「アメリカの若者にはこう言っています。家庭や学校，図書館で，インターネットに接続しているのなら，あなた方は世界のどこへでも瞬時に行くことができ，あらゆる大陸にいる人々に会うことができる，と」

「皆さんには(世界に)提供できるものがたくさんあります。将来，皆さんが協力して成し遂げるあらゆることを目にするのを，待ち切れない思いです。ご清聴ありがとうございました。シェイシェイ」

　ミシェル・オバマは，1964年1月17日，イリノイ州生まれ。プリンストン大学およびハーバード・ロースクールを卒業後，シカゴの法律事務所に勤務。92年，同僚弁護士のバラク・オバマと結婚，2人の娘に恵まれる。2009年，夫の大統領就任に伴い，アフリカ系アメリカ人初のファーストレディとなる。大統領夫人としての活動でも高い評価を得ており，2012年の夫の大統領再選にも貢献したとされる。

看護師が海外研修を行う理由

　保護者懇談会では，なぜ海外へ行かなければならないのか，よき看護師になるのに海外研修は必要なのか，大学の軸がブレているのではないかという指摘もあった。ミシェル・オバマは，「異文化を肌で感じてこそ，固定観念や誤解を乗り越え，互いの歴史を学ぶことができる」と，他者を真に理解することの大切さを強調している。海外研修は，「つながりと多様性への温かいまなざし」を培う貴重な経験となることを確信した。

ラストメッセージ
── 中西睦子先生の死を悼む

　私が中西先生の訃報を知ったのは2015年5月5日でした。ケータイの留守電メッセージに，森山美知子さん（広島大学大学院）が落ち着いた声で，前夜自宅で亡くなられたことを告げていました。私は連休中で，真新しい北陸新幹線で糸魚川の実家に帰っていました。初夏のような陽気でした。私は近くの海岸を歩きながら，中西先生が亡くなったことが現実であることを受け入れようとしました。「巨星墜つ」と思いました。

　中西先生の体調が良くないと聞いていましたので，覚悟はしていました。私が先生に最後にお目にかかったのは，日本看護管理学会の名誉会員となっていただくことをお願いするため，理事長の鶴田惠子さん（日本赤十字看護大学）と共に国際医療福祉大学大学院の研究室を訪れたときでした。

　私は，1987年4月から3年間，まだ出来たての日本赤十字看護大学で初めて教員をしました。そのときの上司（教授）が中西先生でした。「大学では助手は人間扱いされないのよ」というセリフに驚かされました。私は講師でしたので，内心，人間だと思ってほっとしました。中西先生と共に，私は看護教育者としての経験を重ねることができたことを誇りに思っています。そのころ，中西先生のもとで議論し，中西先生の毒舌を肥やしにした仲間は「中西軍団」と自称していました。まるで松下村塾のようでした。中西先生の主食はビールでした。ヨレヨレの手帳には無雑作に一万円札が挟まっていたのを覚えています。気前のいい方でした。

　2014年3月に，12年間にわたる国際医療福祉大学の仕事を終えたというはがきを受け取りました。「今後は，ささやかながら充実していた来し方の整理と心身の静養に努めつつ，皆さまの今後のさらなるご活躍を期待する所存でございます」とありました。私も退任のあいさつ状に「ささやかながら充実していた来し方」と書きたい，と中西先生に返信しました。

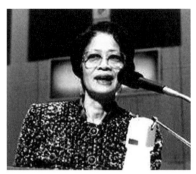

中西睦子氏(1997年12月,第17回日本看護科学学会の会長講演にて)

　その後,その「ささやかながら充実していた」という謙遜した偉大な業績が,くしくも出版されようとしていたことを知りました。本のタイトルは『異端の看護教育　中西睦子が語る』[1] です。医学書院の七尾清さんのご厚意で,昨日,校正原稿を読ませていただきました。全部,読みました。わくわくしました。中西先生が立ち現われたようでした。

　このような目次です。「教養とはバランス感覚である」「看護はいまだ自画像を描けていない」「ナースをダメにしたのは看護教育である」「生意気なナースを育てなさい」「臨床の現実に合わせるような実習ではいけない」「看護の大理論はやがていらなくなる」「研究の結果そのものには期待していない」「目覚めた人がものを言う態勢をどうつくるか」「"敵は誰か"を見失ってはいけない」「看護部長にスニーカーとボクシングのグローブを」「看護に自由と遊びを」という11章の構成です。

　「だから,私がいう"生意気なナース"というのは,言葉だけの"厚化粧"を振り払って,本当の意味で患者の側に身を置きながら,成熟した"怒り"と共に働くことができるナースたち。そして,現実にある看護とその実践の姿を,誇張なくリアリスティックに捉えて,課題を見出し,自ら変えていこうとするナースたちのことなのよ」と,松澤和正さんのインタビューに答えています。これらのメッセージは,「自分が亡きあと進むべき方向性を見失うことのないように」という中西先生の思いやりのようにみえます。

　看護に注文の多かった先生ですが,ご自分の最期は看護に委ねて,旅

立たれました。その生きざまと先生の残してくださった道しるべを頼りに，もう少し生きていこうと思います。感謝を込めてお別れの言葉といたします。

＊

　以上は，2015 年 5 月 8 日，横浜聖アンデレ教会での葬送式のあとに「お別れの言葉」として述べたものです。棺の前に立つとこみあげてくるものがあり，何度も言葉が詰まりました。

---

1)『異端の看護教育　中西睦子が語る』は 2015 年 7 月 9 日，医学書院から刊行された。

政策の窓

　平成27(2015)年度日本看護協会通常総会が，6月9日-10日に神戸国際展示場で開催された。2011年に公益社団法人となった日本看護協会の定款では，総会は750人の代議員によって構成されると規定している。ただし，総会には正会員も出席することができる。今回の総会は代議員も含めおよそ3000人が出席したと聞いている。

　私は4年前まで日本看護協会の役員として，5000人くらいのマンモス総会の壇上で議事に参加していた。今年は一般会員として，役員が小さく見える後方席から議事を聞いていた。日本看護協会は69万4000人(2015年3月31日現在)の会員を有する巨大な組織にもかかわらず，社会の認知度は極めて低く，新聞もテレビも無関心であった。残念ながら。

准看護師教育制度をめぐって

　日本看護協会は，地域包括ケアシステムの構築と推進，看護職の労働環境の整備の推進，看護職の役割拡大の推進，少子超高齢社会に対応する人材育成を重点事業としている。

　人材育成では准看護師教育制度の課題が取り上げられ，①養成の一本化に向けた中長期的活動方針の明確化，②准看護師の資質向上に向けた活動，③准看護師養成の停止および看護師養成への転換，が事業計画に盛り込まれ，その他の項目も含めた「看護制度の改善事業」予算に1億円が計上されている。通常総会要綱によると，日本看護協会は2014年度に准看護師教育制度に関する特別委員会を立ち上げ，県協会とも連携してロビー活動を行った結果，2015年度の准看護師養成所の新設はなかったということである。

　准看護師制度については，1996年度の「准看護婦問題調査検討会報告書」において，「21世紀の初頭の早い段階をめどに看護婦養成制度の統合に努める」ということになったが，21世紀ももはや15年がたった。「21世紀初頭の早い段階」のリミットはいつごろなのであろうか。

政策過程における 3 つの流れ，看護体制における 3 つの代替案

　准看護師制度の政策過程について，アクターの影響力関係と政策段階を分析した興味深い研究が出版された（野村陽子著『看護制度と政策』法政大学出版局，2015 年）。

　政策過程の分析にはキングダンの「政策の窓」モデルが用いられ，①政策課題の設定，②政策代替案の形成，③政治，の 3 つの流れが合流したときに制度決定に至る，すなわち「政策の窓が開く」と説明している。

　准看護師制度の事例は，厚労省，日本看護協会，日本医師会が主要なアクターであり，野村は報告書等を丹念に吟味しながら政策過程の検証を行っている。そして，「アクターの多様化，政策企画体制の規模，そして社会への影響を考慮するという観点から，看護制度に限定した政策とするのではなく，大きな枠組みの中で看護政策を進めていくことがポイント」であること，「政策案を熟成させるためには，政策形成過程のステップを丁寧に踏んで，多角的議論によって実現可能性が高い政策案を創ること」，そして「政策案をつくる過程では，モデル事業など現場を巻き込んで政策案を創ること」が重要であると述べている。

　准看護師制度は，資格制度の二重構造という矛盾があり，その解消を図るべきだということは，1963 年の医療制度調査会で指摘されており，制度の矛盾を解消するという意味で政策目標は明確である。これまで選択肢として考えられてきた案は，准看護師制度を廃止する案，異なる制度に変更する案（資格の二層化）の 2 案の他，現在実施されている准看護師からの移行促進案があるとした上で，野村はそれぞれの案について論点整理をしている。

　第一の廃止案は，制度の存続を主張する医師会と対立し，議論は廃止か否かの「二者択一」となり硬直している。また，制度が創られるきっかけとなった看護職不足は解消されておらず，現在も確保策を強化する動きがあること，准看護師制度を廃止した場合，これまで准看護師が行っていた業務を誰が担うのかについて医療関係者の納得できる新たな看護体制を提案する必要があると述べている。

第二の制度変更案は，看護業務を区分して資格制度を二層化するという案であるが，これまであまり議論されていない。この方法は諸外国で採られていることから，准看護師の比率が下がってきているわが国でも検討の余地があるが，看護職を二層化することや業務を分化することを容認するかという議論は残されていると述べている。

　第三の移行促進案は，これまで進めてきた現実的な政策である。実際に通信制の導入などにより，准看護師から看護師になる者が増加し成果は挙がっているが，制度の根本的な矛盾である二重構造は解消されていない。したがって，移行促進案は看護教育の在り方や体系まで議論を深める必要があると述べている。

　また，政策課題をどのような時期に設定すべきかについても言及している。関係者の合意が得られる政策案が見えてきた段階で公的な議論のスケジュールに乗せていくこと，看護職の充足状況をみて量的確保に不安がなくなった時期に准看護師制度の検討を開始するなど，政策課題設定時期の判断が重要であると述べている。

　いずれにしても，「政策の窓を開く」ための作戦が必要である。

文体のレッスン

　このたび，縁あって一般社団法人共同通信社に20回の連載原稿を書くという経験をした。連載のテーマは「看護師(ナース)がいます」とした。

　大まかな構成は保健師助産師看護師法(保助看法)を参照することにした。つまり，第一章総則，第二章免許，第三章試験，第四章業務，第五章罰則という枠組みを決めて，一般の方に看護職のことを知ってもらい，うまく活用していただきたいと考えたのである。

　一回の原稿文字数は11文字×90行(990字)であった。一回目の原稿は2015年2月に書き始め，最終回を書いたのは7月7日であった。共同通信社は地方紙に記事を配信するが，採用するかしないかは各新聞社の選択によるようである。「山梨で読みました」とか「新潟日報に載っていた」とかいう断片的な知らせを聞いていた。

ジャーナリズムの世界で「書く」ということ

　今回の経験は，私にとって文章を書くという営みの中で大きな収穫をもたらした。日頃，専門領域の中で「書く」ことと，ジャーナリズムの世界で「書く」こととの作法の違いがあるということを学んだ。私の原稿は毎回編集担当者に手直しされた。当初は少しぶぜんとしたが，自分の文章がどのように解体されるのかに興味津々となった。

　私は第一回の原稿をこのように書き出した。

　　これから看護師(ナース)のことを書こうと思います。日本ではおよそ147万人(2010年)の看護師が就業しています。この数は前年と比べて，約3.7万人増えています。就業場所として最も多いのは「病院」(62.0%)です。次が「診療所」(21.0%)です。この二つを足すと83%となります。つまり，看護師の大半は医療機関で仕事をしているということになります。けれども看護師はいろいろな所で活躍しているのです。約3万人(2.1%)が「訪問看護ステーション」にいます。さらに「介護老人保健施設」に約4万人(2.8%)，「介護老人福祉施設」に約3.2万人(2.2%)います。「保健所」(0.6%)，「市町村」(0.4%)，「助産所」(0.1%)，「社会福祉施設」(1.4%)，「居宅サービス等」(2.9%)，「工場・事業所」(0.8%)，

> 「学校・研究機関」（1.1％）など，看護師の職場は拡大しています。在宅医療の決め手は訪問看護だといわれ続けていますので，「訪問看護師」をいかに増やすかが真剣に検討されています。

この原稿は手直しされてこのような記事となる。

> これから看護師(ナース)のことを書こうと思います。日本では2010年時点で約147万人の看護師が就業しています。前年に比べて約3万7千人増えています。就業場所で最も多いのは「病院」(62％)，次が「診療所」(21％)です。つまり看護師の約8割は医療機関で仕事をしているということです。活躍の場はそれだけではありません。「訪問看護ステーション」に3万人，「介護老人保健施設」に4万人，「介護老人福祉施設」に3.2万人，そのほか保健所，市町村役場，助産所，社会福祉施設，居宅サービス等，工場・事業所，学校・研究機関など，看護師の職場は拡大しています。在宅医療の決め手は訪問看護だと言われ続けていますので，訪問看護師をいかに増やすかが真剣に検討されています。

「看護」をいかに平易に書くか

第16回は「療養上の世話と診療の補助業務」と題して，保助看法第37条を引用して書いた。それがこのように変身した。

> 看護職を規定する保助看法の第37条は"特定行為の制限"として，看護職がしてはいけない行為を挙げています。一言でいうと，医師や歯科医師がしないと衛生上危害を生ずる恐れのある行為です。例えば，医師や歯科医師の指示なしに診療機械を使う，医薬品を渡すことなどがそれに当たります。とはいうものの，三つの除外規定があります。一つ目は主治医の指示があった場合，二つ目は緊急に手当てをしなければならない場合です。三つ目は助産師に限った規定で，へその緒を切る，かん腸をするなど助産師の業務として当然しなければならない行為です。医師の指示を受けて看護師がする行為は"診療の補助"と呼ばれています。(中略)こうした看護師の業務には"療養上の世話"と"診療の補助"が混在しています。看護師は患者に対して行なう全ての行為を判断しているのです。患者に質問されたら，看護師は"先生に聞いてください"と言わず，自らの判断をもっと述べるとよいと思うのです。

最終回はこのような記事となった。

> (前略)私は看護師を活用することのメリットを強調したいと思います。

> 病気になったとき，まず注目してほしいのは「外来看護師」です。患者は自分の病気を治す「医療チーム」の一員です。その最初の窓口となるのが外来看護師なのです。(中略)外来では，医師は診療室にこもり，外の状況が見えにくくなっているため，看護師が全体の調整機能を担っています。全体をよく見渡すことのできる外来看護師は，体調のよくない患者の診察の順番を早めたり，患者と医師との相性を考えて担当医師を決めたりと，専門家としての判断をしているのです。私は皆さんに，外来で待つ間，看護師と話す機会をつくることをお勧めします。その際，看護師の名前を呼ぶようにしましょう。名前で呼ばれる方が，心理的距離は近くなります。医師は名前を覚えてもらえるのに，看護師は名前で呼ばれることが少ないのは残念です。(後略)

　新聞の読者を対象にした，「看護」をまるごと紹介しようという野心的な表向きの目的とともに，私にとっては「文体」のレッスンという得難い経験となった5か月間であった。

トピック・センテンス

　看護管理者のための現任教育である認定看護管理者制度ファーストレベルプログラムを，学生の夏休みの期間に開講することが本学の教育センター事業として定着している。その3日目に，私が担当する「記述力をつける ── 仕事の文書作成の基本」というクラスがある。毎回新たな気付きをもたらしてくれる，楽しみな一コマである。

「仕事の文書作成」の9原則

　このクラスはチーム基盤型学習(Team-Based Learning；TBL)の考え方を採用している。TBLでは学習者個人が自分自身とグループに対して学習の責任を強く意識することで，単なる人の集合である「グループ」から，同じ目標に向かって共に学ぶ「チーム」へと変貌していくとされる。したがってTBLでは，知識の獲得や概念構造の認識ばかりではなく，問題解決スキルやチームでのコミュニケーションスキル，リーダーシップスキルを身につけることが期待される。

　このために教員は，学習者が教科へ参加することを促すと同時に，チームへ参加できるように働き掛けて双方の相乗効果が上がるように授業をデザインする必要がある。TBL学習活動のプロセスは，①予習(個人活動)，②個人テスト(Individual Readiness Assurance Test；IRAT)，③グループテスト(Group Readiness Assurance Test；GRAT)，④チームからのアピール，⑤教員からのフィードバック，⑥応用重視の学習活動で構成される。

　「記述力をつける ── 仕事の文書作成の基本」のクラスは，授業前の予習として「看護師のための文章ノート」を読んでくることを課した。この資料は以前に私が「医療の質・安全学会誌」に連載(4巻1号-5巻3号，全7回)したものである。看護師が書くリポートは冗長であるとか，難解な言葉を使うのでわかりにくいとかいう外部者の批判に応えて執筆した経緯がある。「看護師のための文章ノート」は，『理科系の作文技術』(木下是雄著，中公新書，1981年)を下敷きにしている。クラスでは，IRAT，GRATの作業を経て，以下を文章の基本原則として採用した。

1) 作文技術の基本は，「文は短く」ということである。1文は平均50字が目標である。
2) トピック・センテンスは段落の最初に書くのが原則である。
3) 内容がどんなに優れていても，文章がちゃんと書けていないと他人に読んでもらえない。
4) 一つの文だけから成る段落は，原則として書くべきではない。
5) 段落の標準的な長さは200字ないし300字が目安である。
6) 「事実」と「意見」の区別を明確にして記述する必要がある。
7) 文献の引用をそのまま記述する場合は「事実」の記述である。
8) 意見の記述は，「私は○○と考える」という形で書くのが基本である。
9) 発表の後の受け答えでは，判で押したように「ご質問ありがとうございます」と言う必要はない。

「その段落で何について言おうとするのか」を最初に書く

　そして，各人が受講申し込み時に書いたA4・1枚のレポート「私がファーストレベル講習を受講する理由」をおもむろに取り出し，以下の作業をしてもらった。
　①文の数，②1文の文字数，③段落の数，④ひとつの段落に含まれる文の数，⑤ひとつの段落に含まれる文字数に関して，各人が自分の書いたレポートと向き合った産物をチームメンバーに披露し，各チームの平均数を算出して発表する。その結果，A4・1枚に含まれている文の数は平均17文で，1文は59字であった。段落数は4つであり，ひとつの段落には平均4文が含まれ，文字数は355字であった。検証結果は原則から大きく乖離していなかった。めでたしめでたしである。
　次は，各人のレポートの段落ごとのトピック・センテンスにマーカーをつけてもらった。段落とは，内容的に連結したいくつかの文の集まりで，全体として，あるひとつのトピック(小主題)について，あるひとつのこと(考え)を記述するものであり，「その段落で何について言おうとするのかを概論的に述べた文をトピック・センテンスという」と木下は解説している。段落のなかでトピック・センテンスの内容について具体的な詳細を述べる部分が展開部である。展開部では文を並べる順序やつ

なぎの言葉をよく考えて組み立てなければならない。各人のレポートを見ると，マーカーがつけられたトピック・センテンスの位置が段落の最初にあるものは少なく，段落の最後にきているものもあった。さらに，そのトピック・センテンスをもとに当該段落で言わんとしていることを命名すること，事実と意見を識別するという作業は受講生の頭を抱え込ませることになった。

　全体討議では，次のような価値ある発言があった。「トピック・センテンスが段落の中でみつからないときはどうするのか」。反対に，「トピック・センテンスがひとつの段落に2つある場合はどうしたらよいか」という質問である。私は，「前者の場合は段落とせずに他の段落に吸収合併したらよい」「後者の場合は新たに段落を設けたらよい」と答えた。段落の書き出しは一文字下げることも忘れないように，と。「これまで"まとめ"は段落の最後に書くものだと思っていた」という気付きや，「初めて文章の書き方がふに落ちた」という感想も聞かれた。にぎやかで真剣な，ある日の午後であった。

　私は，トピック・センテンスを冒頭に置くというカタチは，われわれの日頃の発想の転換を促し，発言のカタチも変えるものと確信している。

2015年9月2日の体験

　それはいつのことだったか，どんなドラマだったか覚えていないのですが，舞台となった「おわら風の盆」のほの暗さと妖しさが心に残っていました。その地にいつか訪れてみたいと思っていました。それが今年，かなえられたのです。

　きっかけは偶然でした。日本看護協会通常総会の会場でたまたま腰掛けた最後列の座席の隣にいた友人が，数年前から私の思いを実現させようとしてくれていたその人だったのです。「今年は行けますか」との誘いに，手帳を開いた私は，予定していた仕事をずらして9月2日に行けるようにすると約束し，数日後，「調整できました」と彼女にメールしたのです。

優雅に踊り，哀愁を奏でる

　おわら風の盆は，北陸新幹線の富山駅で下車しJR高山本線で25分のところにある越中八尾で，毎年9月1日から3日までの3日間繰り広げられる祭りです。飛騨の山々から越中側へ延びる8つの山の尾根を意味する八尾は，富山平野の南西部，飛騨山脈の麓，岐阜県との県境に位置する街道筋に発展した小さな町です。かつては富山藩の御納戸所(財政蔵)として，街道の交易の拠点として繁栄していました(おわら風の盆行事運営委員会公式ガイドブック，2015年)。

　「おわら」という言葉にはいくつかの説があるそうです。江戸時代には地元八尾の遊芸の達人たちが七五調の唄に「おわらひ(大笑い)」ということばを差し挟んで町内を練り回ったのがいつしか「おわら」となったというものや，豊年祈願からの「大藁(おおわら)説」，八尾近隣の小原村の娘が唄い始めたという「小原村説」などがあります(「おはら」がいつ「おわら」になったのかもはっきりしていません)。「おわら」を囃子詞に入れる民謡は全国各地にありますが，中でも越中八尾の「おわら節」は全国的に知られているそうです。

　「風の盆」の由来も紹介しましょう。二百十日の前後は台風到来の時節。山脈から麓に吹き下ろす秋風が稲に害を及ぼすため，収穫前の稲が

風害に遭わないよう，唄や踊りで風の神様を鎮める豊作祈願が行われるのだそうです。その祭りが「風の盆」となりました。地元で休みのことを「ぼん（盆日）」という背景もあるようです。

　「キタサノサドッコイショノショ，唄われよ，わしゃ囃す」とおもむろにおわら節が始まります。おわらの踊りは編笠で顔を隠して踊ります。これは手や腰の動きの美しさに視線を向かわせ踊りを優雅で情趣の深いものにみせるためと言われています。男踊りは編笠に法被姿で，素朴で直線的力強さがあり，男の色香が漂います。女踊りは日舞の艶めきがあり優美で情感を秘めた表現が特徴とされます。これは新踊りというのだと私の友人が教えてくれました。このほか，豊年踊り（旧踊り）があり老若男女を問わず踊ることができます。

　おわら風の盆で私が印象深かったのは，哀愁を帯びた音曲でした。唄と楽器を奏でるのが「地方（じかた）」です。地方は，唄，囃子，三味線，太鼓，胡弓で編成されます。唄の調べは遠くかなたに放とうとするかのような甲高い声で唄い出します。囃子方が，「唄われよ，わしゃ囃す」と促します。

祭りと地域包括ケアシステム

　私が今回の"現地訪問"でわかったことはおわら風の盆の組み立てです。おわら風の盆は，町流し，舞台踊り，輪踊りの3つで構成されます。町流しとは，11の町筋で地方の演奏に合わせて踊り流すものです。決してスピーカーや録音テープを使わないのが魅力です。東新町，西新町，諏訪町，上新町，鏡町，東町，西町，今町，下新町，天満町，福島の町でぼんぼりに照らされた町流しをみるためにハシゴするのが楽しみです。中でも諏訪町には「日本の道100選」に選ばれた諏訪町本通りがあり，無電柱化，石畳化の工事が行われ家構えを町並みに合わせ，道の両脇を流れる用水の水音が最高の舞台を演出しています。

　私と友人の2人は，夕方7時頃から中学校のグラウンドに設置された「演舞場」で舞台踊りを観た後，いくつかの町流しを見学しました。夜中の12時をまわった頃，屋台のラーメンを，いくらかの罪悪感を持ちつつ食して帰りました。小学生から町の長老まで集まるおわら風の盆は，地域包括ケアの求心力になっていると思いました（県知事もみえて

いたと聞きました）。地域包括ケアシステムの構成要素に「祭り」を加えたらよいと思ったのです。

*

　これで，おわら風の盆紀行は終わりなのですが，北陸新幹線の車中で目撃したことを書き添えます。20歳代とおぼしき男性3人が乗車してきました。向かい合わせになっていた座席を回転させようとしたのですが，前の席に座っている人が背を倒していたので回転できないでいました。「すみません，椅子の背もたれを戻してください」と言えないのです。それを見かねた世話やきの中年男性が代わりに言ってくれたので，座席は回転できました。その2列先の指定席にやって来た若い女性は，自分の席に座っていた客に，「ここは私の席ですが」を言えません（と私にはみえました）。どうするのかなと思って見ていると，近くにいた車掌を呼んで，その"交渉"をしてもらい，無事に着席したのです。現代の若者は生のコミュニケーションが退化したのかと心配になりました。

人が患者になるとき，患者が人になるとき

　今回は急性心筋梗塞を発症した吉山さん（60歳代男性，仮名）の物語（ナラティブ）を書こうと思います（情報提供者は彼の妻です。妻はナースです）。

〈入院当日〉
　吉山さんは9月29日昼過ぎ，テニス中に胸が苦しくなりました。いつもなら少し休むと治まるのにだんだんひどくなってきたので，「具合が悪い人がいると仲間がしらけちゃう」と思い，「お先に失礼します」と言って帰りました。家に帰る途中に消防署がありました。そこまで来るともう胸が痛くて苦しくて動けなくなったので，助けを求めました。
　15時半頃，医師から吉山さんの妻に電話がありました。救急車で救急外来に運ばれた夫の様子を聞かされました。痛みが増強しているので緊急に心臓血管の検査が必要であり，その際に処置も必要であるが承諾してもらえるか，という内容でした。妻は承諾しましたが，内心，本人の承諾だけでは駄目なのかと冷静でした。電話に出た夫は，興奮して叫ぶように「今まで……ありがとう。……さようなら」と言いました。これで妻は，ナースから家族に引き戻されたのです。
　17時近くに妻は病院に到着しました。処置が済みICUに入室していた吉山さんは，意識は清明で興奮気味でした。酸素吸入をしており左上肢には動脈ラインが入り，右上肢では酸素飽和度をモニターされていました。喉が渇いたので水を飲んでもよいかと看護師に尋ねると，「医師に確認しなければ許可できません」と言われ一時間も待ちました。再度，看護師に尋ねると，「口を湿らしましょう」ということになりました。マウスケアセットを持参した看護師は，吉山さんが自分でやろうとするのを制止しました。排尿のときもそうでした。吉山さんは結局，「されるがまま」状態に置かれたのです。吉山さんは「やってもらっていると，だんだん受け身になっていく」と妻に漏らしました。

医師からの病状の説明があったのですが，妻と息子だけ呼ばれました。吉山さんに説明されたのはそれからしばらく後の一般病棟に移ってからでした。
　入院当日にはもうひとつエピソードがあります。看護師が用紙を持ってきて妻にサインを求めました。それは「身体拘束」を承知してほしいというものでした。妻はサインを拒んだのですが，息子は事を荒立てまいとしてサインをしました。

〈入院3日目〉
　ICUのスタッフから妻に電話があり，一般病棟に移るが個室しかないのでそれでよいかというものでした。本人が承諾しているならいいじゃないか，と妻は思いました。

〈入院4日目〉
　吉山さんは自分の病状がどうなのかを看護師に尋ねました。男性看護師が，「少し心筋梗塞を起こしていました」と答えました。他の看護師にも尋ねましたが，看護師たちは一様に体温と脈と血圧を測り，尿量と排便の有無，痛みの程度を聞いてベッドサイドを離れようとします。吉山さんは「看護師のからだの向きが出口に向いている」と妻に語りました。彼女たちの回答も漠然としていてわかりません。

〈入院5日目〉
　吉山さんは右足の痛みで深夜2時に目が覚めました。痛みで朝まで眠れなかったのですが，痛み止めをもらえたのが9時でした。吉山さんは，痛みを我慢することの無意味さを妻に諭されました。妻は畳み掛けるように，「鎮痛剤の効果が持続する時間を自分で測って，その効果が減じる前に内服したいと看護師に伝えること。自分のことは自分で管理して，必要なモノは必要と言わないと駄目。やってもらえると思っていても駄目よ」と言いました。
　この日，吉山さんは妻から『ハーバード大学テキスト──心臓病の病態生理　第3版』（MEDSi）など4冊を渡されました。

〈入院7日目〉
　吉山さんは渡された本を読破しました。そしてこんな感想を妻に話しています。「ハーバードの本は本当にいい本だ。難しいけどよくわかる。俺は仕組みがわからないと納得しないから」「本を開いていたら，看護

師も医師も驚いていたよ」「粥状病変と血栓の関係がわからなかったんだ。先生に聞いたら驚いていたけど，丁寧に教えてくれた。血管の壁の変化なんだね。ほかの血管にも起こってるんだ……」「薬剤師に薬のことを尋ねた。βブロッカーを飲んでいるのかと思ったら，俺はそうじゃなかったんだ。丁寧に説明してくれた。驚いていたよ」「回診のとき，"吉山さんは本当に勉強しているんですよ"と2回も言ってくれた」「自分のことは自分でわかって管理しなくちゃ駄目なんだって，母ちゃんに言われたからと話したら，目を丸くしていたよ」。

〈入院8日目〉

　吉山さんは大部屋に移り，医師や看護師が患者に接する様子を見て"怒りモード"になりました。「今日，入院計画書を持ってきた。バーバーバーと読み上げてサインをくださいと言う。俺はハーバードの本を読んでいたから，一つひとつ確認して質問したけど」「同室の斉藤さん（仮名，80歳代）は明日ペースメーカーの埋め込みらしい。看護師が"何かわからないことはありますか"と聞いた。"わからないから，聞くことがわかんねえよ。前もお任せだったからよ，アハハ。不安でしょうがねえよ"と答えていた。不安でしょうがないと言ったのに，看護師はそのままにしていった」。吉山さんはそう妻に報告しました。

〈入院9日目〉

　吉山さんは医師から説明をしてもらい，「自分のどこが悪いのかがわかって楽になった」ようでした。斉藤さんの手術日でした。「あなたのからだのことだから，と呼ばれた斉藤さんはうれしそうだった」と妻に報告しました。

＊

　吉山さんは入院中に多くのことを学習し，15日目に退院しました。日常人が自己コントロールや意思決定能力を剥奪されて「患者」となり，再び知識と承認を得て自律していく2週間でした。看護師はもう少し人間のセルフケア能力を信じてもよいのではないかと私は思いました。

現代のチーミング

　枯れ葉が舞う初冬の 11 月 22-23 日，第 10 回医療の質・安全学会学術集会(会長＝九州大学大学院・鮎澤純子氏)が幕張メッセを会場として開催された。参加者は年々増加し，今年は約 2706 人(事務局集計)であった。その多くは，医療機関の医療安全管理者である。

　私はこの学会で恒例となった教育セミナー(ランチョンセミナー)の座長を毎年引き受けている。演者は相馬孝博先生(千葉大学医学部附属病院)，共催は第一三共株式会社で坂田博さんがこのセミナーの担当であり，われわれは「一座」と呼んでいる。この一座は年に 1 回の企画に全精力をかけている(!?)。

「流動的な」チームが有効に機能するためには

　今年のテーマは，「Teaming ── チームが有効に機能するために」ということにした。一座では"チーミング"を"チャーミング"と早合点して参加する人もいるのではないかと懸念したが，そんなことはなかった。第 2 会場は立ち見もあった(しかし，前方の席は空いていた)。

　演者が PR 用に作成した次の短い文章に，本セミナーの概要が見事に示されている。「チーム医療という言葉は既に一般化し，多職種協働によるチームはどの医療組織においてもそれなりの活動を行っている。また WHO 患者安全カリキュラムガイド多職種版 2011 では，チームの一員として働くことについて，トピック中の 1 章を当てて解説している。しかし，目的によって集合し解散する流動的なチームが機能するためには，どのような組織運営が必要なのかについての考察はまだ少ない」(「目的によって集合し解散する流動的なチーム」が現実のチームであり，「チーム」という固定した集団で仕事をしていないことに気付かされる)。

　セミナーの概要を示す文章には，さらに続けてこう記されている。「エドモンドソン(2012)は，いかに組織として学んでいくか，成長していくかを『Teaming』という用語を通して解説した。成功している Teaming では，①率直に意見を言う(個人間で誠実な会話をする)，②

協働する，③試みる(不確実性を受け入れる)，④省察する(結果についてデブリーフィングする)という4つの特別な行動があるという。またTeamingを有効に機能させるためには，チーム内の対立を緩和し協調的な取り組みに向かわせるリーダーシップが焦点となる。そのためには，①学習するための骨組みをつくる，②心理的に安全な場をつくる(失敗を受け入れられる組織風土)，③失敗から学ぶ，④職業的・文化的な境界をつなぐ，という4つのリーダーシップ行動が非常に重要となる(後略)」。

心理的に安全な場をつくる

　『チームが機能するとはどういうことか』(エイミー・C・エドモンドソン著，野津智子訳，英治出版，2014年)の第4章に「心理的に安全な場をつくる」がある。冒頭には2003年2月のスペースシャトル「コロンビア号」の悲劇が語られる。エンジニアのロドニー・ローシャが「シャトルの外部燃料タンクからはがれ落ちて左翼を直撃したと思われる断熱材の破片の大きさと位置について」抱いた深い懸念を述べる機会が失われてから8日後，コロンビア号は大気圏に再突入する際に燃え上がり，7人の宇宙飛行士が命を落とした。後日，なぜシャトルの安全性について懸念を述べなかったのか尋ねられたローシャは，次のように答えた。「そんなことはできませんでした。私がいるのはピラミッドのずっと下のほう……，そして彼女(ミッション・マネジメント・チーム・リーダーのリンダ・ハム)ははるか上の人ですから」。

　著者は病院の例も挙げている。「ある看護師が，入院患者に投与する薬の量が多いのではと一瞬思ったのに，すぐにその思いを追い払ってしまったとする。医者に電話しようという考えが脳裏をよぎるが，医者はすでに家でぐっすり眠っているころであり，看護師は前回電話したときに医者に言われた非難がましい言葉を思い出す。こうして，懸念を口に出す機会であるわずかな時間の中で，看護師の脳は医者の非難をことさら大げさにとらえ，患者に害をもたらす可能性をひどく軽んじてしまうことになる」のである。

　そして，職場で直面する4つのイメージリスクによる不安が，積極的に意見を言うかどうかを左右すると指摘する。それらは，①無知だと思

われる不安，②無能だと思われる不安，③ネガティブだと思われる不安，④邪魔をする人だと思われる不安，である。

　さらに，組織における心理的安全を高めるためのリーダーの行動が紹介される。①直接話のできる，親しみやすい人になる，②現在持っている知識の限界を認める，③自分もよく間違うことを積極的に示す，④参加を促す，⑤失敗は学習する機会であることを強調する，⑥具体的な言葉を使う，⑦(望ましいことについて)境界を設ける，⑧境界を超えたことについてメンバーに責任を負わせる。「心理的安全は生ぬるい基準や自由放任によって生み出されるものではなく，どんな職場にも困難と制約があり，進歩のためにはそれらについて率直に話す必要があると正しく認識することによって生み出される」という主張は重要である。つまり，チーミングという活動は，「リスクを負う，失敗と向き合う，境界を超える活動であり，今日のような複雑で絶えず変化する環境においては，かつてないほどリーダーシップが必要になっている」のである。

　「受容」と「共感」をモットーとする看護チーミングが，「発言」と「行動」のチーミングに変容する必要があることを本書は伝えている。

顧客の期待と失望

片思いと心変わりの真相

　2015年の年の瀬，その場にいた数人の仲間が口々に言い始めた。

「毎年，買っていたカレンダーが今年は買えなかった。品ぞろえが少なくなったのよ」

「そうそう，カレンダーフェアが地下の階に閉じ込められて活気がなくなったわ」

「この間，久しぶりに立ち寄って商品について店員に尋ねたら，すごく時間がかかって，しかも答えが的外れだったのよ」

「普通のファイルボックスを買おうとしたら，在庫がなくて"注文"になるというのよ」

「あのお店は特別に買いたいものがなくても，近くへ行くと入りたくなる魅力があったのに，今はそれがなくなった」

「遠くからわざわざタクシーで手帳を買い求めに来ていた人もいたのよ」

「以前のお店は上の階でゆっくり座ってコーヒーが飲めたのに，新しくなったお店は1階で飲み物が買えるけど椅子がないので立って飲まなくてはいけない。イヤだね」

「上の階に行くのになかなかエレベーターが来ない。不便なの」

　そしてとうとうこうなった。

「結局，私たちのように昔から通っていた者たちの片思いだったのね」

「庶民を見捨てたね」

「コアな客を見捨てていいのかしら」

＊

　ターゲットになったのは東京銀座にある老舗文房具店，伊東屋である。ウェブサイトをみると，伊東屋は1904(明治37)年創業，「いつの時代でも，"一歩先の新しい価値"をお伝えする，文房具の専門店です。(中略)伊東屋は，クリエイティブな時を，より美しく，心地よくする文

房具をご提案いたします。モノだけではありません，楽しさ・新しさ・美しさ……そういった感覚を，その時代時代の価値観の中で，表現して参ります」とある。1987 年から"レッドクリップ"をコーポレートシンボルとして，看板やオリジナル商品にも取り入れて，文房具好きの者にはおなじみの店である。

　111 年の歴史を持つ伊東屋は 2015 年 6 月にリニューアルされた。先ほどの仲間によると，「工事中は不便だったけれど，きっとすてきなお店ができると思って待っていた」のである。

　ウェブサイトではさらに続けて，「銀座・伊東屋は，"モノを買う店舗"から様々な体験のできる"過ごせる店舗"へと生まれ変わりました」と言う。「全てのクリエイティブな時をサポートするレッドクリップの G. Itoya」と，「大人の隠れ家をテーマに 2012 年 10 月にオープンした K. Itoya」がある。後者では万年筆・画材・地球儀などを扱っている（しかし伊東屋 Love の仲間は，この店の存在を知らなかった）。つまり伊東屋は価値の転換を図ったのだと，ここまで書いて私は気付いた。しかし，"過ごせる店舗"への転換は十分に成功しているとは思えない。そもそも顧客は伊東屋に優れた文房具を求めに行くのであって，そこで"過ごそう"とは思っていない。

期待と知覚とのミスマッチ

　なぜこのようなギャップが起きるのか。そこで，手元にあるサービス研究書の「期待と知覚の間のミスマッチ」の項を開いてみた（近藤隆雄著『サービス・イノベーションの理論と方法』139-141 頁，生産性出版，2012 年.）。それによると，「サービスについての顧客の期待や事後の知覚を理解することは，顧客の求めるサービス商品の内容を適切に決定し，望ましいサービス品質を計画し，サービスを適切なコストで生産するために不可欠な情報である」のだが，「期待とサービス生産」（ギャップ 1），「サービス生産と知覚」（ギャップ 2）にはミスマッチが生じて悪い影響を与える可能性があるという（われわれのように不満を口にするやからが出没する）。

　ギャップ 1 はいくつかの理由で起きる。まずサービスが適切にデザインされていない。これは顧客の期待を管理者が正確に把握していないか

らである。また，適切なサービス生産に必要な資源が十分に得られていない。あるいは顧客が不適切な期待を抱いているからかもしれない(つまり，われわれの伊東屋に対する期待が不適切なのか，そうは思えない)。ギャップ2は，不適切なサービス生産か，顧客の不適切な知覚から生じることになる。不適切なサービス生産は，資源が十分でなかったり，従業員のモチベーションが低すぎたりすることから起きる。顧客の不適切な知覚は，不適切なマーケティング活動で顧客が高すぎる期待を抱いたり，顧客がその人独自の不合理な方法で評価することの結果であるかもしれない(われわれは少しそんなところがあるのかもしれない)。さらに，顧客は自分自身の経験のフィルターを通して判断するために，自分が関心を持つことを優先して観察したり，自分の信念や偏見から情報を集めたりする(確かにわれわれは「カレンダーフェア」にこだわっている)。しかし，「サービス組織では，『顧客が知覚したものが真実である』という原則があることも忘れてはならない」と指摘する。この記述を見つけて，われわれの知覚の正統性を確信し留飲を下げたのである。

看護教育のカリキュラム改革

　2016年の年明けは「タナー先生と看護教育を考える1週間」（通称：Tanner's week）で始まった。聖路加国際大学大学院では，「フューチャー・ナースファカルティ育成プログラム（FNFP）」を，文部科学省「看護系大学教員養成機能強化事業」（2013-2015年）の一環として実施しており，タナー先生（米国オレゴン健康科学大学名誉教授）はその評価会への出席のため来日されたのである。

「質の隔たり」を埋めるための統合教育

　タナー先生の刺激的なレクチャーの中で私がコーフンしたのは，オレゴン看護教育コンソーシアム（Oregon Consortium for Nursing Education；OCNE）の活動である。OCNEでは現在9つのコミュニティカレッジと6つの看護大学（オンラインを含む）が，学士号取得のための，コンピテンシーを基盤としたカリキュラムを開発し運営している。「このカリキュラムは，40人の教員が2年間にわたる討議を，しかもひと月に2回も重ねて開発した」とタナー先生は語った。

　OCNEのモデルカリキュラムは，固有のカリキュラムを開発するためにコミュニティカレッジと大学の教員が共通の枠組みとして用いることができること，ヘルスケアニーズに基づいており，新たなケア提供モデルに合致した看護実践として広く受け入れられること，教授学習におけるベストプラクティスを取り入れていることが特徴とされる。

　カリキュラム改革の根拠をタナー先生は次のように解説している[1]。

　「ここ20年，新たな種類の看護師を求める声があふれており，看護実践環境の大きな変化によってあおりたてられている。病院における患者ケアは煩雑であり，重症度がおびただしく高まっている。在院期間は短くなり，早期に家庭や地域に移行するため，そうした場での回復期ケアが必要になっている。新しい技術が導入され，情報や知識が急激に増加している。質の隔たり（quality chasm）を示す明確な証拠があり，患者安全における看護の重要性が認識されるようになった。そして，質の隔たりおよび患者安全の目標，高齢者ケア，臨床における予防および集団

を基盤としたケアなどに関する新たなコンピテンシーが公表され，資格認定に組み込まれた」。

さらに，「基礎教育においては老年学に関する講義や実習が増える一方で，それらはいまだ不十分であり，専門とする教員が不足しており効果的な教育がなされていない。ほとんどのカリキュラムは伝統的な看護の専門領域（母性，小児，内科－外科など）によって構成され，臨床実習の大部分は急性期病棟が占めて」おり，このような教育は効果的でないと述べている。そして，「この10年のカリキュラム改正はコンテンツを追加しているだけの加算的なものであり，変化する力を与えるようなもの（transformative）になっていない」と批判している。

学生は基盤となる事実がわからないうちは，考えたり分析したり統合したり判断を下すことができない。教育課程で教わる約120のヘルスアセスメント技術のうち，臨床現場でルーティンで用いられているものは，4分の1から3分の1に過ぎないなどの先行研究がある。「統合教育」によって，教える知識や技術を削減し，特殊な状況に関連する場合のみ追加すること，また臨床判断の文脈の中でこれらを教えることを提言している。

こうした仮説に基づいて開発されたOCNEプログラムは，コンピテンシーに基づくカリキュラムへと変わり，教員の役割は「コンテンツの提供者」から，「学生を有能な実践者に導く学習活動の開発者」に変わった。OCNEプログラムのリーダーである教員は，意図的に教育内容を削減し，事例やシミュレーションを有効活用することで，ベストプラクティスを引き出すなど，劇的な変化を遂げたのである。

学生を「有能な実践者」に導く10のコンピテンシー

では，OCNEのウェブサイト[2]で学生に示している10のコンピテンシーをみてみよう（訳は筆者）。10のコンピテンシーにはそれぞれ理解しなければならない内容があり，合計38項目が示されている。

1) Shared core values（中核となる価値の共有）
2) Insight through reflection, self-care（内省による洞察とセルフケア）
3) Intentional learning（意図した学習）
4) Leadership in nursing and health care（看護と医療におけるリーダー

シップ)
5) Collaboration as part of health care team(医療チームの一員としての協働)
6) Practice within the health care system(医療システムの中での実践)
7) Relationship-centered care(関係性中心のケア)
8) Effective communication(効果的なコミュニケーション)
9) Sound clinical judgements(確かな臨床判断)
10) Use of best available evidence(最適なエビデンスの活用)

　OCNEのカリキュラム改革に着目して，わが国では平成22年度先導的大学改革推進委託事業「看護系大学におけるモデル・コア・カリキュラム導入に関する調査研究」(代表者＝高知県立大学・野嶋佐由美氏)が実施されている。

　日本の看護教育におけるカリキュラム改革の機は熟している。つまり，学生に「何を教えるか」は，看護の現場で「何が起こっているか」を把握し，「起こっていることに対処するには何が必要か」を特定してカリキュラムの枠組みとする作業工程が求められる。これからの看護教育のカリキュラム構築は，実践現場と教育現場との往来が必然となる。そうしないと，カリキュラム改革は不発に終わるであろう。

---

1) Tanner C.A. Transforming prelicensure nursing education: preparing the new nurse to meet emerging health care needs. Nurs Educ Perspect. 2010; 31(6): 347-53.
2) Curriculum Basics. OCNE.

患者に寄り添わない会話

『大学教授がガンになってわかったこと』(山口仲美著, 幻冬舎新書, 2014年)という本に登場するコウベエ先生と患者(著者)との診察室での会話が衝撃的でしたので紹介しようと思います。

著者の山口教授は, 大腸がんと膵臓がんの手術を受けました。大腸がんは早期発見で腹腔鏡下手術でした。4年後に膵臓がんを発症しコウベエ先生が執刀医および術後の主治医となりました(著者は担当した医師の特徴をとらえ, 次々とニックネームをつけて表現しています。このやり方は匿名性を担保しつつ人物をイメージさせるうまいやり方だと思いました。「コウベエ先生」は, 小言幸兵衛(こごとこうべえ)さんのようにお小言好きの医師であることが術後に判明したので命名されました)。

コウベエ先生チームの手術は名人芸と言えるくらいに卓越したものだったということです。ところが,「コウベエ先生の患者への説明の言葉は, 患者の生きる力を奪いかねない危ういものでした」というのです。

山口教授はコウベエ先生との診察室での様子を回数ごとに書いています(医師と患者だけの密室となる診察室でのやりとりを患者が記述した報告は貴重です)。

1回目の診察(膵臓がんの手術をして退院してから2週間目)

予約時間を3時間も過ぎて番が回ってきて, 診察室に入ると, かっぷくの良いコウベエ先生が聞きました。

「何か変わったことはありますか?」

「別にありません」

コウベエ先生は, 血液検査の結果を見ながら言います。

「ほら, 腫瘍マーカーの数値が下がっているでしょう?」

山口教授は, 術前の検査結果からあまり下がっていなかったためがっかりしました。がん細胞が膵臓の組織にまだ残っていて, 再発するのではないかと考えたのです。そこで, リンパ球数が高ければ再発に打ち勝

つ免疫力があるのではないかと考えて聞きました。

「先生，リンパ球の数が知りたいのですが……」

コウベエ先生は山口教授の質問を瞬時に却下します。

「そんな数値，何の役にも立たん。数値なんておおよそ何の役にも立たないもんだ」

「そうですか」（心の中での反論。たった今，先生は腫瘍マーカーの数値が下がったと言っていたではないか）

「薬は出しておきますから，飲んでください」

「ああ，抗がん剤治療の薬ですか？　副作用が怖いですね」

「副作用を気にするなんて，不幸なことだ。そんなことを気にしていたら，最良の治療が受けられないよ」

「そう言って，先生は上から目線で私を哀れんだ」と山口教授は書いています。このとき副作用の怖さを訴えたのは，副作用が起きたら対処するから安心して抗がん剤治療をするように言ってほしかったからです。

2回目の診察（抗がん剤を2週間服用し，1週間の休薬期間が終わった直後）

山口教授は検査結果を見せられたのですが，腫瘍マーカーの欄がどこにあるかわからずコウベエ先生に尋ねると，即座に「数値などあてになりません」と言うのです。

「あなたは思い込みが激しすぎる」

「私，思い込みが激しいですかねぇ？」

「すごいもんですよ！」

「先生と同じくらい？　あら，ゴメンナサイ。先生とお話ししていると楽しいんで，つい冗談を言いました！」

山口教授は，ソフトに言い返すことで，コウベエ先生となんとか意思疎通できる回路を模索したのです。

3回目の診察（2回目の抗がん剤治療が終わった直後）

「風邪をひいたみたいなんですけど……」

「どうしてそうやって自分で判断するんだ！　抗がん剤の副作用かもしれないだろう！」

「ああ，そういうこともありますね。長年の経験から風邪の初期症状

に似てるなあと思ったものですから。では，少々喉が痛くて頭が痛いのですが……」

　山口教授は，CT検査で使う造影剤にアレルギーがあることを告げ，次回はMRI検査にしてほしいと相談メモを見ながら伝えます。すると，コウベエ先生の怒りどころにスイッチが入ったらしく鋭い声で言いました。

　「人の専門分野に頭を突っ込むな。あなただってあなたの専門分野にシロウトから口を出されたら嫌だろう？　治療方針は専門家の医者が決めるんだから，黙って従っていればいいんだ。あんたみたいな人がなまかじりの知識で，がんを再発させるんだ。私が言うことをハイハイと素直に聞いている人はみんな治っている」

4回目の診察(CT検査が9時30分に終わり，11時40分の超音波検査まで朝食抜きの空腹に耐えて待つという「悲惨な」検査予定だった)
　「別に異常はないようですね」
　「あのう，血液検査の結果で，CEAの数値が基準値を超えているんですけど……」
　「それは関係ない数値でしょう」
　「私，大腸がんをやっているんで，CEAの数値は関係あるんですけど」
　「それは，大腸がんの先生に聞いてください」

＊

　山口教授は，コウベエ先生の診察を今回で最後にすることに決め，次回の診察予約日もおとなしく聞いて診察室を去ったのです。そして，「家に帰ると，病院のストレスが一気に出て，暴力的な気分に襲われ，それから気持ちが落ち込んで，しくしくと泣いてしまった。なぜか，悲しい気持ちが泉のようにこみ上げてくる」と書いています。

　私も胸にこみ上げてくるものを禁じ得ませんでした。私はすっかり山口教授の体験の世界に入り込んでしまい，つらかったのです。

入院時のチェック

　ある研究会で説明された資料をみて，私は内心がくぜんとした。新人看護師の「私たちは業務はしているがケアをしていない」という嘆きが"なるほどこのことか"と思ったからである。

延々と続く「入院時のルーティンと記録」

　現代の病棟はチェックリスト満載である。急性期病院(400床以上)のある病棟をみてみよう。患者が入院してきたらルーティンとしてやらなければならない看護師の業務である。
1) 入院時の初期情報を収集する。チェックリストに従って以下の項目を患者に尋ねる。ヘルスプロモーション／栄養／排泄／活動・休息／知覚・認知／自己知覚／役割関係／セクシャリティ／コーピング・ストレス耐性／生活原理／安全・防御／安楽／成長・発達。
2) 家族情報を収集する。連絡先とエコマップを確認する。
3) 次に持参薬を確認する。お薬手帳はありますか，服用している薬は何ですか。そして持参した薬を預かり，当日服用する薬を準備する。一連の作業は薬剤部と協働するが，時間がかかる。
4) そして「アセスメント」が始まる。まず「転倒・転落アセスメント」である。チェックリストに沿って，転倒危険度をIからIIIに分類し，看護計画に書き入れ対応策を実施する。「スリッパではなく，底がすべらない靴を履きましょう」などと。
5) もうひとつの「アセスメント」がある。「褥瘡発生リスクアセスメント」である。褥瘡を発生させる危険性(リスク度)を見積もり，看護計画に反映させる。褥瘡のリスクがあれば，褥瘡ケアチームに連絡し情報を共有する。これは「褥瘡ハイリスク患者ケア加算」の算定要件である。診療報酬を得るためにやっておかなければならない。
6) 退院する際に必要な情報収集を行う。「退院支援スクリーニング」である。48時間以内に退院支援を必要とする患者を同定し，簡易総合機能評価を行う。さらに，介護保険情報と家屋情報について聴取する。これらは「退院調整加算」「総合評価加算」という診療報酬の算

定要件である。
7) 続いて，要支援者には「退院支援計画書」の作成に着手する（これも退院調整加算の算定要件である）。
8) そして，初期情報や転倒リスク・褥瘡リスクアセスメント等の情報をもとに看護計画を立案する。
9) そうした全ての情報・計画を看護記録として残さなければならない。看護記録を看護指示としてシステム化している病院では，褥瘡予防のための計画，深部静脈血栓予防のための計画，血糖・インスリン，食前薬・時間薬，週1回の体重測定，検査のための蓄尿開始時間と終了（検体提出）時間，看護師が管理する必要のある補聴器・義歯を確認すること等の情報を入力する。
10) そしてまだある。次は看護必要度のチェックである。A項目（モニタリングおよび処置等）とB項目（患者の状況等）を点検し該当項目をチェックする。看護必要度は毎日評価しなければならない。7対1入院基本料の算定要件となる。診療報酬改定後の2016年度からはC項目が加わる。
11) 次は，入院診療計画書を完成させる。医師，看護師など多職種協働で作成し，個別性のある内容に仕上げる。これも入院基本料の算定要件のひとつである。
12) その他，入院日が手術前日であると術前オリエンテーションをする。入院による環境変化で混乱しないように環境調整をしたり，コミュニケーションの取り方の工夫，点滴方法やADLの範囲を確認するための打ち合わせを行うカンファレンスの場を持つ。高齢者と家族には，転倒を防ぐためにどんな靴を履いたらよいか，補聴器の取り扱い，環境を整えておくことなどの説明を行う。

診療報酬算定の証拠としての看護記録

　一連の作業プロセスは記録しなければならないため，電子カルテの画面をクリックしてどこに何を入力するかを覚えなければならない。
　こうして，いわゆる「入院時のチェック」を完了するために2～3時間かかるという。入院患者を担当する看護師は他にも患者を担当しているため，入院患者への対応と掛け持ちで「業務とケア」をこなしていか

なければならない。「1人の看護師が7人を受け持つ」というスタンダードが7対1入院基本料であるから，入院患者1人とすでに入院している患者6人が受け持ちとなる。そのなかには手術をする人もいれば，退院する人もいる。抗がん剤の治療を始めた人もいる。人工呼吸器で呼吸を維持している人もいる。彼らのケアを常に気に掛けながら，入院患者について決められたチェックをし，診療報酬算定の証拠とするための情報を入力する。臨床では次々にチェック項目が増え，記録が要求される。

　看護記録の目的は，以前のように患者のケアのためというよりも，診療報酬算定の証拠とすることになりつつあると臨床家は嘆く。そして臨床では，困難を指摘する余裕も手段もなく，ひたすら漏れがないように働く。できれば入院患者を減らしたいというつぶやきは，チェックリストに圧倒され記録に追われている看護師の，人間的な叫びかもしれない。

実践のプラットフォーム

状況の穴

　助産師・辰野さんは，父親の介護をきっかけに看護学校に入学したのちに，看護大学に編入して助産師になり数年の臨床経験を持つ。辰野さんは子育てを経験したあとに看護と助産を学び，もともと臨床家になろうと思ったわけではないのに，状況に従うまま助産師という実践家になった。

　辰野さんは，父親の介護で医療に対する不満を持ったことで看護学校に入った。「家族と語りたくないのか，あんまり話してくれることもなかった」という医師や看護師に対する不信感が，看護師になるつもりはないのに看護学校に入学して勉強しようという大きな決意のもとになっている。つまり辰野さんは，患者である父と，家族である辰野さんを中心にしたケアが行われていないと感じたのである。そして知識がまったくないと感じた辰野さんは，思考可能性の可能性を超えてしまい，状況に穴が開いてしまう。辰野さんは植物状態に陥った父親の状況に対して知識を持ち，対処となる行為が組み立てられるようになることを願って看護学校に入学する。

　辰野さんは看護学校での助産教育でも違和感を持つ。自分が経験したお産と比べて，看護学校の先生の指導が「なんかすごいずれている気が」した。違和感を持った辰野さんは行為を可能にする知を手に入れようとして，助産を学ぶために看護大学に編入する。そしてまたしてもそのつもりはなかったのに，違和感を持った分野の「知」を手に入れ，その分野で「活動」することになる。こうして辰野さんは当事者の主体化を助ける人として，状況への介入に成功しているのである。

　辰野さんは，医療規範のなかで活動しながらも規範を批判し，それに対抗する形で形成される「ローカルでオルタナティブな行為のプラットフォーム」の上にある。

*

以上は，村上靖彦著『仙人と妄想デートする —— 看護の現象学と自由の哲学』（人文書院）で記述された看護師の語りである。実は，私は以前にも，本連載（第3048号「看護と哲学のコラボ」）(p.263)で村上氏の著書『摘便とお花見』（医学書院）を取り上げており，再び彼の著書に魅せられたことになる。
　今回は，『仙人と妄想デートする』において現象学的な手法を用いて提示された「実践のプラットフォーム」を取り上げたい。この概念を知ることで，パートナーシップ・ナーシング・システム（以下，PNS）論で抱いていた違和感がどこにあったのかを考えることができたように思うからである[1]。

規範のなかで自由と享楽をうみだす看護の力

　私は，看護実践は制度やルール，マニュアルなどで拘束され不自由だと思っていたが，村上さんは冒頭から「看護師は自由をつくる」という。つまり「医療の世界には，技術的，法的，倫理的といったさまざまな仕方で外から課せられる規範がある。しかし外からの規範とは別に，看護師たちは自らの行為がそれに則っているプラットフォームを自主的に創りだす」として，メルロ＝ポンティの「制度化／創設」概念を引用して説明する。そして「それゆえにこそ看護実践は厳しい規範に従いつつも自由を獲得する」という。しかし，この実践のプラットフォームは，まったく意識されていないこともあり，意識されていたとしても明文化されることはない暗黙のものであり，「状況に応じてフレキシブルに変化する，ゆるやかな実践のロジック」である。このような土台を「プラットフォーム」という。看護師やあらゆる実践者は，自らの行為のルールを自発的に作る。しかし外的規範が無視されることはなく，「規範とは別のルール」であり，「オルタナティブなルール」である。看護師の実践は，切迫した状況の中で行われるがゆえに「不可避的に創造的である」。しかも「この実践の枠となるプラットフォームを形成できないと，新たな困難には対応できない」という。したがってこのプラットフォームは流動的な構造を持ち，それぞれの現場固有のローカル性を持つ。
　さらに，プラットフォームは「どのように患者から触発され，患者に

対して構えを取るのか」といった対人関係の構造の根本が問われる。しかも，この実践のプラットフォームは，医療者がチームで動いているがゆえに，看護師だけの行為ではなく，患者の行為と家族関係を切り離すことはできない。

　実践のプラットフォームは，人間が人間らしさを保つための不可欠の契機であり，これは，自由，創造性，主体，楽しむことといったものを実現するための仕組みだという。行為は状況に応じて新たに創造的に作られ，制限に対する隙間を作る。この点で自由なのだという。プラットフォームは，自由，創造性，楽しむことを価値として肯定する。村上さんは，「看護とは〈制度の中で自由を作り出す試み〉とも定義できる」と宣言した上で，「私たちの社会が規範的な制度でがんじがらめになっている以上，規範のなかで自由を，享楽をうみだす看護の力」を認め，「生の一つの指針となりうるであろう」と結んでいる。

---

1) パートナーシップ・ナーシング・システム（Partnership Nursing System）とは，看護師二人一組で複数の患者を受け持つという看護提供方式。福井大病院で開発され，全国に普及している。